U0575473

儿科疾病临床诊治与用药

孔芳 等 主编

吉林科学技术出版社

图书在版编目（CIP）数据

儿科疾病临床诊治与用药 / 孔芳等主编 . -- 长春 : 吉林科学技术出版社 , 2024.6. -- ISBN 978-7-5744-1507-2

Ⅰ. R72

中国国家版本馆 CIP 数据核字第 2024Z4Y558 号

儿科疾病临床诊治与用药

主　　编　孔　芳　等
出 版 人　宛　霞
责任编辑　练闽琼
封面设计　刘　雨
制　　版　刘　雨
幅面尺寸　185mm×260mm
开　　本　16
字　　数　311 千字
印　　张　14.625
印　　数　1~1500 册
版　　次　2024 年 6 月第 1 版
印　　次　2024 年12月第 1 次印刷

出　　版　吉林科学技术出版社
发　　行　吉林科学技术出版社
地　　址　长春市福祉大路5788 号出版大厦A 座
邮　　编　130118
发行部电话/传真　0431-81629529 81629530 81629531
81629532 81629533 81629534
储运部电话　0431-86059116
编辑部电话　0431-81629510
印　　刷　廊坊市印艺阁数字科技有限公司

书　　号　ISBN 978-7-5744-1507-2
定　　价　81.00元

版权所有　翻印必究　举报电话：0431-81629508

前言

随着社会环境改变、经济水平的提高，儿科疾病也不断在发生变化。各种医疗技术的发展、以循证医学证据为基础的“诊治指南”不断推出，也大大地提高了儿科疾病的诊疗水平。《儿科疾病临床诊治与用药》一书即是基于儿科医学的发展以提高临床思维能力及临床诊治水平，目的是使临床医师能在较短的时间熟悉儿童各系统疾病的临床表现、实用先进的检验及检查方法、规范的临床诊疗，并能应用于临床实践中。

本书对儿童用药特点进行了概述，并以临床治疗为核心，对常见病的诊断要点和治疗原则进行了简述，介绍了儿科常用药物的剂量、用法和注意事项，以利于临床操作。本书主要内容包括：呼吸系统疾病、消化系统疾病、神经系统疾病、血液疾病、小儿皮肤病的药物治疗和小儿感染性休克的临床用药。

鉴于医学学科发展迅速，医学知识的不断更新，及学术水平和经验有限，本书难免存在缺欠，敬请广大读者和同道指正，以便于修正再版，使其日臻完善。

目录

第一章 呼吸系统疾病

第一节 小儿结核病

一、原发性肺结核

（一）病因及发病机制

原发性肺结核是肺部初次感染结核杆菌引起的疾病。

（二）临床表现

1. 症状

主要表现为发热、咳嗽和结核中毒症状。其特点为呼吸道症状相对较轻，与影像学表现不一致。肿大的淋巴结压迫气道，可出现持续喘息、痉挛性咳嗽、气促等症状。

2. 体格检查

病程长、病情重者，可有营养不良。多无卡介苗接种后瘢痕（卡疤）。肺部体征多不明显，与影像学表现不一致。病灶范围广泛或合并肺不张，可闻及呼吸音减低。浅表淋巴结可轻度或中等度肿大。

（三）影像学检查

1. 胸部 X 线检查

原发综合征表现为肺内原发病灶和气管或支气管旁淋巴结肿大。病情恶化引起干酪性肺炎时，可表现为肺内高密度实变，并有空洞形成；支气管淋巴结结核表现为气管或支气管旁淋巴结肿大，肿大的淋巴结可压迫气道，出现支气管狭窄。发生淋巴结－支气管瘘，引起支气管结核时可出现肺不张、肺实变，同时有支气管狭窄及支气管弥散病灶。病程长时，可发现肺内和淋巴结内的钙化，严重原发性肺结核常出现混合性病变，即原发灶并空洞，支气管淋巴结肿大、肺不张或肺气肿，甚至出现支气管弥散病灶。

2. 胸部 CT

对于支气管旁淋巴结肿大、小原发病灶、空洞及支气管弥散病灶的显示优于常规胸部 X 线检查。增强 CT 扫描可确定肿大的淋巴结及特征，典型的表现为边缘环行强化，内部有低密度坏死。

（四）结核菌素试验

目前应用 PPD 试验，阳性对于诊断具有较大价值，为当前重要的诊断依据。目前常规以 5 单位 PPD 作为临床试验。结果判断：硬结平均直径 5 ～ 9mm 为阳性反应 (+)，10 ～ 19mm 为 (++)，≥ 20mm 为 (+++) 如又有双圈反应或硬结，淋巴管炎则属 (++++)。结核菌素试验阳性，除外接种卡介苗引起的反应，对结核病诊断有重要意义。

(五) T-SPOT 试验

该试验是以检测 CD41 细胞分泌的 γ- 干扰素为原理，利用结核分枝杆菌 Esat-6 和 CfplO 肽段作为特异性抗原，刺激 T 细胞释放 γ- 干扰素，再通过酶联免疫斑点 (ELISPOT) 试验检测 γ- 干扰素水平来判断是否存在结核分枝杆菌感染，意义同 PPD 检查。

(六) 结核菌检测

胃液或痰液结核杆菌培养阳性，结核病的诊断可确立。

(七) 支气管镜检查

对支气管结核的诊断有很大帮助。可观察到：

(1) 肿大淋巴结造成支气管受压、移位。

(2) 支气管内膜结核病变包括溃疡、穿孔、肉芽组织、干酪坏死等。

(3) 采集分泌物、支气管肺泡灌洗液找结核菌。

(4) 取病变组织 (溃疡、肉芽肿) 进行病理检查。

(八) 诊断

根据症状、体征、影像学表现、PPD 试验阳性或结核病接触史可作出临床诊断。对 PPD 试验阴性或疑难病例，根据纤维支气管镜结果、结核杆菌培养阳性或抗结核治疗有效反应诊断。

(九) 鉴别诊断

应与各种病原体肺炎、肺囊肿、肺脓肿、淋巴瘤等鉴别。鉴别要点为：

(1) 临床表现：原发性肺结核起病亚急性或慢性，咳嗽、中毒症状以及肺部体征较轻。

(2) 胸部 CT 检查：原发性肺结核大多数有气管和 (或) 支气管旁淋巴结肿大。

(3) 结核菌感染证据：PPD 实验阳性或胃液或痰液找到结核杆菌或有密切结核病接触史。

(4) 治疗反应：抗结核药物治疗有效。

(十) 治疗原则

1. 抗结核药物

原发肺结核未合并支气管结核，可应用异烟肼、利福平 6 ～ 9 个月。合并支气管结核，在治疗的强化阶段联合使用异烟肼、利福平、吡嗪酰胺 3 个月，严重者加用乙胺丁醇 2 ～ 3 个月，维持治疗阶段继用异烟肼、利福平 3 ～ 6 个月。注意检测肝功能。异烟肼和利福平合用时，各自剂量以不超过 10mg/(kg·d) 为宜。吡嗪酰胺剂量为 20 ～ 30mg/(kg·d)，乙胺丁醇剂量为 15mg/(kg·d)。

2. 辅助治疗

发生支气管结核者，可进行支气管镜介入治疗。肿大淋巴结压迫气道，出现明显喘息、呛咳、气促时，可短期应用糖皮质激素。根据病情轻重、有无高热或有无合并急性粟粒性肺结核，使用泼尼松龙龙龙剂量为 1mg/(kg·d)，或氧化可的松，剂量为每次 5 ～ 10mg/kg 或甲泼尼龙每次 1 ～ 2mg/kg，每天 1 ～ 2 次，视病情好转情况，适当减量和停用。

二、急性血行弥散型肺结核

(一) 病因及发病机制

血行弥散性肺结核是结核杆菌进入血流后，广泛散布到肺而引起。大量结核杆菌在极短时间内进入血液循环则发生急性血行弥散性肺结核。

(二) 临床表现

1. 症状

主要表现为发热和结核中毒症状，可伴有咳嗽。小婴儿可有呼吸困难。一些患者可合并脑膜炎的症状。

2. 体格检查

病程长、病情重者，可有营养不良。多无卡疤。小婴儿可有呼吸急促，肺部湿性啰音。半数患者浅表淋巴结和肝脾大。一些患者伴有脑膜刺激征或精神萎靡。少数患儿有皮肤粟粒疹。

(三) 影像学检查

1. 胸部 X 线检查

可见双肺密度、大小、分布均匀的粟粒结节阴影，纵隔或肺门可有肿大淋巴结或肺内原发病灶。

2. 胸部 CT

有助于发现早期粟粒影。对于急性血行弥散型肺结核患儿，应常规进行头颅 CT 检查，以尽早观察有无结核性脑膜炎的表现如脑积水等。

(四) 结核菌素试验

目前应用 PPD 试验，阳性对于诊断具有较大价值，为当前重要的诊断依据。

(五) 结核杆菌检测

胃液或痰液结核杆菌培养阳性，结核病的诊断可确立。

(六) 脑脊液检查

急性血行弥散型肺结核患者，应常规进行脑脊液检查，观察有无合并结核性脑膜炎。

（七）诊断

根据症状、体征、影像学表现、PPD试验阳性或结核病接触史可作出临床诊断。对PPD阴性或疑难病例，可根据抗结核治疗反应或结核杆菌培养阳性作出诊断。

（八）鉴别诊断

应与各种肺间质性疾病如支原体肺炎、衣原体肺炎、病毒性肺炎，朗格汉斯细胞组织细胞增多症、特发性肺含铁血黄素细胞沉着症、过敏性肺泡炎等鉴别。鉴别要点为：

1. 胸部CT表现

急性血行弥散型肺结核表现为双肺密度、大小、分布均匀的粟粒结节阴影，纵隔或肺门可有肿大淋巴结或肺内原发病灶。

2. 结核菌感染证据

PPD阳性或密切结核病接触史或胃液或痰液找到结核杆菌。

3. 治疗反应

抗结核药物治疗有效。

（九）治疗原则

1. 抗结核药物

在治疗的强化阶段联合使用异烟肼、利福平、吡嗪酰胺、乙胺丁醇2～3个月，维持治疗阶段继用异烟肼、利福平6～9个月。注意检测肝功能。合并结核性脑膜炎时，按结脑治疗。

2. 辅助治疗

对于有高热和中毒症状、肺部有弥散粟粒影者，可使用糖皮质激素，多用氢化可的松或甲泼尼松龙。

合并结核性脑膜炎时，按结脑治疗。

三、结核性胸膜炎

（一）病因及发病机制

结核性胸膜炎是原发肺结核较常见的早期合并症，多见于5岁以上学龄期儿童或青少年。结核性胸膜炎多发生于原发肺结核6～12周，肺内胸膜下原发病灶或淋巴结干酪化侵及胸膜腔，或因结核菌抗原侵入胸膜引发结核蛋白过敏所致。

（二）临床表现

1. 症状

发病年龄多为3岁以上，主要表现为发热、结核中毒症状、咳嗽、胸痛。其特点为中毒症状和呼吸道症状较轻，一般高热2～3周后转为低热。合并其他部位浆膜炎（腹腔、心包）可出现相应的表现。

2. 体格检查

肺部查体可有胸腔积液体征。

（三）影像学检查

1. 胸部 X 线检查

发现胸腔积液。

2. 胸部 CT

发现胸腔积液以及肺结核证据，出现胸膜粘连肥厚是结核性胸膜炎特点。

（四）结核菌素试验

目前应用 PPD 试验，阳性对于诊断具有较大价值，为当前重要的诊断依据。

（五）胸腔积液检查

外观多为草绿色，可为出血性。白细胞轻～中度增高，大多数病例以淋巴细胞占优势，但在急性期或恶化期可以中性粒细胞占优势。蛋白增高，糖含量正常或降低，乳酸脱氢酶可轻度升高。ADA 水平与细菌性胸膜炎和支原体性胸膜炎不易鉴别。

（六）结核菌检测

胸腔积液或痰液结核杆菌培养阳性，结核病的诊断可确立。

（七）诊断

根据发病年龄、症状、体征、影像学表现、胸腔积液检查、PPD 阳性或结核病接触史可作出临床诊断。对 PPD 阴性病例，可根据抗结核治疗有效反应或胸腔积液结核杆菌涂片或培养阳性明确诊断，尤其是大量胸腔积液时，PPD 多呈阴性，待胸腔积液吸收后可重复检查，一般转阳。

（八）鉴别诊断

应与各种原因的胸腔积液如化脓性胸膜炎、寄生虫性胸膜炎、支原体性胸膜炎、真菌性胸膜炎、结缔组织疾病、肿瘤等鉴别。鉴别诊断要点：①临床表现、胸腔积液检查；②结核菌感染证据：PPD 阳性或痰液、胸腔积液找到结核杆菌或密切结核病接触史；③治疗反应：抗结核药物治疗有效。

（九）治疗原则

1. 抗结核药物

在治疗的强化阶段联合使用异烟肼、利福平、吡嗪酰胺 3 个月，严重加用乙胺丁醇。维持治疗阶段继用异烟肼、利福平 3 ～ 6 个月。注意检测肝功能。

2. 辅助治疗

糖皮质激素有利于促进胸腔积液吸收，减轻胸膜粘连。泼尼松龙 1 ～ 1.5mg/(kg·d)，最大量不超过 45mg/d，2 ～ 3 周后根据胸腔积液吸收程度逐渐减量。

四、继发性肺结核

（一）病因及发病机制

继发性肺结核是儿童继发性肺结核主要类型之一。为已感染过结核菌的儿童，在原发病灶吸收或钙化一个时期后，又发生了活动性肺结核，形成浸润型肺结核。

（二）临床表现

1. 症状

主要表现为结核中毒症状、咳嗽，可有高热、咯血以及呼吸困难表现。

2. 体格检查

病程长、病情重者，可有营养不良。多无卡疤。肺部可闻及湿性啰音。

（三）影像学检查

1. 胸部 X 线检查

表现为肺内浸润病灶，可伴有空洞，以及钙化灶。肺内浸润病灶在儿童多见于下肺。支气管弥散病灶是考虑继发性肺结核的重要依据。

2. 胸部 CT

有助于发现小的空洞和支气管弥散病灶以及钙化灶。合并干酪性肺炎时可表现为大叶或小叶高密度阴影，其内可见空洞形成。

（四）结核菌素试验

目前应用 PPD 试验，阳性对于诊断具有较大价值，为当前重要的诊断依据。

（五）T-SPOT 试验

意义同 PPD 试验。[结核杆菌检测] 痰液结核杆菌涂片或培养阳性，结核病的诊断可确立。

（六）诊断

根据症状、体征、影像学表现、PPD 试验阳性或结核病接触史可作出临床诊断。对 PPD 阴性病例，可根据抗结核治疗有效反应或痰液结核杆菌涂片或培养阳性明确诊断。

（七）鉴别诊断

应与各种肺炎，尤其是支原体肺炎、细菌性肺炎、真菌性肺炎鉴别。

鉴别诊断要点：

1. 胸部 CT 表现

尤其是支气管弥散病灶。

2. 结核菌感染证据

PPD 阳性或痰液找到结核杆菌或密切结核病接触史。

3. 治疗反应

抗结核药物治疗有效。

(八) 治疗原则

(1) 抗结核药物：在治疗的强化阶段联合使用异烟肼、利福平、吡嗪酰胺3个月，较重病例(空洞并支气管弥散)加用乙胺丁醇2～3个月。维持治疗阶段继用异烟肼、利福平3～6个月。注意检测肝功能。详见原发性肺结核治疗。

(2) 合并干酪性肺炎时，可短期使用糖皮质激素，多用氢化可的松或泼尼松龙口服或甲泼尼龙，详见原发性肺结核治疗。

第二节　急性上呼吸道感染

一、概述

急性上呼吸道感染(AURI)为小儿时期常见病、多发病，一年四季均可发病，每人每年可发病数次。病原体主要侵犯鼻、咽、扁桃体及喉部而引起炎症。若炎症局限某一局部即按该部炎症命名，如急性鼻炎、急性扁桃体炎等，否则统称为上呼吸道感染。

二、病因与发病机制

(一) 病原体

1. 病毒

占急性上呼吸道感染90%左右，常见的病毒有：

(1) 黏病毒：包括流行性感冒病毒(A型及B型)、副流感病毒(1、2、3、4型)、呼吸道合胞病毒等。

(2) 腺病毒：目前有30余种血清型可致轻重不等的上呼吸道感染。

(3) 小核糖核酸病毒：包括柯萨奇病毒A组及B组、ECHO病毒及鼻病毒。

2. 细菌

细菌感染多为继发，因为病毒感染损害了上呼吸道局部防御功能，致使上呼吸道潜伏菌乘机侵入。少数为原发感染，常见细菌为A族β溶血性链球菌，肺炎球菌、葡萄球菌及流感嗜血杆菌等。亦可为病毒与细菌混合感染。

(二) 诱发因素

(1) 解剖、生理特点：鼻和鼻腔相对短小，后鼻道狭窄缺少鼻毛，鼻黏膜柔嫩，富于血管组织易感染、堵塞鼻黏膜与鼻窦黏膜相连，鼻窦口大，鼻炎易致鼻窦炎。咽部相对狭小，鼻咽部富于集结的淋巴组织，咽扁桃体至1岁末逐渐增大，4～10岁发育达高峰，扁桃体炎多发生在年长儿。婴幼儿咽鼓管较宽，短而直，呈水平位，上感后易并发中耳炎。小儿喉腔狭窄，呈漏斗形，软骨柔软，声带及黏膜柔嫩，喉腔及声门都狭小，患喉炎时易发生梗阻而致吸气性呼吸困难。

(2) 处于生长发育阶段，全身及局部免疫功能低下。

(3) 疾病影响：

1) 先天性疾病：常见的如兔唇、腭裂、先天性心脏病及免疫缺陷病等。

2) 急性传染病：如麻疹、水痘、猩红热以及流行性腮腺炎等。此外，肺结核为常见诱因。

3) 营养性疾病：如营养不良、贫血、佝偻病以及小儿腹泻等。

4) 环境因素：①卫生习惯及生活条件不良：如住处拥挤、通风不良、阴暗潮湿、阳光不足、家长吸烟、护理不周，如患儿平日缺乏锻炼则防御功能更低下。②气候骤变：如寒冷易引起鼻部黏膜舒缩功能紊乱，有利于上呼吸道感染的发生。

三、病理

早期仅有上呼吸道黏膜下水肿，主要是血管扩张和单核细胞浸润，以后转为中性粒细胞浸润。上皮细胞受损后剥脱，到恢复期重新增生修复至痊愈。

四、临床表现

上呼吸道感染其基本症状为发热及上呼吸道卡他症状，而其症状表现轻重与年龄及感染程度有关。

(一) 不同年龄小儿上呼吸道感染的临床特点

1. 3个月以下婴儿

发热轻微或无发热。因鼻塞及鼻塞所致的症状较突出。如哭闹不安、张口呼吸、吸吮困难、拒奶，有时伴有呕吐及腹泻。

2. 婴幼患儿表现

(1) 全身中毒症状较重，病初突然高热39.5～40℃，持续1～2d，个别达数天，部分患儿高热同时伴有惊厥。

(2) 一般鼻塞、流涕、咳嗽或咽痛等症状较重。

(3) 常伴有拒食、呕吐、腹泻或便秘等消化道症状。

(4) 体检除发现咽部充血外无其他异常体征。

3. 3岁以上患儿表现

多不发热或低热，个别亦有高热，伴畏寒、头痛、全身酸痛、食欲减退，一般上呼吸道的其他症状明显，鼻塞、流涕、喷嚏、声音嘶哑及咽炎等。部分患儿可合并脐周及右下腹疼痛，这种腹痛可能与肠蠕动增强、肠系膜淋巴结炎及肠蛔虫骚动等有关。

（二）两种特殊类型的上呼吸道感染

1. 咽结合膜热

为腺病毒 3 型、7 型感染。多在春夏季发病，可在托儿所及幼儿园造成流行，其临床特点，以 2 ～ 3 岁幼儿多见。常有高热，热型不定，咽痛，单侧或双侧眼睑红肿及眼结合膜充血，两侧轻重不等（无化脓）。耳后、双侧颈及颌下淋巴结肿大，咽充血，偶有腹泻。病程 3 ～ 5d，亦有长达 7d，偶有延至 2 ～ 3 周者。

2. 疱疹性咽峡炎

主要病原体为柯萨奇 A 族病毒，临床特点：多见于婴幼儿，好发于夏秋季，高热、婴儿流涎增多，吞咽不适，表现为拒奶、烦躁、爱哭闹。幼儿可诉咽痛，咽部有特征性病变，初为散在性红疹，旋即变为疱疹，直径 2 ～ 4mm，破溃后成为黄白色浅溃疡，周围有红晕，数目多少不定，主要分布于咽腭弓、软腭、扁桃体及腭垂上。发热在 2 ～ 4d 后下降，溃疡一般持续 4 ～ 10d。实验室检查，白细胞偏低，早期中性粒细胞稍增高。合并细菌感染白细胞总数及中性粒细胞均可增高。

（三）炎症局限于局部

炎症局限某一局部即按该部炎症命名，如急性鼻炎、急性扁桃体炎。

（四）并发症

上呼吸道感染若不及时治疗，炎症可波及其他器官发生相应症状，全身症状亦会加重。常见的并发症可有鼻窦炎、中耳炎、眼结合膜炎、颈淋巴结炎及咽后（或侧）壁脓肿。并发急性中耳炎者，多高热不退，因耳痛哭闹不安、摇头、抓耳，早期鼓膜充血、膨隆，以后穿孔流出浆液或脓液，治疗不及时可影响听力，咽壁脓肿时可出现拒食、吞咽困难、言语不清、头向后仰、张口呼吸等症状，检查可见咽部充血、肿胀，咽壁呈半圆形突起，将软腭及同侧咽腭弓向前推移，年幼及体弱患儿，上呼吸道感染易向下发展，引起支气管炎及肺炎。并发肠系膜淋巴结炎时，有脐周阵发性腹痛，无固定压痛点及肌紧张。少数并有细菌感染时对体弱儿尚可引起全身及其他部位的并发症如败血症、脑膜炎，以及肾炎儿童患链球菌感染引起的上呼吸道感染时，常常并发急性肾小球肾炎、风湿热等变态反应性疾病。

五、实验室检查

（一）血常规

病毒感染者白细胞计数正常或偏低，淋巴细胞比例偏高。细菌感染时白细胞总数可偏高，中性粒细胞增多或核左移。支原体感染时血常规无明显改变。

（二）C- 反应蛋白、降钙素原

在合并细菌感染时上升，升高程度与感染严重程度成正比。

（三）病原体检查

病毒分离，如鼻咽分泌物病毒分离、细菌培养，有助于病原诊断；抗原及血清学检查可明确病原。

六、诊断

（一）疾病诊断

根据临床症状和体征诊断并不困难。如症状很轻或太重，诊断有困难时，应注意当时的流行病史，家庭成员的健康情况，患儿鼻咽部病变及身体其他处体征阴性等，有助于明确诊断。

（二）鉴别诊断

急性传染病早期：应与麻疹、百日咳、猩红热、流行性感冒、脊髓前角灰质炎等急性传染病早期作鉴别见表 1-1。

表 1-1　上呼吸道感染与下列急性传染病早期鉴别要点

麻疹	百日咳	猩红热	脊髓灰质炎	流行性感冒
接触史	接触史	病急	流行病史夏末秋初多见	流行病史
上呼吸道卡他症状重有柯氏斑	咳嗽逐渐加重阵发性、痉挛性	皮肤猩红、皮疹细小弥散口周苍白圈、杨梅舌	瘫痪前期有肌痛，细胞敏感、出汗、颈背强直	发热、头痛肌痛明显、呼吸道症状轻
	白细胞总数及淋巴细胞增高、咳嗽平板培养阳性	白细胞总数及中性粒细胞增多	脑脊液改变等	病毒分离，病毒免疫荧光快速诊断、血凝抑制试验等有助于诊断

有高热惊厥者须与中枢性神经系统感染鉴别：上呼吸道感染发生惊厥者，发作后神志清醒，一般只发作 1 ～ 2 次，多发生于高热的第 1 日，随体温下降，惊厥亦停止，缺乏神经系统体征，全身情况较佳，必要时可作腰椎穿刺，进行脑脊液检查以资区别。

有腹痛者须与阑尾炎鉴别：上呼吸道感染的腹痛多为脐周阵发性腹痛，程度较轻；阑尾炎的腹痛常限于右下腹，呈持续性，有肌紧张及固定压痛点，白细胞总数升高。

有消化道症状者须与胃肠疾病作鉴别：婴幼儿上呼吸道感染，往往有消化道症状如呕吐、腹痛、腹泻等往往误诊为“原发性胃肠病”，须详细了解病史及查体以便进行适当治疗。

与过敏性鼻炎鉴别：有些“上呼吸通道感染”患儿全身症状不重，常有喷嚏、流清鼻涕、鼻黏膜苍白，应考虑过敏性鼻炎，鼻拭子涂片，如嗜伊红细胞增多，可助诊断。

此病多见于学龄前及学龄儿童。

七、治疗

(一)一般治疗及护理

居住环境要注意清洁、安静、光线充足，室温应保持在 20 ～ 22℃，相对湿度为 55%～ 60%，定时开窗换气 (每天 2 ～ 3 次，每次 30min)，避免对流风直接吹患儿；高热时卧床休息；给予易消化食物，供给足够水分；注意口腔、鼻及眼的局部清洁；注意呼吸道隔离，减少继发细菌感染的机会。

(二)对症处理

1. 降温

39℃以上高热可采用下列降温措施：

(1) 物理降温：头、颈部冷敷，35%～ 50%乙醇擦浴大血管走行部位，30 ～ 32℃温盐水灌肠 (婴幼儿 100 ～ 200mL，儿童 300 ～ 500mL)。

(2) 药物降温：对乙酰氨基酚：2 个月以上婴儿和儿童高热时首选退热药。剂量为 10 ～ 15mg/kg，4 ～ 6h 一次。布洛芬适用于 6 个月以上儿童，剂量为 5 ～ 10mg/kg，每 6 ～ 8h 一次。

2. 止惊及镇静

惊厥及烦躁不安给机体带来一系列不良影响，如呼吸、循环功能的改变，大量能量及氧的消耗，故须及时处理。

(1) 地西泮：每次 0.3 ～ 0.5mg/kg 静脉注射，20 ～ 30min 后可重复注射。

(2) 苯巴比妥：每次 3 ～ 5mg/kg 肌内注射。

(3) 10%水合氯醛 0.5mL/kg 灌肠。

(4) 冬非合剂：氯丙嗪 (冬眠灵)、异丙嗪 (非那更) 每次各 0.5 ～ 1mg/kg，6h 一次，可用 2 ～ 3 次。优点是解除血管痉挛，改善微循环，减低脑耗氧量。

3. 鼻塞

先清除鼻腔分泌物，用 0.5%呋麻滴鼻剂于睡前或奶前 10 ～ 15min 滴鼻，1 ～ 2 滴 / 次，连用 2 ～ 3d，不建议长期应用，否则会影响鼻黏膜纤毛传输功能。

4. 咳嗽

一般不用镇咳药，常用祛痰止咳药物。

(1) 溴己新 0.7mL/(kg·d)，分 2 ～ 3 次口服。

(2) 小儿止咳合剂 (内含氯化铵、甘草流浸膏、远志酊、橙皮酊、单糖浆等)，每次 1mL。

(3) 10%氯化铵合剂：每次 1mL，一天 3 次，或每次 0.1 ～ 0.2mL/kg 用于痰黏稠而多者。

（三）抗病毒治疗

利巴韦林口服或静脉滴注，每日 10 ～ 15mg/kg，分 2 ～ 3 次，疗程 3 日。

（四）抗生素治疗

病毒感染一般不宜应用抗生素。对年龄较小（婴幼儿），体温较高（肛温 39.5 ～ 40℃以上），且白细胞总数增高、C- 反应蛋白增高，伴有核左移，或已有细菌性扁桃腺炎、中耳炎、咽炎等，可选用适当的抗生素如青霉素 5 万～20 万 U/kg，分 2 ～ 4 次静脉滴注；头孢菌素：每天 30 ～ 50mg/kg，分 2 ～ 3 次口服，或每天 30 ～ 80mg/kg，分 2 次静脉滴注。考虑支原体感染时可给予红霉素静脉滴注，每天 20 ～ 30mg/kg，分 2 ～ 3 次；或阿奇霉素每天 10mg/kg，单次口服或静脉滴注。

第三节　急性支气管炎

一、概述

急性支气管炎或急性气管支气管炎指支气管黏膜发生炎症，为小儿时期常见的呼吸道疾病，常继发或并发呼吸道其他部位的感染，并为麻疹、百日咳、伤寒和其他急性传染病的一种临床表现。发生支气管炎时，气管大多同时发炎，毛细支气管可同时受累。

二、病因与发病机制

本病多由病毒与细菌混合感染。根据流行病学的调查，主要为鼻病毒、合胞病毒、流感病毒及风疹病毒等。较常见的细菌为肺炎球菌、溶血性链球菌、葡萄球菌、流感杆菌、沙门菌属和白喉杆菌等。此外，气温突变，空气污浊、小儿呼吸道解剖及生理特点、过敏因素以及免疫功能低下，均为本病诱因。

三、病理

病理改变主要为气管－支气管黏膜充血、水肿，分泌物增加，黏膜下层水肿，有淋巴细胞和中性粒细胞浸润，病变一般仅限于气管、总支气管和肺叶支气管黏膜，严重者可蔓延至细支气管和肺泡，引起微血管坏死和出血，损害严重者黏膜纤毛功能降低，纤毛上皮细胞损伤、脱落，炎症消退后，气管－支气管黏膜的结构和功能多能恢复正常。

四、临床表现

（一）急性气管、支气管炎

常见于 6 个月以上的婴幼儿，多为呼吸道病毒所致，发病可急可缓，早期表现有上呼吸道感染病状，如流涕、干咳。2 ～ 3d 后咳嗽逐渐加剧，伴分泌物增多，初为白色黏痰，后可为脓性痰。发热可有可无，热度高低不限。儿童可诉有头痛、胸痛、疲乏，食欲缺乏，睡眠不安。婴幼儿常有呕吐、腹泻。病程 5 ～ 10d，也可持续 3 周左右。

肺部体征：早期呼吸音可正常。如以气管病变为主，仅呼吸音粗糙；如以支气管病变为主，则在胸背中下部可听到干性及中粗湿啰音，且随体位及咳嗽而改变。有时也可听到呼气音延长、高音调哮鸣音。为分泌物增多，管腔黏膜充血、水肿使气管变窄之故。

（二）喘息性支气管炎

目前对该病是否为一种独立疾病仍存在不同的看法。部分学者认为可考虑为婴儿支气管哮喘或轻型小儿支气管哮喘，另部分学者认为由于该病在婴幼儿中发病率较高，多数存在自然缓解的可能，故认为仍沿用此诊断名称为恰当。国内儿科学会呼吸学组几次讨论，从临床和预后考虑，将喘息性支气管炎定为独立性疾病。

本病可因多种原因及诱因所致，如婴幼儿解剖生理特点、感染或其他因素引起支气管黏膜充血、水肿，分泌物不易咳出，刺激平滑肌产生支气管痉挛而引起喘鸣。其临床特点：

(1) 多见于 3 岁以下的婴幼儿，常有湿疹及其他过敏史。

(2) 常继发于上呼吸道感染之后，病情大多不重，发热常为低至中度，肺部可听到较多中粗湿啰音，不固定，伴喘鸣。

(3) 喘息一般无明显发作，非突发突止，喘鸣声很大，但呼吸困难不明显，一般无喘憋。

(4) 有一定的复发性，大都与病毒感染有关。大多数预后良好，随着年龄增长复发次数减少，于 5 岁前痊愈。部分病例在数年后可发展成为支气管哮喘。

（三）复发性支气管炎

临床上有些支气管炎患儿，有明显反复发作史，每月发作 1 次以上，每年发作多达 4 次以上。临床表现如急性支气管炎症状，经过抗感染、祛痰、止咳等治疗后好转，但易复发。至 5 ～ 6 岁后渐见缓解。致病原检查多为病毒感染，亦不能排除过敏、体质及环境等因素。部分病例可发展成慢性支气管炎或支气管哮喘。

五、实验室检查及其他辅助检查

（一）实验室检查

1. 血常规

由细菌引起或合并细菌感染时以白细胞总数升高、中性粒细胞增高为主。病毒感染时，周围血白细胞总数正常或偏低，但在早期白细胞总数和中性粒细胞可升高。

2. C- 反应蛋白、降钙素原

在细菌感染时上升，升高程度与感染严重程度成正比。病毒感染时多正常，但有时可升高。支原体感染时 C- 反应蛋白可升高。

3. 病原体检查

(1) 病原体检测：病原菌的检查包括直接涂片镜检和细菌、病毒的分离鉴定。采取痰标本进行病原的分离及鉴定，病原的分离为确定感染的最可靠方法。细菌培养是确诊细菌性感染的最可靠方法，还可以进一步做药物敏感试验。

(2) 细菌和病原抗原的检测：可用免疫学方法检测细菌和病毒抗原成分，常用的方法有沉淀反应、协同凝集试验、免疫荧光法、对流免疫电泳、免疫酶技术等。

(3) 细菌和病毒核酸的检测：根据 DNA 同源性的原理，应用杂交或 PCR 技术，通过检测病原体特异性核酸来发现相关的细菌和病毒，此方法灵敏并能进行微量检测。

(4) 血清学检查：

1) 单份血清：包括特异性 IgM 和 IgG 检测，IgM 产生较早，消失得快，可代表现症感染，临床使用较广泛。

2) 双份血清：适用于抗原性较强以及病程较长的细菌感染的诊断。通常采用双份血清，如果恢复期抗体滴度比急性期有四倍以上升高，则可确定为现症感染。常用的方法有凝集试验和沉淀试验。

（二）胸部 X 线检查

肺纹理增粗或正常，偶有肺门阴影增浓，无具体片状影。

六、诊断

（一）诊断依据

依据临床表现诊断不难，诊断要点：

(1) 以咳嗽为主要表现。

(2) 婴幼儿有呼吸急促。

(3) 肺部听诊可闻及干性啰音，或闻及不固定粗、中湿啰音。

(4) 胸部 X 线检查，仅为肺纹理增粗。

（二）鉴别诊断

上呼吸道感染：病情较轻者，须与上呼吸道感染作鉴别，鼻塞、流涕、咽部不适等鼻咽部症状较明显，一般无明显咳嗽、咳痰或痰鸣，查体可见咽部充血，咽后壁滤泡增生，扁桃体充血肿大，肺部无异常体征。

支气管异物：当有呼吸道阻塞伴感染时，其呼吸道症状与急性气管炎相似，应注意询问有无呼吸道异物吸入史，经治疗后，疗效不好，迁延不愈，反复发作。胸部 X 线检查表现有肺不张、肺气肿等梗阻现象。

肺门支气管淋巴结结核：根据结核接触史，结核菌素试验及胸部 X 线检查。

毛细支气管炎：多见于 1 岁以下婴儿，主要为病毒感染，呼吸道合胞病毒 (RSV) 是最常见的病原，有明显的急性发作性喘憋及呼吸困难。体温不高，喘憋发作时肺部啰音不明显，缓解后可听到细湿啰音。

支气管肺炎：急性支气管炎症状较重时，应与支气管肺炎作鉴别，但一般支气管肺炎有气促、呼吸困难，两肺可闻及固定的细湿啰音，尤以肺底、脊柱旁为明显。肺部X线检查见沿肺纹理分布的斑点状或斑片状阴影可予鉴别。

七、治疗

（一）一般治疗

注意休息，多饮水，室温适宜，保持一定湿度。加强护理，婴儿需经常调换体位，使呼吸道分泌物易于排除。给流质、易消化饮食。

（二）对症治疗

1. 止咳祛痰

若痰黏稠不易吸出，可用雾化吸入及选用氨溴索、溴己新、鲜竹沥口服液等药物止咳化痰。喘憋严重可使用支气管扩张剂，如沙丁胺醇雾化吸入或糖皮质激素（如布地奈德）雾化吸入，喘息严重时可加用泼尼松龙口服。应避免应用喷托维林、异丙嗪及氯丙嗪或含有阿片、可待因成分的药物，影响纤毛的生理性活力，使分泌物不易排出。

2. 退热

发热者可口服对乙酰氨基酚、布洛芬或阿司匹林等退热药物，并可辅以枕冰袋、酒精擦浴等物理降温措施。

（三）控制感染

1. 抗病毒治疗

由病毒感染引起者一般应用抗病毒治疗，利巴韦林：静脉滴注，每天10～15mg/kg，分2～3次，疗程3～5d。

2. 抗生素治疗

对婴幼儿体质较弱或疑有细菌感染者，可适当选用：青霉素5万～20万U/kg，分2～4次静脉滴注；头孢菌素：头孢呋辛钠静脉滴注，每天30～50mg/kg，分2～3次，严重感染时可加至每天100mg/kg。或头孢曲松静脉滴注，每天50～100mg/kg，每天静脉滴注1次。考虑支原体感染时可给予红霉素静脉滴注，每天20～30mg/kg，分2～3次；或阿奇霉素每天10mg/kg，每天1次，疗程5～7d。

第四节　呼吸系统用药

一、镇咳药

右美沙芬［保（乙）］。

（一）商品名或别名

可迪，美沙芬，氢溴酸美沙芬，氢溴酸右美沙芬。

（二）用药指征

适用于上呼吸道感染（感冒、咽喉炎、鼻窦炎等）、急性或慢性支气管炎、支气管哮喘、支气管扩张症、肺炎、肺结核等引起的咳嗽，也可用于胸膜腔穿刺术、支气管造影术及支气管镜检查时引起咳嗽，尤其适用于干咳（如吸入刺激物引起的干咳）及手术后无法进食的咳嗽患儿。

（三）用法与用量

口服给药。

1. 一般用法

(1) 2 岁以下，剂量未定。

(2) 2 ～ 6 岁，一次 2.5 ～ 5mg，一日 3 ～ 4 次。

(3) 6 ～ 12 岁，一次 5 ～ 10mg，一日 3 ～ 4 次。

2. 咀嚼片

一日 1mg/kg，分 3 ～ 4 次服用。

3. 分散片

(1) 2 ～ 6 岁，一次 2.5 ～ 5mg，每 4h1 次，或一次 7.5mg，每 6 ～ 8h1 次，24h 不超过 30mg。

(2) 6 ～ 12 岁，一次 5 ～ 15mg，每 4 ～ 8h1 次，24h 不超过 60mg。

4. 糖浆剂

见表 1-2。

表 1-2　右美沙芬糖浆剂用法与用量调整表

年龄（岁）	标准体 (kg)	一次用量 (mg)	次数
2 ～ 3	12 ～ 14	4.5 ～ 5.25	一日 3 次
4 ～ 6	16 ～ 20	6 ～ 7.5	一日 3 次
7 ～ 9	22 ～ 26	7.5 ～ 9	一日 3 次
10 ～ 12	28 ～ 30	10.5 ～ 12	一日 3 次

5. 缓释混悬液

(1) 2 ～ 6 周岁，一次 2.5mL，一日 2 次。

(2) 6 ～ 12 岁，一次 5mL，一日 2 次。

(3) 12 岁以上，一次 10mL，一日 2 次。

（四）用药指导

(1) 本品缓释片不要掰碎服用，缓释混悬液服用前充分摇匀。

(2) 一旦出现呼吸抑制或过敏症状，应立即停药，并给予相应治疗措施。

(3) 大剂量也可出现呕吐、意识模糊、精神错乱及呼吸抑制。

(4) 毒性剂量会引起倦睡、共济失调，眼球震颤、惊厥、癫痫发作等，对此可采取吸氧、输液、排除胃内容物等方法。

(5) 禁用

1) 对本品过敏者。

2) 有精神病史者。

3) 正服用单胺氧化酶抑制剂的患儿。

（五）制剂与规格

颗粒剂：(1) 5g∶7.5mg。(2) 5g∶15mg。

咀嚼片剂：(1) 5mg。(2) 15mg。

分散片剂：(1) 5mg。(2) 15mg。

糖架剂：(1) 10mL∶15mg。(2) 20mL∶15mg。(3) 100mL∶150mg。

混悬液：100mL∶600mg。

二、祛痰药

（一）溴己新[基（基）.保（甲乙）]

1. 商品名或别名

溴己铵，溴节环己铵，必嗽平，Bisolvon，Bromhexinum。

2. 用药指征

主要用于急慢性支气管炎、肺气肿、哮喘、支气管扩张、硅肺等痰液黏稠而不易咳出的症状。

3. 用法与用量

(1) 口服：＜5 岁，一次 4mg，一日 2 次；5～11 岁，一次 4mg，一日 3 次；≥12 岁，一次 8～12mg，一日 3 次。

(2) 肌内注射：一次 2～4mg，一日 1～2 次。

4. 用药指导

(1) 脓性痰患儿需加用抗生素控制感染。

(2) 本品宜在饭后服用。

(3) 胃炎或胃溃疡患儿慎用。

(4) 本品能增加四环素类抗生素在支气管中的分布浓度，合用可增强抗菌疗效。

5. 制剂与规格

片剂：(1) 4mg。(2) 8mg。

注射剂：4mg。

（二）氨溴索 [基 (基). 保 (甲乙)]

1. 商品名或别名

盐酸氨溴索，溴环己胺醇，沐舒坦，Musco，Lanbroxol，Transbrocho。

2. 用药指征

适用于急、慢性呼吸系统疾病 (如急、慢性支气管炎、支气管哮喘、支气管扩张、肺结核、肺气肿、肺尘埃沉着症等) 引起的痰液黏稠、咳痰困难。本品注射剂亦可用于术后肺部并发症的预防性治疗及婴儿呼吸窘迫综合征 (IRDS) 的治疗。

3. 用法与用量

(1) 口服

1) 口服溶液：12 岁以上，一次 30mg，一日 3 次；5 ～ 12 岁，一次 15mg，一日 3 次；2 ～ 5 岁，一次 7.5mg，一日 3 次，餐后口服，长期服用者可减为一日 2 次；2 岁以下，一次 7.5mg，一日 2 次。

2) 缓释胶囊：按一日 1.2 ～ 1.6mg/kg 计算 (推荐剂量详见表 1-3)。

表 1-3　氨溴索缓释胶囊用法与用量表

年龄 (岁)	体重 (kg)	服药剂 (mg)
3 ～ 4	14 ～ 17	25
5	18 ～ 27	37.5
10 ～ 13	28 ～ 35	50
14	36	75

(2) 静脉注射

1) 术后肺部并发症的预防性治疗：12 岁以上，一次 15mg，一日 2 ～ 3 次，严重病例可以增至一次 30mg；6 ～ 12 岁，一次 15mg，一日 2 ～ 3 次；2 ～ 6 岁，一次 7.5mg，一日 3 次；2 岁以下，一次 7.5mg，一日 2 次。以上注射均应缓慢。

2) 婴儿呼吸窘迫综合征 (IRDS)：一日 30mg/kg，分 4 次给药，应使用注射泵给药，静脉注射时间至少 5min。

(3) 静脉滴注：12 岁以上，一次 30mg，一日 2 次。

4. 用药指导

(1) 本品注射液不宜与碱性溶液混合，在 pH 大于 6.3 的溶液中，可能会导致产生氨溴索游离碱沉淀。

(2) 避免同服阿托品类药物。

(3) 应避免与中枢性镇咳药（如右美沙芬等）同时服用，以免稀化的痰液堵塞气道。

(4) 本品与抗生素（如阿莫西林、阿莫西林 / 克拉维酸、氨苄西林、头孢呋辛、红霉素、多四环素等）合用可升高后者在肺组织的分布浓度，有协同作用。

(5) 本品与 β2 受体激动剂、茶碱等支气管扩张药合用时有协同作用。

(6) 出现过敏症状应立即停药。

5. 制剂与规格

片剂：(1) 15mg；(2) 30mg。

胶囊剂：(1) 30mg；(2) 75mg。

缓释胶囊剂：(1) 25mg；(2) 75mg。

口服溶液剂：(1) 5mL∶15mg；(2) 5mL∶30mg；(3) 60mL∶180mg；(4) 100mL∶300mg。

注射剂：2mL∶15mg。

盐酸氨溴索葡萄糖注射剂：50mL∶30mg。

（三）愈创甘油醚

1. 商品名或别名

愈甘醚，愈创木酚甘油醚，Guaiacyl Glyceryl Ether。

2. 用药指征

用于多种原因（如慢性气管炎）引起的多痰咳嗽，多与其他镇咳平喘药合用或配成复方应用。

3. 用法与用量

口服糖浆：

(1) 12 岁以上儿童，一次 5 ～ 10mL，一日 3 次。

(2) 12 岁以下儿童用量见表 1-4。

表 1-4　愈创甘油醚用法与用量表

年龄（岁）	标准体重 (kg)	一次用量 (mL)	次数
1 ～ 3	10 ～ 15	2 ～ 3	一日 3 次
4 ～ 6	16 ～ 21	3.5 ～ 4.5	一日 3 次
7 ～ 9	22 ～ 21	5 ～ 6	一日 3 次
10 ～ 12	28 ～ 32	6.5 ～ 7.5	一日 3 次

4. 用药指导

(1) 本品应饭后服用。

(2) 与右美沙芬合用时，不能用于服用单胺氧化酶抑制药的患儿。

(3) 消化道溃疡患儿应慎用本品。

(4) 禁忌证

1) 对本品过敏者。

2) 肺出血患儿。

3) 胃出血患儿。

4) 急性胃肠炎患儿。

5) 肾炎及肾功能减退患儿。

5. 制剂与规格

糖浆剂：1mL∶20mg。

(四) 乙酰半胱氨酸

1. 商品名或别名

痰易净，易咳净，Mucomyst，Airbron，Mucofilin。

2. 用药指征

(1) 用于大量黏痰阻塞而引起的呼吸困难，如急性和慢性支气管炎、支气管扩张、肺结核、肺炎、肺气肿以及手术等引起的痰液黏稠、咳痰困难。

(2) 还可用于对乙酰氨基酚中毒的解救。

(3) 也可用于环磷酰胺引起的出血性膀胱炎的治疗。

3. 用法与用量

(1) 雾化吸入：一次 3mL，一日 1 ～ 2 次，持续 5 ～ 10 日，婴儿雾化后及时吸痰。

(2) 气管滴入：用于黏痰阻塞的急救情况下，以 5% 溶液 (将喷雾剂用 0.9% 氯化钠溶液配成) 经气管插管或直接滴入气管内，一次 1 ～ 2mL，一日 2 ～ 6 次。

(3) 气管注入：用于祛痰的急救情况下，以 5% 溶液用注射器自气管的甲状软骨环骨膜处注入气管腔内，1 岁以下，一次 0.5mL；1 岁以上，一次 1mL。

(4) 口服：2 ～ 5 岁，一次 0.1g，一日 2 ～ 3 次；6 ～ 14 岁，一次 0.1g，一日 3 ～ 4 次；14 岁以上，一次 0.2g，一日 3 ～ 4 次。

4. 用药指导

(1) 本品与碘化油、糜蛋白酶、胰蛋白酶有配伍禁忌。

(2) 本品水溶液在空气中易氧化变质，因此安瓿开启后应立即使用。开启后的溶液应密封并贮于冰箱中，24h 内使用。

(3) 避免同时服用强力镇咳药。

(4) 在服用本品颗粒剂前，可加少量温开水 (禁用 80℃以上热水) 或果汁溶解后混匀服用，也可直接口服。

(5) 据国外资料报道，本品口服时常规不得与活性炭合用。

(6) 用药后如遇恶心、呕吐可暂停给药，支气管痉挛可用异丙肾上腺素缓解。

(7) 本品不宜与金属(铁、铜等)、橡皮、氧化剂及氧气接触，因此喷雾器应用玻璃或塑料制作。

(8) 糖尿病患儿及婴幼儿慎用。

(9) 本品水溶液有硫化氢臭味，部分患儿可引起呛咳、支气管痉挛、恶心、呕吐、胃炎、皮疹等不良反应，一般减量后上述症状即可缓解。

(10) 喷雾剂临用时新鲜配制，冰箱冷藏，48h 内用完。

5. 制剂与规格

喷雾剂：0.5g。

颗粒剂：(1) 100mg；(2) 200mg；(3) 0.25g。

胶囊剂：200mg。

泡腾片剂：600mg。

吸入用溶液：3mL∶0.3g。

三、平喘药

(一) 肾上腺素受体激动药

1. 特布他林 [保(乙)]

(1) 商品名或别名：博利康尼都保，博利康尼，喘康速，Terbutaline，Bricanyl，Bricasol。

(2) 用药指征

1) 可用于治疗支气管哮喘、慢性喘息性支气管炎、阻塞性肺气肿和其他伴有支气管痉挛的肺部疾病。

2) 静脉滴注还可用于预防早产及胎儿窒息。

(3) 用法与用量

1) 口服：12 岁以上儿童，一日 65μg/kg，分 3 次口服。

2) 雾化吸入：①体重大于 20kg 患儿，本品雾化溶液一次 5mg(2mL) 加入雾化器中，24h 内最多给药 4 次；②体重小于 20kg 患儿，一次 2.5mg(1mL)，24h 内最多给药 4 次。如雾化器中药液 1 次未用完，可在 24h 内使用。

3) 粉雾吸入：一次 0.25 ～ 0.5mg，每 4 ～ 6h1 次，严重者可增至一次 1mg，一日最大量不超过 4mg，需要多次吸入时，每吸间隔时间约 2 ～ 3min。

4) 气雾吸入：一次 0.25 ～ 0.5mg，一日 3 ～ 4 次，24h 内的总量不应超过 6mg。

(4) 用药指导

1) 用于治疗哮喘时，推荐短期间断应用，以吸入为主，只在重症哮喘发作时才考虑静脉给药。

2) 大剂量静脉注射本品会使已有的糖尿病和酮症酸中毒加重。

3) 药物过量时可出现过度 β 受体激动症状，如癫痫、咽痛、高血压或低血压、心悸、心动过速(达200次/分)、心律不齐、神经质、头痛、失眠、乏力、不适、眩晕、震颤、强直性肌肉痉挛、口干、恶心、疲劳等，也可能发生低血钾、高血糖及酸中毒。出现药物过量症状时无特异治疗，应停药并采取对症措施。也可以考虑使用心脏选择性β受体阻断药，因会产生支气管痉挛，使用时应谨慎。尚无充分证据说明透析有助于清除药物。

4) 对其他拟肾上腺素受体激动药过敏者，对本品也可能过敏。

5) 儿童用药的安全性和有效性尚不明确。12岁以下儿童不推荐使用本品片剂和注射剂。5岁以下儿童不宜使用本品吸入气雾剂。

6) 单胺氧化酶抑制药、三环类抗抑郁药、抗组胺药、左甲状腺素等可增加本品的不良反应。

7) 合用咖啡因或解充血药，可能增加心脏的不良反应。

8) 合用非保钾型的利尿药(如噻嗪类利尿药)能引起心电图改变和低钾血症，β受体激动药特别是超剂量服用时会使症状急性恶化。

9) 与茶碱合用时，可降低茶碱的血药浓度，增强舒张支气管平滑肌作用，但心悸等不良反应也可能加重。

10) β受体阻断药(如醋丁洛尔、阿替洛尔、拉贝洛尔、美托洛尔、纳多洛尔、吲哚洛尔、普萘洛尔、噻吗洛尔等)能拮抗本品的作用，使疗效降低，还可能使哮喘患儿产生严重的支气管痉挛。

(5) 制剂与规格

片剂：1) 2.5mg；2) 5mg。

颗粒剂：1.25mg。

口服溶液剂：100mL∶30mg。

注射剂：1) 1mL∶0.25mg；2) 2mL∶0.5mg。

气雾剂：1) 0.25mg*200撳；2) 0.25*400撳。

粉雾剂(胶囊)：0.5mg。

雾化溶液剂：2mL∶5mg。

2. 肾上腺素

(1) 商品名或别名：L-肾上腺素，副肾，重酒石酸肾上腺素，Epinephrine。

(2) 用药指征

1) 用于抢救过敏性休克(如青霉素引起的过敏性休克)。由于本品具有兴奋心肌、升高血压、松弛支气管等作用，故可缓解过敏性休克的心跳微弱、血压下降、呼吸困难等症状。

2) 用于麻醉和手术意外、药物中毒或心脏传导阻滞等原因引起的心脏停搏，与电除颤仪或利多卡因等配合可进行心脏复苏抢救。

3) 用于治疗支气管哮喘，效果迅速但不持久。

4) 与局部麻醉药合用可减少局部麻醉药的吸收而延长其药效，并减少不良反应，亦可减少手术部位的出血。

5) 用于治疗荨麻疹、血管神经性水肿、皮肤瘙痒等过敏反应。

6) 用于纠正体外循环后所引起的低排血量综合征。

7) 用于局部止血，如皮肤、鼻黏膜、齿龈等出血。

(3) 用法与用量

1) 支气管痉挛：皮下注射，按 0.01mg/kg 或 0.3mg/m^2 给药，一次最大剂量为 0.5mg，必要时每隔 15min 重复给药 1 次，共 2 次，以后每 4h1 次。

2) 过敏性休克：皮下注射，按 0.01mg/kg 或 0.3mg/m^2 给药。

3) 心脏停搏：静脉注射、心内注射，按 0.005 ～ 0.01mg/kg 或 0.15 ～ 0.3mg/m^2 给药；静脉滴注，按每分钟 0.1 ～ 1.0μg/kg 给药。

(4) 用药指导

1) 本品遇氧化物、碱类、光线及热均可分解变色，其水溶液露置于空气及光线中即分解变为红色，不宜使用。

2) 用 1000 浓度的本品注射液做心内或静脉注射前必须稀释。由于本品可引起血管剧烈收缩而导致组织坏死，故不推荐动脉内注射。使用时必须严格控制药物剂量。

3) 反复在同一部位给药可导致组织坏死，注射部位必须轮换。

4) 每次局部麻醉时使用剂量不可超过 0.3mg，否则可引起心悸、头痛、血压升高等。用于指、趾部局部麻醉时，药液中不宜加用本品，以免肢端组织供血不足而致坏死。

5) 用于过敏性休克时，由于血管的通透性增加，有效血容量不足，必须同时补充血容量。

6) 长期或过量使用本品可产生耐药性，停药数日后再用药，效应可恢复。

7) α 受体阻断剂 (如吩噻嗪、酚妥拉明、酚苄明和妥拉唑林) 及各种血管扩张药，可对抗本品的升压作用，使疗效相互抵消。

8) 与降糖药合用，可减弱口服降血糖药及胰岛素的作用。

9) 与氯丙嗪合用，可引起严重的低血压。

(5) 制剂与规格

注射剂：1) 0.5mL∶0.5mg；2) 1mL∶1mg。

3. 异丙肾上腺素 [保 (甲)]

(1) 商品名或别名：喘息定，硫酸异丙肾上腺素，盐酸异丙基肾上腺素，异丙基肾上腺素，Aludrine。

(2) 用药指征

1) 用于控制支气管哮喘急性发作。

2) 用于治疗各种原因引起的心跳骤停、房室传导阻滞、心源性休克及感染性休克。

(3) 用法与用量

1) 气雾吸入：一次 0.175 ～ 0.35mg，一日 2 ～ 4 次，重复使用的间隔时间不得小于 2h。

2) 静脉滴注，一次 0.1mg，加入 5％葡萄糖注射液 50 ～ 100mL 中。滴速 0.02μg/(kg·min)，最快滴速不可超过 0.5μg/(kg·min)。

(4) 用药指导

1) 本品遇酸碱易被破坏，忌与氧化物和碱性物质配伍。

2) 气雾吸入时，应限制吸入的次数和吸入量。在 12h 内已喷药 3 ～ 5 次而疗效不明显时，应换药。

3) 已有明显缺氧的哮喘患儿，若用量过大，易致心肌耗氧量增加，引起心律失常，甚至可致室性心动过速及心室颤动。

4) 对中心静脉压高、心排血量低者，应在补足血容量的基础上再用本品。

5) 本品可与肾上腺素交替使用，以免发生严重致命性室性心律失常，但不能同时应用。交替使用时须待前药作用消失后才可用药。

6) 与洋地黄类药物合用，可加剧心动过速，禁忌合用。

7) 钾盐 (如氯化钾) 可导致血钾增高，增加本品对心肌的兴奋作用，易引起心律失常，禁忌合用。

8) 与茶碱合用，可降低茶碱的血药浓度。

(5) 制剂与规格

注射剂：2mL∶1mg。

气雾剂：0.175mg*200 揿。

4. 沙美特罗 [保 (乙)]

(1) 商品名或别名：施立稳，施立碟，沙美特罗，Serevent，Salmaterol，Hydroxynapthoate。

(2) 用药指征

1) 用于慢性支气管哮喘 (包括夜间哮喘和运动性哮喘) 的预防和维持治疗，特别适于防治夜间哮喘发作。

2) 用于慢性阻塞性肺疾病 (包括肺气肿和慢性支气管炎) 伴气道痉挛时的治疗。

(3) 用法与用量

1) 气雾吸入：一次 25μg，一日 2 次。

2) 粉雾吸入：一次 25μg，一日 2 次。

(4) 用药指导

1) 本品仅适用于吸入给药。

2) 本品不适用于冠心病、高血压、心律失常、惊厥、甲状腺毒症、对所有拟交感神经药物高度敏感的哮喘患儿。

3) 虽然本品具有抗感染作用，但不能取代糖皮质激素口服及吸入制剂的使用，临床常需与糖皮质激素类抗感染药物合用，以增强疗效。正在使用其他预防药物 (如吸入皮质激素) 的患儿在开始使用本品时应继续使用预防药物，不可停用或减量。

4) 本品不能缓解急性哮喘症状，遇此情况时应选用短效的β2受体激动药(如沙丁胺醇)。

5) 同其他吸入性药物相同，使用本品后可能出现异常的支气管痉挛，使喘鸣加剧。此时应立即停药，并使用短效的β2受体激动药(如沙丁胺醇)。

6) 本品过量时可出现癫痫发作、咽痛、高血压或低血压、心动过速(200次/分)、心律不齐、头痛、震颤、肌肉痉挛、口干、恶心、头晕、倦怠、不适、失眠等症状，还可引起Q–T间期延长，导致心律失常。临床应用中，使用本品12～20倍于推荐剂量时有死亡事件发生的报道。用药时不能超过推荐剂量。药物过量时建议进行心脏检测，使用心脏选择性β受体阻断药，但如果患儿有支气管痉挛病史，使用心脏选择性β受体阻断药时须特别注意。

7) 5岁以下儿童用药的安全性和有效性尚不明确，应慎用。

8) 急性哮喘发作时，可能出现血钾过低，黄嘌呤衍化物、激素、利尿剂及低氧均会令这种情况加重，此时须监测血钾浓度。

9) 合用吸入皮质激素药物和(或)色甘酸盐并不影响本品的安全性。

10) 下列患儿应禁用：①用对本品过敏者；②主动脉瓣狭窄患儿；③心动过速者；④严重甲状腺功能亢进者；⑤重症及有重症倾向的哮喘患儿。

(5) 制剂与规格

羟萘酸沙美特罗气雾剂：1) 25μg*200揿；2) 25μg*200揿。

沙美特罗气雾剂：1) 25μg*60揿；2) 25μg*120揿。

沙美特罗碟式吸入剂：50μg。

沙美特罗粉雾剂(胶囊)：50μg。

5. 沙美特罗氟替卡松

(1) 商品名或别名：舒利迭。

(2) 用药指征：用于可逆性阻塞性气道疾病的常规治疗。包括小儿哮喘。

(3) 用法与用量：吸入给药：4～12岁，一次1吸(沙美特罗50μg和丙酸氟替卡松100μg)，一日2次；12～18岁，一次1吸(沙美特罗50μg和丙酸氟替卡松250μg)，一日2次。如病情控制，对需长效β2受体激动剂的患儿，可逐渐减量至一日1次。

(4) 用药指导

1) 本品不良反应详见沙美特罗、氟替卡松。

2) 活动期或静止期肺结核患儿慎用。

3) 不适于治疗急性哮喘症状。任何吸入型皮质激素都有可能引起全身反应，特别是长期大剂量使用，但其出现与口服皮质激素相比要少得多，故本品剂量应逐渐调至可有效控制病情的最小维持剂量。

4) 建议长期接受吸入型皮质激素治疗的小儿定期检查身高。

5) 由于存在肾上腺反应不足的可能，患儿在由口服皮质激素转为吸入皮质激素时，应特别慎重，并定期检测肾上腺皮质激素功能。

6) 患可行性气道阻塞性疾病的患儿，除非迫不得已，应避免使用选择性及非选择性β受体阻断药。

(5) 制剂与规格

吸入剂：

1) 沙美特罗 50μg：丙酸氟替卡松 100μg。

2) 沙美特罗 50μg：丙酸氟替卡松 250μg。

6. 妥洛特罗

(1) 商品名或别名：丁氯喘，氯丁喘安，妥布特罗，Atenos，Berachin，Bremax，Chlobamol，Tulobuterol Hydrochloride。

(2) 用药指征：主要用于防治支气管哮喘、喘息性支气管炎、慢性支气管炎、肺气肿等。

(3) 用法与用量

1) 贴剂：黏贴于胸部、背部及上臂部均可，通常一日 1 次，0.5 ～ 3 岁儿童为 0.5mg；3 ～ 9 岁 1mg，9 岁以上 2mg。

2) 糖浆剂：一次 5 ～ 10mL，一日 3 次。

3) 片剂：口服，一日 4μg/kg，分 2 次服。

(4) 用药指导

1) 连续过量使用时，可导致心律不齐，甚至心脏停搏。

2) 与肾上腺素、异丙肾上腺素合用可加强本品心脏兴奋作用，易致心律失常，故应避免合用。

3) 与单胺氧化酶抑制药合用，可出现心动过速、躁狂等不良反应，故应避免同用。

4) 对本品过敏者禁用。

(5) 制剂与规格

片剂：1) 0.5mg；2) 1mg。

糖浆剂：每 100mL 含本品 10mg、盐酸溴己胺 200mg、异丙嗪 60mg。

贴剂：0.5mg×7 贴。

7. 丙卡特罗 [保 (乙)]

(1) 商品名或别名：美喘清，美普清，盐酸丙卡特鲁，异丙喹喘宁，Mesacin。

(2) 用药指征：用于防治支气管哮喘、哮喘性支气管炎、伴有支气管反应性增高的急性支气管炎和慢性阻塞性肺疾病所致的喘息症状。

(3) 用法与用量

口服。

1) 6 岁以上，每晚睡前 1 次服 25μg(相当于口服液 5mL) 或一次 25μg，早、晚 (睡前) 各服 1 次。

2) 通常 6 岁以下儿童的一次给药剂量标准如下：＜ 1 岁，10 ～ 15μg/d；1 ～ 3 岁，

15 ～ 2μg/d；3 ～ 6 岁，20 ～ 25μg/d。

另外，可依据年龄和症状的严重程度调整剂量。

(4) 用药指导

1) 本品对变应原引起的皮肤反应有抑制作用，故进行皮肤试验时，应提前 12h 终止服用本品。

2) 黄嘌呤衍生物、留体激素以及利尿剂并用时有增加 β2 受体激动剂降低血钾的作用，对重症哮喘患儿要特别加以注意。低氧血症在血钾低下时增加了对心率的作用，在这种情况下要对血清钾进行监测。

3) 连续过量使用时，可能导致心律失常甚至心搏骤停，特别是既往有类似症状发生时易出现。

4) 对本品及肾上腺素受体激动药过敏者禁用。

(5) 制剂与规格

片剂：1) 25μg；2) 50μg。

口服溶液剂：1) 500mL∶2.5mg；2) 80mL∶400μg。

(二) M 胆碱受体阻滞药

异丙托溴铵 [基 (基). 保 (乙)]

1. 商品名或别名

爱全乐，溴化异丙阿托品，溴化异丙基阿托品，溴化异丙托品，Atem，Atrovent，Normosecretol。

2. 用药指征

(1) 用于缓解慢性阻塞性肺部疾患 (如慢性支气管炎、肺气肿等) 引起的支气管痉挛、喘息症状，并可作为维持用药。

(2) 用于防治支气管哮喘，尤其适用于因不能耐受肾上腺素 β 受体激动药所致肌肉震颤、心动过速的患儿。

3. 用法与用量

根据 BNFC(2010 ～ 2011) 推荐：

(1) 雾化吸入：1 个月～ 6 岁，一次 0.125mg，一日 3 次；6 ～ 12 岁，一次 0.25mg，一日 3 次；12 ～ 18 岁，一次 0.25mg，一日 3 ～ 4 次。

(2) 气雾吸入：＜ 6 岁，一次 20 呢；＞ 6 岁，一次 20 ～ 40μg，一日 3 次。

4. 用药指导

(1) 本品雾化溶液剂不能与含有防腐剂苯扎氯铵的色甘酸钠雾化吸入液在同一个雾化器中使用，可以与祛痰药盐酸氨溴索 (沐舒坦) 雾化吸入液、盐酸溴己新雾化吸入液和非诺特罗雾化吸入液共同使用。

(2) 有青光眼易患性的患儿应用本品时应使用眼罩保护眼睛。眼结膜充血和角膜水肿相关的眼痛或不适、视物模糊、虹视或有色成像等可能是急性闭角型青光眼的征象，若上述症状加重，需用缩瞳药。

(3) 气雾剂含有大豆卵磷脂或有关的食品 (如大豆、花生)，故对上述物质过敏者不能使用本品气雾剂。

(4) 本品误入眼内时，会出现瞳孔散大和轻度、可逆的视力调节紊乱，一旦出现此症状以及其他严重的眼部并发症发生，可予以缩瞳治疗。

(5) 使用本品一般不会引起过量导致严重的抗胆碱能作用，但可有轻微的全身性抗胆碱能作用表现包括口干、视力调节障碍和心动过速等。

(6) 本品与其他治疗慢性阻塞性肺疾病的常用药物包括拟交感神经性支气管扩张剂、甲基黄嘌呤、甾族化合物、色甘酸钠等合用，药物间无不良相互作用。

5. 制剂与规格

气雾剂：

1) 20μg*200 喷。

2) 40μg*200 喷。

雾化溶液剂：

1) 2mL∶0.25mg。

2) 2mL∶0.5mg。

(三) 磷酸二酯酶抑制药

1. 氨茶碱 [基 (基). 保 (甲)]

(1) 商品名或别名：胺非林，茶碱乙二胺盐，茶碱乙烯双胺，Aminodur，Aminofilina，Theophylline and Ethylenediamine。

(2) 用药指征

1) 用于支气管哮喘、哮喘性支气管炎、阻塞性肺气肿等缓解喘息症状。

2) 用于急性心功能不全和心源性哮喘。

3) 也可用于胆绞痛。

4) 还可用于新生儿 (早产儿) 呼吸暂停 (国外资料)。

(3) 用法与用量

1) 口服：一日 4 ～ 6mg/kg，分 2 ～ 3 次服。

2) 静脉注射：一次 2 ～ 4mg/kg，以 5%～ 25% 葡萄糖注射液稀释，缓慢注射。

3) 静脉滴注：①一般用量一次 2 ～ 3mg/kg，以 5% 葡萄糖注射液 500mL 稀释后静脉滴注。②新生儿呼吸暂停负荷量为 4 ～ 6mg/kg，12h 后给予维持量，一次 1.5 ～ 2mg/kg，一日 2 ～ 3 次。

4) 直肠给药：一次 2 ～ 4mg/kg。

(4) 用药指导

1) 如在直肠给药后 12h 内再给予口服或注射，须注意观察反应，因本品经直肠给药，特别是栓剂，吸收的快慢不一，可能延缓。

2) 在空腹时 (餐前半小时至 1h，或餐后 2h) 口服，吸收较快，如在用餐时或餐后服用，可减少对胃肠道刺激，但吸收较慢。

3) 肠溶片的吸收延缓，生物利用度极不规则，不足取。

4) 栓剂直肠给药应注意：①在 6 ～ 8h 内，避免再次使用；②吸收缓慢，且生物利用度不够确切，又可引起局部刺激，因此仅偶用于短期非急症治疗。

5) 保留灌肠，吸收迅速，生物利用度确定，但可引起局部刺激，多次给药且可在体内积蓄，以致引起毒性反应，尤其是婴儿、小儿。

6) 给药期间应注意血药浓度和疗效相关。有效血药浓度的范围较窄，个体间的差异又大，宜按血药浓度调整用量，尤其是长期用药的患儿，常须给予超量，也即用量大于一般常用量。氨茶碱在体内迅速降解成茶碱，临床上茶碱的有效血药浓度大致是 10 ～ 20μg/mL，＞ 20μg/mL 即可产生毒性反应。

7) 用量均应根据标准体重计算，因茶碱并不分布到体内的脂肪组织。理论上给予茶碱 0.5mg/kg，即可使血清茶碱浓度升高 1μg/mL。

8) 肌内注射可刺激局部引起疼痛，肌内注射时需与 2% 盐酸普鲁卡因合用。静脉注射时需稀释成＜ 25mg/mL 稀释液。静脉注射太快可引起一过性低血压或周围循环衰竭，注入速度一般以每分钟 25mg 为度，或再度稀释后改作静脉滴注。

9) 急性心肌梗死伴有血压显著下降者忌用。心血管疾病者应用此药，则发生心脏毒性反应的危险性增大。

10) 呼吸困难者易发生室颤。慢性阻塞性肺疾病患儿伴有房性或室性心律失常者，用此药时应小心。

11) 早产儿由于酶的缺乏致茶碱转化为咖啡因，则血中的咖啡因浓度升高，而咖啡因与茶碱有相互加强作用，从而产生中毒反应。足月新生儿用茶碱后，脑血流速度减慢；幼儿用药后由于利尿及呕吐，易发生兴奋及脱水。

(5) 制剂与规格

片剂：

1) 0.05g。

2) 0.1g。

3) 0.2g。

注射剂：

1) 2mL∶0.125g。

2) 2mL∶0.25g。

3) 2mL∶0.5g。

缓释片剂：0.1g。

栓剂：0.25g。

2. 二羟丙茶碱 [保 (乙)]

(1) 商品名或别名：喘定，甘油茶碱，双羟丙茶碱，Dyphylline，Glyphylline，Protophylline。

(2) 用药指征：用于支气管哮喘、哮喘性支气管炎、阻塞性肺气肿等喘息症状的缓解。也可用于心源性哮喘，尤适用于伴有心动过速以及不能耐受茶碱的哮喘患儿。

(3) 用法与用量：静脉滴注：使用本品氯化钠注射液时，一次 2 ～ 4mg/kg，缓慢静脉滴注。

(4) 用药指导

1) 哮喘急性严重发作的患儿不宜首选本品。

2) 茶碱类药物可致心律失常和 (或) 使原有的心律失常恶化；若患儿心率过快和 (或) 有其他心律的任何异常改变均应密切注意。

3) 静脉滴注太快可引起一过性低血压和周围循环衰竭。

4) 大剂量可致易激动、失眠等中枢兴奋症状和心动过速、心律失常，甚至可发生发热、脱水、惊厥等症状，严重的甚至呼吸、心搏骤停。大剂量所致的中枢兴奋，预服镇静药可防止。

5) 对本品过敏者可能对其他茶碱类药也过敏。

6) 新生儿用药后本品的血浆清除率可降低，血清浓度增加，应慎用。

7) 与克林霉素、林可霉素及某些大环内酯类、喹诺酮类抗生素合用时，可降低本品在肝脏的清除率，使血药浓度升高，甚至出现毒性反应，应在给药前后调整本品的用量。

8) 丙磺舒能升高本品的血药浓度，有导致过量中毒的危险，还会与本品竞争肾小管分泌，使本品半衰期延长。

9) 与普萘洛尔合用时，本品的支气管扩张作用可能受到抑制。

(5) 制剂与规格

注射剂：

1) 1mL∶250mg。

2) 2mL∶250mg。

3) 2mL∶500mg。

氯化钠注射剂：100mL(二羟丙茶碱 250mg 与氯化钠 900mg)。

(四) 抗过敏平喘药

1. 孟鲁司特钠 [保 (乙)]

(1) 商品名或别名：孟鲁司特，蒙泰路特钠，顺尔宁，Montelukast，Singulair。

(2) 用药指征：适用于哮喘的预防和长期治疗，包括预防白天和夜间的哮喘症状。也用于治疗阿司匹林哮喘，预防运动性哮喘。

(3) 用法与用量

哮喘患儿应在睡前服用，过敏性鼻炎患儿可根据自身情况在需要时服药。

1) 颗粒剂：口服，1～2 岁哮喘患儿，一日 1 次，一次 4mg；2～5 岁哮喘患儿和 (或) 过敏性鼻炎患儿应一日 1 次，一次 4mg。

2) 咀嚼片：口服，2～5 岁哮喘患儿和 (或) 过敏性鼻炎患儿：一日 1 次，一次 4mg；6～14 岁哮喘患儿和 (或) 过敏性鼻炎患儿：一天 1 次，一次 5mg；15 岁以上哮喘患儿和 (或) 过敏性鼻炎患儿：一日 1 次，一次 10mg。

(4) 用药指导

1) 口服本品治疗急性哮喘发作的疗效尚未确定，故本品不应用于治疗急性哮喘发作。

2) 本品可与食物同服，可与其他常规用于预防及长期治疗哮喘的药物合用。

3) 本品不能阻断对阿司匹林过敏的哮喘患儿对阿司匹林和其他非甾体抗感染药的支气管收缩反应。这些患儿应当避免使用阿司匹林和其他非甾体抗感染药。

4) 建议患儿无论在哮喘控制还是恶化阶段都应坚持服用本品，治疗效果应以哮喘控制指标来评价。

5) 对哮喘患儿而言，本品可加入现有的治疗方案中，并可减少合用药物的剂量：①支气管扩张剂：单用支气管扩张剂不能有效控制哮喘的患儿，可在治疗方案中加入本品，一旦有临床治疗反应 (一般出现在首剂用药后)，则可根据患儿的耐受情况，将支气管扩张剂的剂量减少；②吸入皮质激素：接受吸入皮质激治疗的哮喘患儿加用本品后，可根据患儿耐受情况适当减少皮质激素的剂量。应在医生指导下逐渐减量。某些患儿可逐渐减量直至完全停用吸入皮质激素。但不应骤然使用本品取代吸入或口服皮质激素。

6) 颗粒剂服用：直接服用；与一勺室温或冷的软性食物 (如苹果酱) 混合服用；溶解于一茶匙室温或冷的婴儿配方奶粉或母乳服用。打开包装袋以后应立即服用全部的剂量 (15min)。与食物、奶等混合后的本品不能再贮存至下次继续服用。服药后可以喝水。

7) 已在 6 个月～14 岁的儿童中进行了本品的有效性和安全性研究。6 个月以下患儿的安全性和有效性尚未研究。

8) 用药期间应进行常规血液生化及肝功能检查。

(5) 制剂与规格

颗粒剂 0.5g∶4mg。

咀嚼片剂：

1) 4mg。

2) 5mg。

3) 10mg。

2. 扎鲁司特

(1) 商品名或别名：扎鲁司特，扎非鲁卡，Accolate。

(2) 用药指征

1) 适用于慢性轻至中度哮喘的预防和治疗，尤其适于阿司匹林哮喘或伴有上呼吸道疾病（如鼻息肉、过敏性鼻炎）者。

2) 适用于激素抵抗型哮喘或拒绝使用激素的哮喘患儿。

3) 用于严重哮喘时以控制哮喘发作或减少激素用量。

4) 用法与用量口服：≥ 12 岁，起始剂量及一般维持剂量均为一次 20mg，一日 2 次。为达到最佳疗效，也可逐步增加至最大量（一次 40mg，一日 2 次）。用于预防哮喘时，应持续用药。

(4) 用药指导

1) 本品应于饭前 1h 或饭后 2h 服用，避免进食时服用。

2) 本品不能解除哮喘急性发作时的支气管痉挛，故在急性发作期间，常需与其他治疗哮喘的药物合用。

3) 本品不可突然替代糖皮质激素的治疗（吸入或口服）。重度哮喘治疗中，减少激素用量时应谨慎。少数服用本品的激素依赖型哮喘患儿，在撤除激素治疗时可出现嗜酸粒细胞增多、心肌病、肺浸润和以全身血管炎为特点的 Churg-Strauss 综合征（变形性脉管炎和肉芽肿病）。

4) 本品发生不良反应一般无须中止治疗，在停药后症状即可消失，但出现肝功能不全的症状及体征如畏食、恶心、呕吐、右上腹疼痛、疲乏、嗜睡、流感样症状、肝大、瘙痒及黄疸等，应立即停药并测量血清氨基转移酶。

5) 肝功能不全者慎用。

6) 国内资料指出，12 岁以下儿童用药安全性和有效性尚不明确，不推荐 12 岁以下儿童使用。

7) 较大剂量给药时，导致继发肿瘤的危险性增加，如肝细胞癌、膀胱癌等。

(5) 制剂与规格

片剂：

1) 20mg。

2) 40mg。

3. 粉尘螨

(1) 商品名或别名：畅迪。

(2) 用药指征：本品为粉尘螨浸出液配制成的无色灭菌水溶液。是一种强烈而有效的过敏源。用于治疗哮喘、异位性皮炎、泛发性湿疹、慢性荨麻疹、过敏性鼻炎。

(3) 用法与用量

1) 皮下注射：每周给药 1 次，25 周为一疗程。第 1 ～ 10 周用 1:100000 浓度，自 0.1mL 开始，每周递增 0.1mL；第 11 ～ 20 周用 1:10000 浓度；自 0.1mL 开始，每周递增 0.1mL；第 21 ～ 25 周用 1:5000 浓度；自 1mL 开始，1 次 /2 周。

2) 滴剂：滴于舌下，含 1min 吞服，一日 1 次，最好早饭前用药。

1、2、3 号为递增量，4 号为维持量。第 1 周用 1 号，第 2 周用 2 号，第 3 周用 3 号，均第 1 天 1 滴；第 2 天 2 滴；第 3 天 3 滴；第 4 天 4 滴；第 5 天 6 滴；第 6 天 8 滴；第 7 天 10 滴。第 4 周起用 4 号，一日 1 次，一次 3 滴。

(4) 用药指导

1) 应在医生特别关注下应用。每次给药后应仔细观察不良反应。

2) 应先做皮肤敏感试验 (皮试)。方法：取 1∶100000 药液 0.1mL 皮下注射，半小时后，丘疹直径应＜ 10mm，若＞ 10mm，应该减量治疗 5 ～ 10 次后再按上述剂量注射。

3) 用药中凡注射后 24h 内有局部红肿、皮疹者，下次注射应将剂量减半或减少 1/3，以观察反应的变化。

4) 停用 2 周以上仍想再用者，必须再从小剂量开始，并如上法做皮试。

5) 谨防发生过敏性休克，注射前应有抢救休克的准备。

6) 对本品过敏者、严重心、肾疾患儿禁用。6 岁以下儿童不宜使用注射剂。

7) 本品可引起局部红肿、皮疹或轻微哮喘甚至发生过敏性休克。

8) 口服滴剂前应先做粉尘螨皮肤点刺试验，明确诊断再用。

9) 滴剂一般 4 周岁以上再开始疗程。儿童一般只使用粉尘螨滴剂 1 号、2 号、3 号、4 号，其中 4 号为长期维持量，一般不使用 5 号。尚无 4 岁以下儿童应用本品的临床资料。

(5) 制剂与规格

注射剂：

1) 1mL(1∶5000U)。

2) 1mL(1∶10000U)。

滴剂：

1) 1μg/mL。

2) 10μg/mL。

3) 100μg/mL。

4) 333μg/mL。

5) 100μg/mL。

4. 色甘酸钠

(1) 商品名或别名：咽泰，Cromoglycate Sodium，Cromolyn，Intal。

(2) 用药指征

1) 可用于预防各型哮喘发作。

2) 可用于过敏性鼻炎、季节性花粉症、春季角膜炎、结膜炎、过敏性湿疹及某些皮肤瘙痒症。

(3) 用法与用量

1) 吸入给药：①支气管哮喘干粉吸入：＞ 5 岁，一次 20mg，一日 4 次；症状减轻后，一日 40 ～ 60mg；维持量，一日 20mg。不能吸粉剂的幼儿避免使用。气雾吸入：＞ 6 岁，一次 3.5 ～ 7mg，一日 3 ～ 4 次，一日最大剂量 32mg；＜ 6 岁：很难做到使患儿协调吸药，故较少选用本品；②过敏性鼻炎干粉吸入：＞ 6 岁，每侧一次 10mg，一日 2 ～ 3 次。

2) 经眼给药：结膜炎：≥ 4 岁，一次 1 ～ 2 滴，一日 4 ～ 6 次。

3) 经鼻给药：用 2% 色甘酸钠滴鼻，＞ 6 岁，每日 3 次，每次每侧鼻孔滴 1 滴。

4) 外用：过敏性湿疹及皮肤瘙痒症：5%～ 10% 软膏涂患处。

(4) 用药指导

1) 由于本品系预防性地阻断肥大细胞脱颗粒，而非直接舒张支气管，因此对于季节性外源性过敏源引起的支气管哮喘病例应在支气管哮喘好发时期前 2 ～ 3 周使用本品。运动性哮喘可在运动前 15min 给药。

2) 极少数患儿在开始用药时出现哮喘加重，此时可先吸入少许扩张支气管的气雾剂，如异丙肾上腺素、沙丁胺醇。

3) 原来用肾上腺皮质激素或其他平喘药治疗者，用本品后应继续用原药至少 1 周或至症状改善后，才能逐渐减量或停用原用药物。

4) 获明显疗效后，可减少给药次数。如需停药，亦应逐步减量后再停，不能突然停药，以防哮喘复发。

5) 本品对伴有肺气肿或慢性支气管炎的患儿，疗效有限。对急性哮喘和哮喘持续状态无效。故如遇急性发作，应立即以常规方法治疗，并停用本品。

6) 哮喘持续发作及严重呼吸困难者，色甘酸钠吸入不属首选治疗，应先用解痉药物或皮质激素以控制症状。

7) 糖皮质激素与色甘酸钠联用可增强治疗支气管哮喘疗效。

8) 抗组胺药与色甘酸钠联用可减少抗组胺药用量。

9) 氨茶碱与色甘酸钠联用可减少茶碱用量，并提高止喘效果。

(5) 制剂与规格

吸入用胶囊剂：20mg。

气雾剂：

1) 14g∶100mg(每揿含色甘酸钠 3.5mg)。

2) 19.97g∶700mg(每揿含色甘酸钠 5mg)。

滴眼剂：8mL∶160mg。

滴鼻剂：2%～ 4%。

软膏剂：5%～ 10%。

(五) 肾上腺皮质激素

1. 布地奈德 [保 (乙)]

(1) 商品名或别名：普米克，英福美，丁地去炎松，布地缩松，Pulmicort，Budecort。

(2) 用药指征

1) 适用于糖皮质激素依赖性或非依赖性的支气管哮喘和哮喘性支气管炎，可减少口服肾上腺皮质激素的用量，有助于减轻肾上腺皮质激素的不良反应。

2) 适用于慢性阻塞性肺疾病 (COPD) 患儿，减缓第 1 秒用力呼气量 (FEV1) 的加速下降。

3) 还可用于治疗季节性或常年发生的过敏性鼻炎、血管运动性鼻炎、对症治疗鼻息肉以及鼻息肉切除后预防息肉再生。

(3) 用法与用量

1) 干粉吸入：治疗支气管哮喘时剂量应个体化。

2) 雾化吸入：将本品雾化混悬液经雾化器给药，起始剂量 (或严重哮喘期或减少口服糖皮质激素时剂量) 为一次 0.5 ～ 1mg，一日 2 次。维持剂量应个体化，推荐剂量为一次 0.25 ～ 0.5mg，一日 2 次。

3) 鼻喷吸入：＞ 6 岁，鼻炎及鼻息肉的预防和治疗：一日 256μg，可于早晨一次喷入 (每个鼻孔 128μg)，或早晚分 2 次喷入。在获得预期的临床效果后，减少用量至控制症状所需的最小剂量，以此作为维持剂量。

4) 气雾吸入：在严重支气管哮喘和停用 (或减量使用) 口服糖皮质激素的患儿，剂量应个体化。①开始剂量：2 ～ 7 岁，一日 0.2 ～ 0.4mg，分成 2 ～ 4 次吸入。＞ 7 岁，一日 0.2 ～ 0.8mg，分成 2 ～ 4 次吸入；②维持剂量：减至最低剂量又能控制症状为准。

(4) 用药指导

1) 本品禁用于需更强效的治疗时的支气管痉挛初始阶段以及哮喘急性发作需更强效的治疗时。哮喘急性加重或重症患儿不宜单用本品控制急性症状。

2) 本品见效慢，喷吸后其药效需待 2 ～ 3 日达到充分发挥。因此，口服皮质激素患儿换为本品时，需要有数日过渡。转化期间如患儿出现鼻炎、湿疹和肌肉、关节痛等症状时，可增加口服皮质激素的剂量。

3) 吸入本品之后应以净水漱洗口腔和咽部，以防感染真菌。

4) 极少数病例，出现下述症状，如疲劳、头痛、恶心、呕吐时，可能是全身性激素缺乏的表现。

5) 用药过量的表现：多数情况下，偶尔用药过量可出现血浆皮质醇浓度降低、中性粒细胞增加、淋巴细胞和嗜酸粒细胞降低，但不会产生明显临床症状。习惯性过量可引起肾上腺皮质功能亢进和下丘脑 - 垂体 - 肾上腺抑制。

6) 用药过量的处理：停药或者降低用药剂量。

7) 气道有真菌、病毒或结核菌感染的患儿慎用。

8) 2 岁以下儿童用药的安全性和有效性尚不明确，应避免使用。

9) 长期高剂量治疗时应监测血液学和肾上腺功能。

10) 极少数患儿使用鼻喷雾剂后，偶见鼻中隔穿孔和黏膜溃疡。

(5) 制剂与规格

气雾剂：

1) 5μg/ 喷 *200 喷。

2) 20μg/ 喷 *200 喷。

鼻喷雾剂：64μg/ 喷 *120 喷。

雾化混悬剂：2mL∶1mg。

干粉吸入剂：0.1mg/ 吸 *200 吸。

2. 倍氯米松

(1) 商品名或别名：倍氯米松双丙酸酯，倍氯松，丙酸培氯松，Bedonietasorie Dipropionate，Beclomethasone Dipropinate，Becodisk。

(2) 用药指征

1) 本品气雾剂、粉雾剂或鼻喷雾剂适用于过敏性鼻炎、支气管哮喘等过敏性疾病。

2) 本品乳膏及软膏适用于过敏件与炎症性皮肤病和相关疾病，如湿疹、过敏性皮炎、接触性皮炎、神经性皮炎、扁平苔藓、盘状红斑狼疮、掌跖脓疱病、皮肤瘙痒、银屑病等。

(3) 用法与用量

1) 气雾吸入：用量按年龄酌减，一日最大量一般不超过 400(xg，症状缓解后逐渐减量。

2) 粉雾吸入：一次 100μg，一日 3 ～ 4 次。

3) 鼻喷吸入：6 岁以上，一次一侧 100μg，一日 2 次；也可一次一侧 50μg，一日 3 ～ 4 次。一日最大量一般不超过 400μg。

4) 外用：涂患处，一日 2 ～ 3 次。

(4) 用药指导

1) 本品气雾剂仅用于慢性哮喘，哮喘急性发作时应首先使用水溶性皮质激素或支气管扩张剂和抗组胺药，待急性症状控制后再改用本品维持治疗。

2) 用药后应在哮喘控制良好的情况下逐渐停用口服皮质激素，一般在本品气雾剂治疗 4 ～ 5 日后才缓慢减量停用。

3) 本品气雾剂用药后漱口可减轻刺激感；长期吸入出现口腔、咽喉部白色念珠菌感染时，可局部给予抗真菌治疗。

4) 鼻腔和鼻窦伴有细菌感染时，应给予适当的抗菌治疗。

5) 虽然本品鼻喷雾剂可控制季节性鼻炎的大多数症状，但当受到夏季异常的变应原诱发时 (尤其是有眼部症状时)，应同时采用其他治疗。

6) 本品乳膏长期应用于破损皮肤或密闭给药时，皮质激素会被大量吸收，对全身会有影响，此时应减少用药量。本品气雾剂用量过大 (＞ 8(XVg/d)，可出现糖皮质激素的一系列全身性不良反应。大剂量鼻部给药也可能会产生全身症状。

7) 婴儿和肺结核患儿慎用。

(5) 制剂与规格

气雾剂：

1) 50μg*200 揿。

2) 250μg*200 揿。

粉雾剂：

1) 100μg。

2) 2μg。

鼻喷雾剂：50μg*200 揿。

乳膏剂：10g∶2.5mg。

软膏剂：10g∶2.5mg。

3. 氟替卡松

(1) 商品名或别名：丙酸氟替卡松，辅舒良，辅舒酮，克延肤，Flixotide，Fluticasone。

(2) 用药指征

1) 用于哮喘的预防性治疗。

2) 本品鼻喷剂用于预防和治疗季节性过敏性鼻炎（包括花粉症）及常年性过敏性鼻炎。

3) 用于对糖皮质激素敏感的皮肤病，如银屑病、特应性皮炎、湿疹等。

(3) 用法与用量

1) 口腔吸入：① 12 岁及以上者，一日 1 ～ 2 次，一次 1 ～ 2μg；② 4 ～ 12 岁，推荐的初始剂量为 50μg，一日 2 次，最大剂量一次 100μg，一日 2 次。哮喘症状可于 24h 内改善，但最佳疗效需 1 ～ 2 周甚至更长。如 2 周后患儿反应不明显，可能需增加剂量。一旦哮喘控制，剂量应降至最低有效剂量。

2) 鼻腔喷入：不推荐用于 4 岁以下儿童。4 岁以上儿童的初始剂量可为一日 100μg。症状严重者可加至一日 200μg，一旦病情控制，剂量应降至一日 100μg。一日总剂量不应超过 200μg。

3) 局部用药：0.05％乳膏可用于 3 个月及以上的儿童，但缺乏长期应用（超过 4 周）的评价资料。

特应性皮炎：患处涂抹氟替卡松乳膏，一日 1 ～ 2 次。

其他对皮质激素敏感的皮肤疾病：应用本品乳膏，一日 2 次。病情一旦控制，应停药。

(4) 用药指导

1) 本品不适用于哮喘急性发作的治疗，而应作为哮喘的长期预防性治疗。用于预防性治疗哮喘时应强调本品与支气管扩张药不同，治疗初期患儿自觉症状的改善可不明显，即使无症状时也应定期应用。用药期间不应骤然停药。

2) 治疗哮喘期间，如发生反常性支气管痉挛伴哮喘加重时应停药，并立即吸入速效支气管扩张药（如沙丁胺醇）缓解。如用于症状控制的短效 β2 受体激动药（如沙丁胺醇）用量增加，提示哮喘恶化，此时应调整治疗方案。

3) 在哮喘控制情况下，应停用或减量使用其他的糖皮质激素。突发和进行性的哮喘恶化有潜在的致命危险，应增加本品剂量。必要时可采用全身激素治疗。

4) 本品鼻喷剂不宜用于酒渣鼻、鼻部手术及外伤后患儿。治疗对糖皮质激素敏感的皮肤病时不宜用于皮肤萎缩及口周皮炎患儿。

5) 使用本品治疗期间如发生感染，则应给予抗生素或抗真菌治疗。如感染持续，应停药。

6) 局部使用本品不应采用封包疗法，一旦发生刺激性炎症应停药。局部用药后如发生反馈性肾上腺抑制或HPA轴抑制，可采用延长给药间隔、应用低效力的其他糖皮质激素药替代及停药等措施。

7) 吸入本品之后应以净水漱洗U腔和咽部，以减少因吸入本品出现的口腔和咽部的念珠菌病、声音嘶哑。

8) 应用本品喷雾剂前应轻摇药瓶，同时注意按压喷嘴应与吸气同步，以使药物能有效吸入至肺部。年幼儿童可借助带有面罩的气雾剂吸入辅助装置给药。

9) 本品长期过量使用可导致肾上腺功能抑制。

10) 本品可使发生严重或致死性水痘及麻疹病毒感染的危险性增加。

(5) 制剂与规格

气雾剂：

1) 50μg*120 揿。

2) 125μg*60 揿。

3) 250μg*60 揿。

喷鼻剂：50μg*120 喷。

乳膏剂：0.05%。

第二章 消化系统疾病

第一节 慢性便秘

慢性便秘主要是指粪便干结、排便困难或不尽感以及排便次数减少等症状持续至少1个月以上。儿童患病率3%～8%，根据病因分为器质性便秘和功能性便秘(FC)，其中90%为功能性便秘，仅小部分是由于器质性疾病导致，后者包括：肛门直肠畸形、手术、外伤、先天性巨结肠、脊膜膨出症、脊髓损伤、脑瘫、内分泌代谢性疾病和药物等。本病占儿科普通门诊的3%～5%，儿科消化门诊的25%。可见于各个年龄段儿童，多在婴儿期以后起病，2～4岁儿童为发病高峰，随着年龄增长有升高趋势，部分存在家族史。根据发病机制的不同，功能性便秘可以分为两个基本类型：慢传输型和出口梗阻型，同时具备两者特征则为混合型。功能性便秘是一个良性疾病，但可以长期存在，有些情况下可严重影响患儿及家庭的生活质量甚至患儿的生长发育。

一、诊断

功能性便秘的症状类型与不同亚型各自的发病机制密切相关。

(一)症状

(1)慢传输型：大便干结、排便费力、大便次数减少和腹胀等。

(2)出口梗阻型：排便艰难(不一定有大便干结)、排便时间延长、便意少(直肠壁感觉阈值异常)、排便不净和肛门直肠下坠感等。

(3)两者特点兼备，但程度上可有所侧重。

部分患儿可与反酸、胃灼热、上腹胀、早饱、厌食、恶心和呕吐等上胃肠症状相重叠。

(二)体征

1. 慢传输型便秘

严重者可出现腹胀、下腹部粪块以及继发肛裂和出血。

2. 出口梗阻型便秘

直肠指诊有助于了解肛门括约肌功能，并判断大便性状及有无直肠肿块。

(三)辅助检查

1. 放射学检查

钡剂灌肠造影可鉴别先天性巨结肠症和肛门直肠畸形，并可观察结肠形态(肠腔扩张、结肠冗长等）和粪块。排粪造影能动态观察肛门直肠的解剖和功能变化。

2. 肛门直肠压力测定

对于出口梗阻型便秘意义较大。能显示肛门括约肌有无排便生物力学的异常，又可同时了解直肠感觉功能。结合超声内镜检查更为直观可靠。气囊排出试验可反映肛门直肠对排出气囊的能力。

3. 会阴神经或肌电图检查

能分辨便秘是肌源性或是神经源性，协助判断盆底肌功能。

4. 胃肠传输试验

对判断有无慢传输型便秘有帮助，包括核素和钡条排空法，前者为金标准，但操作烦琐，多用于科研，临床少用。后者为服用不透 X 线标志物 20 根后 48h 拍摄腹 X 线检查，正常时 90% 标志物抵达直肠或已经排出体外。

5. 其他相关检查

内分泌代谢检查（甲状腺功能、血糖和血钙等）、中毒、自身抗体和感染指标应酌情选择。脊髓和脑的 MRI 检查可以除外神经系统病变。

二、诊断标准

2006 年美国洛杉矶 ROme Ⅲ诊断标准：对于无腹痛、腹部不适或者腹痛、腹部不适与排便不相关的儿童，必须满足以下 2 条或更多条，并持续至少 2 个月以上 (4 岁以下患儿持续 1 个月以上)，方可诊断儿童功能性便秘（必须除外器质性疾病导致的便秘症状）：

(1) 每周排便各 2 次。

(2) 每周至少出现 1 次大便失禁。

(3) 有过度克制排便的病史。

(4) 有排便疼痛和费力史。

(5) 直肠内存在大的粪块。

(6) 大的粪块曾堵塞厕所。

三、鉴别诊断

对于具有慢性便秘症状的儿童，应结合病史、查体，选择合适的检查手段排除器质性疾病，方能考虑功能性便秘的诊断。

四、治疗

对于器质性便秘，首先应去除基础病因，同时配合对症治疗，脊髓神经病变导致便秘者可考虑盲肠造瘘术。功能性便秘应该综合治疗与个体化治疗相结合。

功能性便秘治疗的目的不仅仅是通便和清除结直肠内粪块，更主要的是去除病因，改善饮食习惯和膳食成分、恢复正常的胃肠传输排空功能，改善粪便性状，恢复正常的排便行为。应该区分是慢传输型还是出口梗阻型，然后选择相应的干预措施。治疗主要包括两方面：首先，尽快解除粪便嵌塞，解除症状，随后进行一系列序贯的维持治疗措施。部分顽固性便秘患儿可能需要手术干预。

（一）去除结直肠内聚积的粪便

对合并粪便嵌塞的患儿，可清洁灌肠或短期使用刺激性泻剂解除嵌塞、快速缓解症状，在此基础上，再选用膨松剂或渗透性药物，保持排便通畅。开塞露可润滑肠壁，软化大便，去除结直肠内积聚的粪便，可用于急性期缓解症状，但不主张长期反复使用。儿童应避免肥皂液灌肠。

目前北美小儿胃肠病、肝脏病及营养学会 (NASPGHAN) 推荐的灌肠方法：

1. 磷酸盐灌肠

为渗透性灌肠剂，2 岁以下患儿避免应用，2 岁以上患儿 6mL/kg，最大 135mL，疗效肯定。磷酸盐灌肠在肾功能不全患儿中易发生高磷血症、低钙血症及手足搐搦，应用时应注意患儿肾功能情况。

2. 等渗氯化钠液灌肠

较为安全、简便，临床常用，可在 500mL 氯化钠液中加入 30 ～ 60mL 甘油，但疗效欠佳。

3. 聚乙二醇电解质溶液 (PEGLyte)

为临床常用的导泻剂，通常在灌肠清理粪便后进行，儿童剂量 25mL(kg·h)(最大剂量 1000mL/h) 持续泵入，应经鼻胃管内用药，疗效肯定，但有时会导致恶心、腹胀和呕吐，主张短期应用，且需要住院密切观察，不适合在门诊治疗，建议治疗后定期监测腹部 X 线检查，观察粪便聚积情况。常规灌肠方法欠佳时，应人工掏出积聚的粪块。

（二）维持治疗

1. 一般治疗

适用于对轻型便秘和解除粪便嵌塞的维持治疗。重点包括宣传教育、饮食调整及排便训练三方面。首先向患儿家长进行耐心细致的宣传教育，解释排便的生理过程和便秘的发病机制，配合医师共同加强对患儿排便生理和肠道管理的教育。其次，采取合理的饮食习惯，纠正偏食挑食，多吃水果和蔬菜，增加食物非水溶性膳食纤维素的含量和饮水量，以加强对结肠的刺激，但目前对于膳食纤维的治疗价值尚存争议，对于严重结肠无力的顽固性便秘患儿，增加膳食纤维的摄入反而可能加重症状，应及时调整饮食，不能过于教条。对于婴幼儿，应咨询营养师，选择合适的配方奶及喂养食谱，调整碳水化合物的性质、摄入量。最后，应养成良好的排便习惯，饭后定时如厕，家长要有耐心，循序渐进，不要催促、责骂患儿。对合：并心理行为障碍的患儿需积极给以相应治疗。此过程需要临床医师、心理医师、营养师、家长及患儿的多方配合。

2. 通便药(缓泻剂)应用

常用于慢传输型便秘，包括渗透性(乳果糖、山梨醇、镁乳和聚乙二醇)、膨松剂(麦麸、膳食纤维、欧车前)、肠动力剂(西沙必利和红霉素)、润滑剂(植物油和石蜡油)以及刺激性(番泻叶、甘油栓和比沙可啶肠溶片)五大类，以前三类最为常用。乳果糖剂量1～3mL/(kg·d)，肠内不直接吸收，作用温和，无严重不良反应，长期服用耐受性好。聚乙二醇通过其氢键固定水分保留于结肠腔内，软化粪便，不在消化道内分解代谢，不改变肠道pH，不产生有机酸和气体，可长期用药，与乳果糖比较，聚乙二醇更有效、也更易被接受，不含电解质的聚乙二醇更有效，而且依从性高好。肠动力剂有促进结肠运动的作用，可以与乳果糖或聚乙二醇联合应用，病情平稳后减量维持，一直到患儿恢复正常的排便功能。润滑剂可影响脂溶性维生素K、A、D的吸收，不能长期使用，尤其对小婴儿。使用石蜡油时应注意儿童服药不配合而导致吸入性脂质肺炎的危险。番泻叶长期使用可损伤结肠壁神经丛，造成结肠黑变病，应避免长期滥用。

3. 益生菌制剂

慢性便秘患儿常存在肠菌群失调，导致肠道内pH上升，肠功能紊乱和蠕动减慢。益生菌可降低肠道pH，从而刺激肠蠕动和改善排便。常用制剂有乳酸菌素片、双歧杆菌(培菲康)、金双歧以及整肠生等。

4. 生物反馈以及心理认知行为治疗

对于出口梗阻型便秘，用力排便时出现括约肌矛盾性收缩者，可采取生物反馈治疗，改善排便时肛门括约肌、腹肌和盆底肌群活动协调性。对直肠感觉阈值异常者，应重视对排便反射的重建和调整对便意感知的训练。

5. 其他保守疗法

包括骶神经调节、中医针灸、推拿及胃肠电起搏等方法，尚需要进一步的动物实验和临床试验进行验证。

(三)外科手术

手术指征为：顽固性便秘、规范化的非手术治疗无效；严重影响学习、生活质量；出现巨直肠、肛门直肠肌瘤及结肠冗长无力症，多采用肛门直肠肌瘤切除术或结肠次全切术，前者既有诊断价值，同时也有治疗价值。但是，仅极少数功能性便秘患儿需行手术，目前方法尚不成熟，疗效亦不肯定，应严格掌握手术适应证。

第二节　婴儿肝炎综合征

婴儿肝炎综合征是指1岁以内的婴儿(包括新生儿)出现黄疸、肝肿大和肝功能异常的一组临床综合征。本综合征病因复杂，症状程度不一，预后悬殊。若能查出病因，就不再称婴儿肝炎综合征而改为病因诊断。

一、病因

(1) 病毒、弓形虫、细菌、螺旋体等各类病原体感染，其中 CMV 感染最常见。

(2) 遗传代谢性疾病如糖、氨基酸、脂类等代谢异常、甲状腺功能低下、肝豆状核变性等。

(3) 中毒如药物、化学物中毒等。

(4) 肝内胆管病变如肝内胆管发育不良、肝内胆管囊性扩张、肝内胆管阙如等。

二、诊断

(1) 起病多缓慢而隐匿。

(2) 常表现为生理性黄疸消退延迟，或退后又重现，黄疸轻重不一，以中、重度常见。大便色泽可正常，亦可随病情逐渐加深，呈浅黄色或白陶土色。尿色可正常或呈深黄色。

(3) 程度不同的胃肠道症状：食欲缺乏、恶心、呕吐、腹胀、腹泻。

(4) 肝肿大，淤胆重时呈进行性加重，质地变硬，可有脾大、腹腔积液。

(5) 胆汁淤积时，肠内胆汁量减少或阙如，导致脂肪吸收不良及脂溶性维生素缺乏，表现佝偻病、生长停滞、出血等。

第三节　消化系统药物

一、抑酸药

乙酰胆碱、组胺和胃泌素可刺激胃黏膜壁细胞分泌胃酸。根据不同的作用机制，抑酸药主要包括 H2 受体拮抗剂和质子泵抑制剂两大类。

H2 受体拮抗剂竞争性拮抗所有组胺与 H2 受体的结合，从而抑制胃酸的分泌，此类药物在夜间的作用尤为突出。常用药物有西咪替丁、雷尼替丁、法莫替丁。它们仅作用于 H2 受体，对 H1 受体并无影响，且作用是可逆的。随着质子泵抑制剂的出现 H2 受体拮抗剂的使用已经有所减少。

与西咪替丁相比，雷尼替丁的作用时间更长，作用强度为西咪替丁的 5 ～ 10 倍；法莫替丁与雷尼替丁相似，但作用强度是西咪替丁的 20 ～ 50 倍，是雷尼替丁的 3 ～ 20 倍。

(一) 西咪替丁

ATC：A02BA01

1. 适应证

(1) 用于胃及十二指肠溃疡，可预防溃疡复发，对防治应激性溃疡等也有效。

(2) 也可用于胃酸分泌过多相关的疾病，如反流性食管炎、胃泌素瘤等。

(3) 对胃肠道出血，特别是胃肠黏膜糜烂引起的出血有效，多采用静脉给药。

(4) 可用于各种原因引起的免疫功能低下的治疗和肿瘤的辅助治疗。

2. 注意事项

(1) 应用本药前应排除胃癌的可能性。

(2) 用药后十二指肠球部溃疡症状可较快缓解或消失，溃疡愈合需经 X 线或内镜检查来确定。以后可服维持量，以预防溃疡病复发。

(3) 本药应用于病理性高分泌状态，如胃泌素瘤、肥大细胞增多症、多发性内分泌腺瘤等时，可根据临床指征，长期持续使用。一日剂量一般不超过 2.4g。治疗胃泌素瘤时，宜缓慢调整剂量直至基础胃酸分泌小于 10mmol/h。

(4) 治疗上消化道出血时，通常先用注射剂，一般可在 1 周内奏效，可内服时改为口服给药。

(5) 用药期间出现精神症状或严重的窦性心动过速时应停药。

3. 药代动力学

在体内分布广泛，可透过血脑屏障和胎盘屏障，并能进入乳汁中，约 30% 的西咪替丁被肝药酶缓慢灭活，能够对其他药物的代谢形成干扰。其余 70% 则以原形从尿液中排泄。因此，肝肾功能损坏的患者均应减量。新生儿半衰期 3 ～ 4h；儿童 1.5h；成人 2h。

4. 用法与用量

西咪替丁在儿科中的用法与用量见表 2-1。

表 2-1　西咪替丁在儿科中的用法与用量

	用法与用量
肌内注射 / 静脉滴注 / 口服	
新生儿	5 ～ 10mg/(kg·d)，q6h
婴儿	10 ～ 20mg/(kg·d)，6 ～ 12h/ 次
儿童	20 ～ 40mg/(kg·d)，8 ～ 12h/ 次
肾功能受损者	肌酐清除率＞ 40mL/min 时，q6h；20 ～ 40mL/min 时，q8h 或减量 25%；＜ 20mL/min 时，q12h 或减量 50%

5. 不良反应

(1) 消化系统较常见的有腹泻、腹胀、口苦、口干、恶心、呕吐、便秘、血清氨基转移酶轻度升高等，偶见严重肝炎、肝坏死、肝脂肪变等。对肝硬化患者，可能诱发肝性脑病。

(2) 本药对骨髓有一定的抑制作用，可出现中性粒细胞减少、血小板减少及全血细胞减少等。仅有个案报道可出现自身免疫性溶血性贫血、再生障碍性贫血、嗜酸性粒细胞增多。血液系统不良反应多见于有严重并发症者、接受烃基类抗代谢药物或其他可致粒细胞减少的治疗者。

(3) 精神神经系统

1) 头晕、头痛、疲乏、嗜睡等较常见，少数患儿可出现可逆性的意识混乱、定向力障碍、不安、感觉迟钝、语言含糊不清、局部抽搐或癫痫样发作、谵妄、抑郁、幻觉及锥体外系反应等。出现神经毒性症状后，一般只需适当减量即可消失，也可用拟胆碱药毒扁豆碱治疗。

2) 在治疗酗酒的胃肠道并发症时，可出现震颤性谵妄，酷似戒酒综合征，应注意区分。

3) 本药的神经精神不良反应主要见于重症患儿、幼儿、肝肾功能不全者、有精神病史者及有脑部疾病者，大剂量用药时也易发生。另外，假性甲状旁腺功能低下者可能对本药的神经毒作用更敏感。

6. 药物相互作用

(1) 本药与普萘洛尔合用时，可使后者的血药浓度升高，休息时心率减慢。与苯妥英钠或其他乙内酰脲类合用时，可使后者的血药浓度升高，可能导致苯妥英钠中毒，必须合用时，应在 5d 后测定苯妥英钠的血药浓度以便调整剂量。

(2) 与环孢素合用时，导致环孢素毒性的风险增加，合用时应检测环孢素的血药浓度，必要时调整环孢素剂量。

(3) 与吗氯贝胺合用时，可使后者的毒性增加，合用时应减少吗氯贝胺的用量。

(4) 本药可使茶碱、氨茶碱等黄嘌呤类药物的去甲基代谢清除率降低 20%～30%，导致其血药浓度升高。

(5) 本药可使胃液 pH 升高，使阿司匹林的溶解度增高，吸收增加，作用增强。

(6) 本药可使卡马西平、美沙酮、他克林的血药浓度升高，有导致药物过量的危险。

(7) 本药可降低维拉帕米的肝代谢，提高其生物利用度，导致维拉帕米的血药浓度升高，毒性增加，合用时应监测心血管不良反应。

(8) 与华法林、香豆素类抗凝药合用时，可使后者自体内排出率下降，凝血酶原时间进一步延长，从而导致出血倾向。合用时须密切注意病情变化，并调整抗凝药用量。

(9) 与利多卡因（胃肠道外给药）合用时，可使后者的血药浓度升高，导致神经系统及心脏不良反应的风险增加。合用时需调整利多卡因的剂量，并加强临床监护。

(10) 本药可延缓咖啡因的代谢，增强其作用，易出现毒性反应。服用本药时禁用咖啡因及含咖啡因的饮料。

(11) 本药可抑制苯二氮䓬类药物（如地西泮、硝西泮、氟硝西泮、氯氮䓬、咪达唑仑、三唑仑等）的肝代谢，升高其血药浓度，加重镇静等中枢神经抑制症状，并可发展为呼吸循环衰竭。劳拉西泮、奥沙西泮与替马西泮似乎不受影响。

(12) 本药可降低奎尼丁的代谢，导致奎尼丁毒性增加，合用时应监测奎尼丁的血药浓度并调整剂量。已同时服用地高辛和奎尼丁的患儿不宜再合用本药。

(13) 本药可使苯巴比妥、三环类抗抑郁药、甲硝唑等药物的血药浓度升高，易发生中毒反应，应避免同服。

(14) 与抗酸药 (如氢氧化铝、氧化镁) 合用时，可缓解十二指肠溃疡疼痛，但本药的吸收可能减少，故一般不提倡两者合用。如必须合用，两者服用时间应至少间隔 1h。

(15) 与甲氧氯普胺合用时，本药的血药浓度可降低。两者如需合用，应适当增加本药剂量。

(16) 由于硫糖铝需经胃酸水解后才能发挥作用，而本药抑制胃酸分泌，故两者合用时，硫糖铝的疗效可能降低，故应避免同服。

(17) 本药可干扰酮康唑的吸收，降低其抗真菌活性，给予酮康唑后至少 2h 才可服用本药，或者同时饮用酸性饮料。

(18) 与卡托普利合用时，有可能引起精神病症状。

(19) 由于本药有与氨基糖苷类药物相似的神经肌肉阻断作用，与氨基糖苷类抗生素合用时，可能导致呼吸抑制或呼吸停止。该反应只能用氯化钙对抗，使用新斯的明无效。

(20) 应避免中枢抗胆碱药与本药同时使用，以防加重中枢神经毒性反应。

(21) 与卡莫司汀合用时，可引起骨髓抑制，两者应避免合用。

(22) 与阿片类药物合用时，在慢性肾衰竭竭患儿中有出现呼吸抑制、精神混乱、定向力障碍等不良反应的报道。对此类患儿应减少阿片类药物的用量。

(23) 本药可使四环素的溶解速率降低，吸收减少，作用减弱；但本药的肝药酶抑制作用却可能增加四环素的血药浓度。

质子泵抑制剂 (PPI) 的问世大大减少了 H2 受体拮抗剂的使用。可用于治疗 NSAIDs 引起的溃疡、急性压力性溃疡及胃食管反流等疾病的预防和治疗。临床研究显示，PPI 可有效降低溃疡患者出血的概率。使用 PPI 时应在餐前或哺乳前 30 ～ 60min 给药，以获得最佳疗效。若需与 H2 受体拮抗剂合用应先给予 PPI，再给予 H2 受体拮抗剂，因为 H2 受体拮抗剂会降低质子泵的活性，而 PPI 却需要激活泵。

PPI 通常每日给药 1 次，但是对于胃食管反流患者建议每日给药 2 次，或清晨给予 PPI，晚间给予 H2 受体拮抗体。

(二) 奥美拉唑

1. 适应证

(1) 消化性溃疡出血、吻合口溃疡出血。

(2) 应激状态时并发的急性胃黏膜损害，和非甾体类抗感染药引起的急性胃黏膜损伤。

(3) 亦常用于预防重症疾病 (如脑出血、严重创伤等) 及胃手术后引起的上消化道出血等。

(4) 全身麻醉或大手术后以及衰弱昏迷患儿防止胃酸反流合并吸入性肺炎。

(5) 作为当口服疗法不适用时下列病症的替代疗法：十二指肠溃疡、胃溃疡、反流性食管炎及卓－艾氏综合征。

2. 注意事项

(1) 本品抑制胃酸分泌的作用强，时间长，故应用本品时不宜同时再服用其他抗酸剂或抑酸剂。为防止抑酸过分，在一般消化性溃疡等病时，不建议大剂量长期应用。

(2) 因本品能显著升高胃内 pH，有些药物的吸收可能会有所改变。因此在用奥美拉唑或其他酸抑制剂或抗酸剂治疗时，酮康唑和伊曲康唑的吸收会下降。

(3) 肾功能受损者不须调整剂量；肝功能受损者需要酌情减量。

(4) 治疗胃溃疡时应排除胃癌的可能后才能使用本品，以免延误诊断和治疗。

(5) 奥美拉唑本身为弱碱性药物，在酸性环境下浓集起质子泵抑制作用，静脉滴注用奥美拉唑中含稳定剂 EDTA，PH 较高 (> 10)，若不经稀释直接用于注射易产生局部刺激痛；注射用药不含稳定剂，pH 相对较低 (< 8) 或稀释后使用则易出现浑浊，因此二者不可混用。

3. 药代动力学

口服给药 1h 后起效，2h 后达高峰，作用时间可持续 72h。在胃肠道吸收迅速，蛋白结合率 99%。主要分布于胃壁细胞中，在肝脏中代谢，由尿液中排出。

4. 用法与用量

口服用药宜餐前给药。奥美拉唑在儿科中的用法与用量见表 2–2。

表 2–2 奥美拉唑在儿科中的用法与用量

用法	用量
口服	儿童给药尚未有明确参数。建议清晨给予 0.6 ～ 0.7mg/kg，如有必要可在 12h 后给予第 2 剂，日有效剂量为 0.7 ～ 3.5mg/(kg·d)

5. 不良反应

奥美拉唑的耐受性良好，不良反应多为轻度和可逆。

6. 药物相互作用

可增加地西泮、口服抗凝药、苯妥英等药物的血药浓度；增加地高辛、双脱氧腺苷 (一种抗艾滋病药) 的吸收；可减慢甲氨蝶呤的代谢，导致毒性增加；可降低酮康唑、伊曲康唑、铁剂及氨苄西林的吸收。

二、止泻药

止泻药主要有收敛保护药及可减少肠蠕动的阿片类药物，后者在儿科中极少使用，因此本节主要介绍收敛保护药蒙脱石散和鞣酸蛋白。

（一）蒙脱石散

天然蒙脱石微粒粉剂，具有层纹状结构和非均匀性电荷分布，对消化道内的病毒、病菌及其产生的毒素、气体等有极强的固定、抑制作用。对消化道黏膜有极强的覆盖保护能力，有平衡正常菌群和局部止痛的作用。

1. 适应证

用于成人及儿童急慢性腹泻、肠易激综合征、结肠炎、反流性食管炎、食管炎、食道反流症等。

2. 注意事项

治疗急性腹泻时应注意纠正脱水。便秘时请减量或停用。儿童急性腹泻服用 1d 后，慢性腹泻服用 2 ～ 3d 后若仍未改善请立即就医。

3. 用法与用量

可将药物溶于温水中饭前服用。蒙脱石散在儿科中的用法与用量见表 2–3。

表 2–3　蒙脱石散在儿科中的用法与用量

口服	剂量
＜1 岁	1g/ 次，tid
1 ～ 2 岁	每日 3 ～ 6g，分 3 次服用
＞3 岁	3g/ 次，tid

4. 不良反应

少数人可能产生轻度便秘。

5. 药物相互作用

与诺氟沙星合用可提高对致病性细菌感染的疗效；可减轻红霉素的胃肠反应，提高红霉素的疗效。

（二）鞣酸蛋白

ATC：A07XA01

1. 适应证

用于儿童肠炎或消化不良引起的腹泻。

2. 注意事项

细菌性痢疾等感染性腹泻不能使用。过敏者禁用。

3. 药代动力学

鞣酸蛋白经口服后在胃内的酸性环境下并不分解，到肠内后在碱性环境下经胰蛋白酶分解，缓慢释放出鞣酸，使肠黏膜表层内的蛋白质沉淀，形成一层保护膜而减轻刺激，降低炎症渗透物和减少肠蠕动，起收敛止泻的作用。

4. 用法与用量

鞣酸蛋白在儿科中的用法与用量见表 2-4。

表 2-4 鞣酸蛋白在儿科中的用法与用量

用法	用量
口服	
＜2 岁	0.1 ～ 0.2g/ 次，tid
2 ～ 7 岁	0.2 ～ 0.5g/ 次，tid
7 岁以上	0.5 ～ 1.0g/ 次，tid

5. 不良反应

过量服用可引起便秘。

6. 药物相互作用

因蛋白质与鞣酸结合会失去活性，故本品能影响胰酶、胃蛋白酶、乳酶生等多种消化酶的活性，不宜同服。鞣酸能使铁剂沉淀，影响其吸收，故不能与铁剂同服。吡唑酮类、洋地黄类药物遇鞣酸即发生沉淀，而妨碍吸收，疗效下降。

三、止吐药

呕吐是临床常见症状，儿科患者中可引起呕吐的原因极多，判断起来有一定困难，因此多以对症治疗为主。

止吐药可作用于引起呕吐反射的不同环节而发挥作用。比如噻嗪类可抑制催吐化学中枢，对各种原因的呕吐都有效，但对晕动病的效果不好。抗组胺药对前庭功能有抑制作用，对晕动病、内耳眩晕症的效果较好，代表药物如苯海拉明。多巴胺受体阻断药，如甲氧氯普胺、多潘立酮等，可阻断胃肠平滑肌上的多巴胺受体，使胃肠蠕动增强，加速胃排空时间，从而减少反流、呃逆的发生。5- 羟色胺受体阻断剂，如昂丹司琼、格拉司琼可阻断中枢催吐化学感受区及外周迷走神经末梢处的 5-HT 受体，缓解细胞毒性化疗药和放射治疗引起的恶心、呕吐。

（一）多潘立酮

多潘立酮为外周多巴胺受体阻断剂，直接作用于胃肠壁。可增加食管下部括约肌的张力，防止胃食管反流，增加胃蠕动，促进胃排空，但不影响胃液分泌。药物不易通过血脑屏障，对脑内多巴胺受体无抑制作用，无锥体外系反应。

1. 适应证

用于消化不良、腹胀、嗳气、恶心、呕吐、腹部胀痛。

2. 注意事项

1 岁以下小儿不能完全排除发生中枢神经系统不良反应的可能性，慎用。催乳素瘤、嗜铬细胞瘤、乳癌、机械性肠梗阻、胃肠出血等增加胃动力可能产生危险的患儿禁用。可能会加重心律失常者的症状。多潘立酮主要在肝脏代谢，肝功能障碍者慎用。

3. 用法与用量

餐前半小时给药。多潘立酮在儿科中的用法与用量见表 2–5。

表 2–5　多潘立酮在儿科中的用法与用量

用法	用量
新生儿	0.1 ～ 0.3mg/(kg· 次)，4 ～ 6 次 /d
1 个月至 12 岁	0.2 ～ 0.4mg/(kg· 次)，3 ～ 4 次 /d
12 岁以上	0.2 ～ 0.4mg/(kg· 次)，3 ～ 4 次 /d
12 岁以上	10 ～ 20mg/(kg· 次)，3 ～ 4 次 /d

4. 不良反应

(1) 中枢神经系统：偶见头痛、头晕、嗜睡、倦怠、神经过敏等；锥体外系症状：在常用剂量时多潘立酮极少出现中枢神经系统症状，罕见有出现张力障碍性反应的报道。

(2) 内分泌 / 代谢系统：本药是一种强有力的催乳激素释放药，使用较大剂量可引起非哺乳期泌乳，在一些男性患儿中出现乳房胀痛；也有致月经失调的报道。

(3) 消化系统：偶见口干、便秘、腹泻、短时的腹部痉挛性疼痛等。

(4) 皮肤：偶见一过性皮疹或瘙痒。

5. 药物相互作用

禁止与酮康唑、氟康唑、伏立康唑、克拉霉素、胺碘酮、泰利霉素、红霉素或其他可能会延长 QTC 间期的 CYP3A4 酶强效抑制剂合用。可增加对乙酰氨基酚、氨苄西林、左旋多巴、四环素等药物的吸收率。可减少地高辛的吸收。可使胃黏膜保护剂在胃内停留时间缩短，难以形成保护膜，故两者不宜联用。胃肠解痉药与多潘立酮联用时可发生药理拮抗作用，减弱多潘立酮的抗消化不良作用，故两者不宜联用。H2 受体拮抗药可减少多潘立酮在胃肠道的吸收，其机制可能为 H2 受体拮抗药改变了胃内的 pH。与氨茶碱联用时，氨茶碱的血药浓度峰值下降，有效血药浓度的维持时间延长，故联用时需调整氨茶碱的剂量和服药间隔时间。维生素 B_6 可抑制催乳素的分泌，减轻多潘立酮引起泌乳的不良反应。锂剂和地西泮类药与多潘立酮联用时可引起锥体外系症状如运动障碍等。

(二) 甲氧氯普胺

1. 适应证

(1) 用于化疗、放疗、手术、颅脑损伤、脑外伤后遗症、海空作业以及药物引起的呕吐。

(2) 用于急性胃肠炎、胆道胰腺、尿毒症等各种疾患之恶心、呕吐症状的对症治疗。

(3) 用于诊断性十二指肠插管前，有助于顺利插管。

(4) 胃肠钡剂 X 线检查，可减轻恶心、呕吐反应，促进钡剂通过。

2. 注意事项

(1) 下列情况禁用：

1) 对普鲁卡因或普鲁卡因胺过敏者。

2) 癫痫发作的频率与严重性均可因用药而增加。

3) 胃肠道出血、机械性肠梗阻或穿孔，可因用药使胃肠道的动力增加，病情加重。

4) 嗜铬细胞瘤可因用药出现高血压危象。

5) 不能用于因行化疗和放疗而呕吐的乳癌患儿。

(2) 下列情况慎用：

1) 肝衰竭时，丧失了与蛋白结合的能力。

2) 肾衰竭竭，即重症慢性肾衰竭使锥体外系反应的危险性增加，用量应减少。

3) 对晕动病所致呕吐无效。

4) 醛固酮与血清催乳素浓度可因甲氧氯普胺的使用而升高。

5) 严重肾功能不全患儿剂量至少须减少 60%，这类患儿容易出现锥体外系症状。

6) 静脉注射甲氧氯普胺须减慢速度，1 ～ 2min 注完，快速给药可出现躁动不安，随即进入昏睡状态。

7) 因本品可降低西咪替丁的口服生物利用度，若两药必须合用，间隔时间至少要 1h。

8) 本品遇光变成黄色或黄棕色后，毒性增高。

3. 用法与用量

甲氧氯普胺在儿科中的用法与用量见表 2-6。

表 2-6　甲氧氯普胺在儿科中的用法与用量

用法	用量
胃及食管反流口服	0.4 ～ 0.8mg/(kg· 次)，4 次 /d
预防化疗引起的恶心和呕吐注射给药	在化疗开始前 30min 内按 1 ～ 2mg/(kg· 次) 的剂量给予 1 剂，接下来每 2h1 次，重复 2 次，之后每 3h1 次，按需给药
术后恶心及呕吐	
＞ 14 岁	10mg/ 次，按需可每隔 6 ～ 8h 给药 1 次
＜ 14 岁	0.1 ～ 0.2mg/(kg· 次)，按需可每隔 6 ～ 8h 给药 1 次
肾功能受损者	肌酐清除率在 40 ～ 50mL/min 者，给予正常剂量的 3/4；10 ～ 40mL/min 者，给予正常剂量的 1/2；＜ 10mL/min 者，给予正常剂量的 1/4 ～ 1/2

4. 不良反应

较常见的不良反应为：嗜睡、烦躁不安、疲惫无力；少见的反应有：乳腺肿痛、恶心、便秘、皮疹、腹泻、睡眠障碍、眩晕、严重口渴、头痛、容易激动；注射给药可引起直立性低血压；大剂量长期应用可能因阻断多巴胺受体，使胆碱能受体相对亢进而导致锥体外系反应(特别是年轻人)，可出现肌震颤、发音困难、共济失调等，可用苯海索等抗胆碱药物治疗。

5. 药物相互作用

(1) 与对乙酰氨基酚、左旋多巴、锂化物、四环素、氨苄青霉素、乙醇和地西泮等同用时，胃内排空增快，使后者在小肠内吸收增加。

(2) 与乙醇或中枢抑制药等同时使用，镇静作用均增强。

(3) 与抗胆碱能药物和麻醉止痛药物合用有拮抗作用。

(4) 与抗毒蕈碱麻醉性镇静药使用，甲氧氯普胺对胃肠道的能动性效能可被抵消。

(5) 由于其可释放儿茶酚胺，正在使用单胺氧化酶抑制剂的高血压患者，使用时应注意监控。

(6) 与阿扑吗啡并用，后者的中枢性与周围性效应均可被抑制。

(7) 与西咪替丁、慢溶型剂型地高辛同用，后者的胃肠道吸收减少，如间隔 2h 服用可以减少这种影响；本品还可增加地高辛的胆汁排出，从而改变其血浓度。

(8) 与能导致锥体外系反应的药物，如吩噻嗪类药物等合用，锥体外系反应的发生率与严重性均可有所增加。

(三)格雷司琼

格雷司琼可选择性地阻断作用于腹部迷走神经和延髓呕吐中心的 5-HT3 受体。从而达到止吐的作用。

1. 适应证

用于放射治疗、细胞毒类药物化疗引起的恶心和呕吐。

2. 注意事项

对本品或有关化合物过敏者禁用。胃肠道梗阻者禁用。

3. 药代动力学

格雷司琼可迅速分布于组织中，注射给药后 1 ～ 3min 即可起效，作用可持续 24h，蛋白结合率 65%。在肝脏内可代谢成活性代谢物。药物随尿液或粪便排出体外。在成人中半衰期为 3 ～ 4h，肿瘤患者半衰期可能会延长至 10 ～ 12h。

4. 规格

3mL∶3mg。

5. 用法与用量

静脉注射：用 5% 的葡萄糖注射液或 0.9% 的氯化钠注射液稀释后，于治疗前 30min

静脉注射，给药时间应超过 5min。大多数患儿只需给药 1 次，必要时可追加 1 ～ 2 次。格雷司琼在儿科中的用法与用量见表 2-7。

表 2-7 格雷司琼在儿科中的用法与用量

用法	用量
预防化疗引起的恶心和呕吐 注射 2 岁以上	10μg/(kg· 次) 或 1mg/ 次
术后恶心或呕吐 口服 4 岁以上	术后按体重 20 ～ 40mg/kg 给予 1 剂，极量 1mg

6. 不良反应

常见的不良反应为头痛、倦怠、发热、便秘、偶有短暂性无症状肝脏氨基转移酶增加。上述反应轻微，无须特殊处理。

7. 药物相互作用

地塞米松可增强药效。食物可延迟药物的吸收，进食时服药，可导致 AUC 降低、Cmax 升高。肝酶诱导剂可能会降低格雷司琼的药效。

（四）昂丹司琼

昂丹司琼是强效高选择性 5-HT3 受体拮抗剂，有强镇吐作用。能够阻断外周迷走神经终端和呕吐中枢的 5-HT3。从而起到止吐的作用。因具有高选择性，故而不会引发其他止吐药的不良反应，如锥体外系反应、过度镇静等。

1. 适应证

用于放疗和化疗引起的呕吐。也可用于防治手术引起的恶心呕吐。

2. 注意事项

昂丹司琼在儿童中的安全性和有效性尚未确立。用药时应注意监测血清胆红素、谷草转移酶和丙氨酸转移酶。

3. 药代动力学

在胃肠道中吸收迅速，蛋白结合率 70%～ 76%，主要由肝脏代谢，由尿液排泄。半衰期 2 ～ 5h。

4. 用法与用量

口服给药应在化疗开始前 0.5h 内给予全部剂量的药物，4h 或 8h 后可重复给予第 2 剂。肌内注射时应选择臀大肌等比较大的肌肉进行注射。静脉滴注给药时间应不小于 15min。昂丹司琼在儿科中的用法与用量见表 2-8。

表 2-8　昂丹司琼在儿科中的用法与用量

用法	用量
预防化疗引起的恶心和呕吐	0.15mg/(kg· 次)
注射 4 岁以上 口服 11 岁以上	按 24mg 的剂量给予 1 剂；或每 8h1 次，8mg/ 次，给予 3 剂后减为每 12h1 次，给予 1 ～ 2d
术后恶心或呕吐 注射 体重＜ 40kg 体重＞ 10kg	按 0.1mg/kg 给药 4mg/ 次

5. 不良反应

不良反应可有头痛、头部和上腹部温热感、口干、腹部不适、便秘、腹泻、皮疹、乏力、嗜睡等。偶有支气管哮喘或过敏反应、无症状的氨基转移酶短暂性升高以及运动失调、心律不齐、胸痛、低血压、癫痫发作、心动过缓。罕见低钾血症、心电图改变及注射局部反应。

四、助消化药

大多数助消化药本身就是消化液的主要成分，因此它们能起到促进胃肠道消化的作用。

(一) 胃蛋白酶

胃蛋白酶作为消化酶能使胃酸作用后凝固的蛋白质分解，在 pH1.6 ～ 1.8 的环境下，其消化力最强，故主张与稀盐酸合用或在饭前胃酸浓度较高时服用。

1. 适应证

用于胃蛋白酶缺乏或病后消化功能减退引起的蛋白性食物消化不良。

2. 注意事项

在中性、碱性、强酸性时消化力较弱，在 0.2%～ 0.4%盐酸 (pH1.5 ～ 2.5) 时消化力最强。在溶液中如遇有鞣酸、没食子酸或重金属离子时易发生沉淀。不宜与碱性药物或抗酸性药物合用。此外，由于胃蛋白酶缺乏者常伴胃酸缺乏，故单用难奏效，多与稀盐酸同服，以增进食欲，促进消化。

3. 用法与用量

在饭前或饭时服用。胃蛋白酶在儿科中的用法与用量见表 2-9。

表 2-9 胃蛋白酶在儿科中的用法与用量 (1g:120 单位)

用法	用量
口服	
2 岁以下	0.5 ～ 1g/ 次，tid
2 ～ 12 岁	1 ～ 2g/ 次，tid
＞ 12 岁	2 ～ 4g/ 次，tid

五、治疗便秘的药物

治疗便秘的药物包括容积性泻药、渗透性泻药、刺激性泻药、润滑性泻药等，有些药物可以兼有几类药物的特性，即混合性泻药。对于有轻度排便不尽感的儿童可考虑短期使用刺激性泻药，但应注意肠绞痛、粪便嵌顿等问题；慢性便秘患儿需长期规律应用泻药，最好不间断，以维持正常排便。本章主要介绍渗透性泻药，此类药物主要依靠渗透压将更多水分吸收或保留在肠道中，而起到软化粪便的作用，故使用时需注意补充液体，以免引起脱水。

（一）乳果糖

1. 适应证

可治疗便秘，用于调节结肠的生理节律。也可用于治疗和预防肝性脑病 (PSE) 或昏迷前状态。

2. 注意事项

半乳糖血症者、肠梗阻、急腹痛等患儿禁用。禁与其他导泻剂同时使用。对乳果糖及其组分过敏者禁用。药物为渗透性泻药可用来提高粪便含水量，因此服药后要多饮水。

3. 药代动力学

乳果糖口服后几乎不吸收，以原形到达结肠，继而被肠道菌群分解代谢为乳酸、短链羧酸、果糖和半乳糖。在 25 ～ 50g 剂量下可完全代谢，超过该剂量则部分以原形排出。

4. 用法与用量

本品宜在早餐时 1 次服用。乳果糖在儿科中的用法与用量见表 2-10。

表 2-10 乳果糖在儿科中的用法与用量

年龄	起始剂量	维持剂量
成人	30mL/d	10 ～ 25mL
7 ～ 14 岁	15mL/d	10 ～ 15mL
1 ～ 6 岁	5 ～ 10mL/d	5 ～ 10mL
婴儿	5mL/d	

5. 不良反应

治疗初始会有腹胀感和腹部痉挛，通常继续治疗可消失。长期大剂量服用时可能因腹泻出现电解质紊乱。

6. 药物相互作用

不宜与抗酸药合用。

六、调节胃肠道菌群的药物

调节胃肠道菌群的药物主要包括益生菌、益生元及合生元。益生菌是能够促进肠道内菌群平衡、对宿主有促进消化作用的菌类微生物；益生元指低聚糖等能够刺激宿主结肠内常驻菌生长和活性的食物成分；合生元则是前两者合并后形成的制剂。本节主要介绍临床常用益生菌。

(一)枯草杆菌、肠球菌二联活菌制剂

1g(1 袋) 妈咪爱包含：乳酸细菌培养 37.5mg(肠球菌 1.35×10^8 个，枯草芽孢杆菌 1.5×10^7 个)，维生素 B_1(硫胺素盐酸)0.5mg，维生素 B_2(核黄素)0.5mg，维生素 B_6(盐酸吡哆醇)0.5mg，维生素 C(抗坏血酸)10mg，烟酰胺 2.0mg，维生素 B_{12}(氰钴胺)1.0mg，乳酸钙 20mg(钙 2.6mg)，氧化锌 1.25mg(锌 1.0mg)。

1. 适应证

消化不良、食欲缺乏、营养不良、肠道菌群紊乱引起的腹泻、便秘、腹胀、肠道内异常发酵、肠炎、抗生素引起的肠黏膜损伤。

2. 用法与用量

用低于 40℃的水或牛奶冲服。小于 3 岁的婴幼儿，不宜直接服用；直接服用时，注意避免呛咳。枯草杆菌、肠球菌二联活菌制剂在儿科中的用法与用量见表 2-11。

表 2-11　枯草杆菌、肠球菌二联活菌制剂在儿科中的用法与用量

用法	用量
口服	
2 岁以下	1 袋 / 次，1 ～ 2 次 /d
＞2 岁	1 ～ 2 袋 / 次，1 ～ 2 次 /d

3. 不良反应

极罕见有服用本品腹泻次数增加的现象，停药后可恢复。

4. 药物相互作用

本品与抗菌药同服可减弱其疗效，应分开服用。铋剂、鞣酸、药用炭、酊剂等能抑制、吸附活菌，不能并用。

（二）双歧杆菌、嗜酸乳杆菌、肠球菌三联活菌制剂

复方制剂，每克 (0.5g/ 片) 含长双歧杆菌不低于 1.0×10^7CFU、保加利亚乳杆菌不低于 1.0×10^6CFU、嗜热链球菌不低于 1.0×10^6CFU。

1. 适应证

用于治疗肠道菌群失调引起的腹泻、慢性腹泻及便秘。

2. 注意事项

适宜冷藏保存，开袋后应尽快服用。

3. 药代动力学

3 种菌群均为人肠道正常菌群，可在人体内生长、繁殖。

4. 用法与用量

餐后 0.5h 温水送服，婴幼儿可直接嚼服或碾碎后溶于温热牛奶中冲服。双歧杆菌、嗜酸乳杆菌、肠球菌三联活菌制剂在儿科中的用法与用量见表 2–12。

表 2–12 双歧杆菌、嗜酸乳杆菌、肠球菌三联活菌制剂在儿科中的用法与用量

用法	用量
口服	
＜ 6 个月	1 片 / 次，2 ～ 3 次 /d
6 个月至 3 岁	2 片 / 次，2 ～ 3 次 /d
3 岁～ 12 岁	3 片 / 次，2 ～ 3 次 /d

5. 药物相互作用

对青霉素、氨苄青霉素、克林霉素、头孢菌素等敏感，如需同时使用应错开使用时间。

（三）地衣芽孢杆菌活菌制剂

1. 适应证

用于急慢性腹泻，各种肠炎及肠道菌群失调症的防治。

2. 注意事项

同上药。

3. 用法与用量

首剂加倍。地衣芽孢杆菌活菌制剂在儿科中的用法与用量见表 2–13。

表 2–13 地衣芽孢杆菌活菌制剂在儿科中的用法与用量

用法	用量
口服	
＜ 5 岁	0.25g/ 次，3 次 /d：首剂 0.5g
＞ 5 岁	0.5g/ 次，3 次 /d；首剂 1g

4. 不良反应

偶见大便干结、腹胀。大剂量服用可发生便秘。

5. 药物相互作用

不宜与抗生素同服。

第三章　神经系统疾病

第一节　化脓性脑膜炎

一、概述

化脓性脑膜炎（简称化脑）系小儿时期常见的由各种化脓菌感染引起的脑膜炎症，以婴幼儿发病居多。临床上以发热、头痛、呕吐、烦躁、惊厥、脑膜刺激征及脑脊液改变为其特点。尽管由于抗生素的应用使其病死率明显下降。但由于诊断不及时及治疗不当，其病死率（5%～15%）及致残率仍较高。

二、病因

（一）病原学

许多化脓菌都能引起脑膜炎。在我国脑膜炎双球菌、肺炎链球菌和流感嗜血杆菌脑膜炎占小儿化脓性脑膜炎的 2/3 以上。各年龄阶段的致病菌分布不同，新生儿以及出生 2～3 个月以内的婴儿，常见的致病菌是大肠埃希菌、B 组溶血性链球菌和金黄色葡萄球菌。出生 2～3 个月后的小儿化脓性脑膜炎多以 B 型流感嗜血杆菌、肺炎链球菌和脑膜炎双球菌为主。年长儿的主要致病菌是脑膜炎双球菌和肺炎链球菌。

（二）机体的免疫与解剖缺陷

小儿机体各部的防御、免疫力较弱，血脑屏障功能也较差，故小儿化脑的患病率高。如果患有原发性免疫缺陷或长期应用肾上腺皮质激素或免疫抑制剂则更易感染，甚至平时少见的致病菌或条件致病菌也可引起化脓性脑膜炎，如表皮葡萄球菌、铜绿假单胞菌等。另外，颅脑外伤、手术、脑室引流等，均易继发感染而引起化脓性脑膜炎。

三、流行病学

任何年龄均可发病，90%以上病例在出生 1 个月～5 岁发生，主要经呼吸道分泌物和飞沫传播，与本病患儿的密切接触、居室拥挤、通风不良、非母乳喂养的幼婴都是导致罹患本病的因素。脑膜炎双球菌所致者多在冬春季节发病。流感嗜血杆菌、肺炎链球菌脑膜炎多在冬季发病。

四、发病机制

细菌抵达脑膜可通过多种途径，如外伤或手术直接接种、淋巴或血流弥散等。多数是由体内感染灶(如上呼吸道炎症等)的致病菌通过血行即菌血症弥散所致。细菌先在鼻咽部隐匿、繁殖，继而进入血流，直接抵达营养中枢神经系统的血管，或在该处形成局部血栓，并释放出细菌栓子到血液循环中。由于小儿防御、免疫功能均较成人弱，病原菌容易通过血脑屏障到达脑膜引起化脑。婴幼儿的皮肤、黏膜、胃肠道以及新生儿的脐部也常是感染入侵门户。鼻窦炎、中耳炎、乳突炎既可作为病灶窝藏细菌，也可因病变扩展直接波及脑膜。

五、病理改变

脑组织表面、基底部、脑沟、脑裂等处均有不同程度的炎性渗出物覆盖。患儿蛛网膜下隙增宽，蛛网膜和软脑膜普遍受累。细菌可通过脑脊液反流到脑室，引起脑室管膜炎，也可波及脊髓膜。炎症也可波及血管，发生血栓性静脉炎。炎症分泌物、脑水肿以及由于炎症破坏蛛网膜颗粒使脑脊液吸收障碍，导致颅内压增高。炎症分泌物阻塞以及由炎症所致的粘连可引起脑脊液循环障碍而出现脑积水。分泌物被炎性包裹可形成硬膜下积液或积脓。颅底的炎症可破坏或压迫脑神经而引起神经麻痹。多数患儿炎症仅局限于脑膜，少数可侵犯脑实质，导致脑实质充血、出血、坏死，表现为脑膜脑炎。

六、临床表现

(一)起病

化脓性脑膜炎起病方式主要有两种：

1. 急骤起病

常见于脑膜炎双球菌脑膜炎的暴发型，发病突然，迅速呈现进行性休克、皮肤出血点或瘀斑、意识障碍和弥散性血管内凝血的症候等，若不及时治疗可在24h内死亡。

2. 亚急性起病

亚急性起病是多数患儿起病方式，病前数日可有上呼吸道或胃肠道感染症状，多为流感嗜血杆菌或肺炎链球菌性脑膜炎。凡在起病即给予抗生素治疗的化脓性脑膜炎均可呈亚急性。

(二)症状及体征

急性期常表现全身症状，有畏寒、发热、全身不适及上呼吸道感染症状。年长儿可诉头痛、肌肉关节痛、精神萎靡，小婴儿表现易激惹、不安、目光凝视等。脑膜炎双球菌脑膜炎可见多数皮肤出血点，暴发型者可在发病后不久即出现血压下降，休克及皮肤大片瘀斑，常并发弥散性血管内凝血(DIC)。其他致病菌所致化脓性脑膜炎有时也可有各种皮疹或出血点，皮肤划痕试验阳性。

神经系统表现：

(1)颅内压增高：头痛和喷射性呕吐，可伴血压升高、心动过缓。婴儿有前囟饱满、颅缝增宽。患儿表情淡漠、意识状态改变，重症患儿可出现去皮质和去大脑强直、谵妄、昏迷，甚至出现瞳孔大小不等，呼吸节律不整等脑疝征象。

(2) 惊厥：20%～30%的患儿可出现全身性或部分性惊厥，以B型流感嗜血杆菌及肺炎链球菌脑膜炎多见。惊厥的发生与脑实质的炎症、脑梗死及电解质紊乱有关。

(3) 脑膜刺激征：如颈抵抗，凯尔尼格征和布鲁津斯基征阳性。

(4) 局灶体征：部分患儿可出现Ⅱ、Ⅲ、Ⅵ、Ⅶ、Ⅷ脑神经受累或肢体瘫痪症状。

(5) 无并发症的患儿多无视盘水肿，若有则提示可能已有颅内脓肿，硬膜下积脓或静脉窦栓塞等发生。

3个月以下婴儿化脑常缺乏典型的症状和体征，发热或有或无，甚至体温不升，主要表现为少动、反应差、目光呆滞、嗜睡、哭声小或尖叫、拒乳、呕吐、黄疸、惊厥(或仅有面肌抽动)、面色发绀、呼吸不规则、休克、昏迷等，查体前囟紧张及隆起，而少有脑膜刺激征。前囟隆起亦出现较晚，极易误诊。唯有腰穿检查脑脊液才能确诊。

七、并发症

(一)硬膜下积液

约30%患儿出现硬膜下积液。硬膜下隙的液体超过2mL，蛋白质含量＞400mg/L、红细胞在100×10^6/L以下，可诊断为硬膜下积液。多见于1岁以下前囟未闭的小儿，以肺炎球菌及流感嗜血杆菌性化脑多见。

发生机制可能为：

(1) 脑膜血管通透性增加，清蛋白易透过而形成积液。

(2) 桥静脉发生栓塞性静脉炎。

(3) 未闭合的前囟是整个颅脑的唯一缓冲区域，炎症分泌物易于在此积聚而包裹。

诊断依据有：

(1) 经有效治疗后脑脊液已明显好转，但体温持续不退或退后复升。

(2) 经治疗症状好转后出现不明原因的呕吐、惊厥、昏迷和头围增大。

(2) 颅骨透照试验光圈大于2cm。

(4) B超示硬膜下积液。

(5) 硬膜下穿刺：早期积脓，涂片及培养可检到病原菌。

(二)脑室管膜炎

临床多见于诊断治疗不及时的新生儿及小婴儿脑膜炎，常造成严重后遗症。诊断标准：

(1) 脑室液培养出细菌或涂片找到与腰穿脑脊液相同的细菌。

(2) 脑室液白细胞数≥50×10^6/L(50个/mm^3)，以多核细胞为主。

(3) 脑脊液糖＜1.6mmol/L(30mg/dl)，或蛋白质含量＞400mg/L(40mg/dl)。

(4) 腰穿脑脊液已接近正常，但脑室液仍有炎性改变。

此4项中，只具第1项即可确诊，第2项则需加第3、4项中任何一项，方可确定诊断。

（三）脑积水

系由于脑脊液循环通路某处粘连梗阻（梗阻性脑积水）或炎症破坏蛛网膜颗粒，使脑脊液吸收障碍（交通性脑积水）。多见于小婴儿，由于治疗过晚或治疗不当引起。表现为颅骨骨缝扩大，甚至裂开，额大面小，眼呈落日状，严重时产生颅内高压。

（四）脑性低钠血症

下丘脑或垂体后叶受累致抗利尿激素不适当分泌，引起低钠血症和渗透压降低，使脑水肿加重而产生低钠性惊厥和意识障碍加重，甚至昏迷。

（六）其他

脑神经受损时，可有耳聋、失明、斜视；脑实质受损时，可继发癫痫、脑瘫、智力低下等。

八、实验室和其他检查

（一）外周血常规

白细胞总数明显增高，可达 $20\times10^9/L \sim 40\times10^9/L$，分类以中性粒细胞为主，可高达 80%～90%；在感染严重时，白细胞总数有时反而减少。

（二）脑脊液检查

典型化脑脑脊液特点是：外观混浊或呈脓样，压力增高；白细胞数显著增多，$> 1000\times10^6/L$，分类以中性粒细胞为主；蛋白质含量显著增高，多在 1g/L 以上；糖含量明显降低，常在 1.1mmol/L 以下。对少数处于病程早期的患儿临床已有症状而脑脊液中未见白细胞增多或仅有轻度增多者应再次复查，但严重致死性脑膜炎也可有类似表现，须加以注意。

脑脊液涂片革兰染色寻找细菌是明确脑膜炎病因的重要方法，是否能找到细菌取决于细菌量，若细菌 $< 10^3$CFU/mL，则阳性率仅为 25%；若 $> 10^5$CFU/mL，阳性率可达 95%；通常阳性率为 70%～90%。当涂片革兰染色找不到细菌时，可用吖啶橙将细菌 DNA 染色，在荧光显微镜下观察细胞形态。但最终确定病原菌仍需依靠脑脊液细菌培养。

（三）特异性细菌抗原测定

用免疫学方法检查患儿脑脊液、血、尿等标本中的细菌抗原，是快速确定致病菌的特异性方法。常用方法：对流免疫电泳法 (CIE) 可快速确定脑脊液中的流感嗜血杆菌、肺炎链球菌和脑膜炎双球菌等；乳胶颗粒凝集试验较 CIE 更敏感，可检测 B 组溶血性链球菌、流感嗜血杆菌和脑膜炎双球菌，对肺炎链球菌敏感性较差；免疫荧光试验，可用于多种致病菌抗原检测，特异性及敏感性均较高，在已用抗生素的数天内，尽管细菌培养可能阴性，但其抗原检测仍可得到阳性结果。

(四)其他检查

1. 血培养

化脓性脑膜炎时，血培养不一定能获得阳性结果，但仍是明确病原菌的主要方法。新生儿化脓性脑膜炎血培养阳性率高。

2. 局部病灶分泌物培养

如咽培养、皮肤脓疱液或新生儿脐炎分泌物培养等。

3. 皮肤瘀点涂片

脑膜炎双球菌脑膜炎诊断的重要方法，阳性率可达50%以上。

4. 脑脊液乳酸脱氢酶、乳酸、C-反应蛋白测定

化脓性脑膜炎多明显增高，但缺乏特异性。

5. 头颅CT扫描

急性化脑通常不需作CT检查，但对于有显著颅内压增高、出现局限性神经系统异常体征、治疗中持续发热、头围增大等情况而疑有并发症的患儿应进行该项检查，以便及时治疗及随访。

九、诊断

化脓性脑膜炎是一种严重疾病，早期诊断非常重要。对可疑患儿应仔细询问病史，并细致进行体检，应及时进行脑脊液检查。化脓性脑膜炎的确诊最终靠脑脊液检查。有时在疾病早期菌血症时脑脊液常规检查可正常，此时脑脊液或血中细菌培养已可为阳性，因此一天后应再次复查脑脊液。在就诊前已经过短程、不规则抗生素治疗的化脓性脑膜炎患儿，其脑脊液细胞数可能不多且以淋巴细胞为主，涂片及培养细菌均可为阴性，此时必须结合病史、治疗过程和临床体征等谨慎判断。

即刻进行腰穿的禁忌证：

(1) 颅内压增高征明显。

(2) 严重心肺功能受累和休克。

(3) 腰穿部位皮肤感染。对颅内压增高的患儿必须进行腰穿时，为防止发生脑疝可先静脉滴注甘露醇以减低颅内压。半小时后选用带有内芯的腰穿针进行穿刺，穿刺后患儿需平卧休息2h以上。

十、鉴别诊断

各种非化脓性病原菌引起的脑膜炎与化脓性脑膜炎在临床表现方面有很多相似之处，主要依靠脑脊液常规及细菌学检查结果鉴别。经过不规则抗生素治疗的化脓性脑膜炎患儿的脑脊液中，蛋白质和糖含量可有一定变化，尤其是细胞数可减少，分类也有改变，涂片找细菌及细菌培养阳性率显著降低。应结合病史、症状与体征和脑脊液的抗原特殊检查结果等综合分析。

病毒性脑膜脑炎：感染中毒症状不重，脑脊液外观清亮或微混，细胞数多在300×10^6/L

以下，淋巴细胞增多，蛋白质含量正常或略高，糖及氯化物含量正常。细菌学检查阴性。

结核性脑膜炎：常有结核病接触史，起病较慢。结核菌素试验阳性，可伴有肺部或其他部位结核病灶。脑脊液外观呈毛玻璃样混浊，细胞数多在 500×10^6/L 以下，以淋巴细胞为主，蛋白质含量增高，糖及氯化物含量减少，静置 24h 可见薄膜，将薄膜涂片可查到抗酸杆菌。

隐球菌性脑膜炎：起病较慢，以进行性颅内压增高而致剧烈头痛为主要表现，脑脊液改变与结核性脑膜炎相似，确诊靠墨汁染色见到厚荚膜的发亮圆形菌体。

脑脓肿：起病较缓慢，脑脊液压力增高明显，细胞数正常或稍增加，蛋白质含量略高。当脑脓肿向蛛网膜下隙或脑室破裂时，可引起典型化脓性脑膜炎。头颅 B 超、CT、磁共振等检查，有助进一步确诊。

中毒性脑病：系急性感染及毒素所引起的一般脑部症状反应，多因脑水肿所致，而非病原体直接作用于中枢神经系统，故有别于中枢神经系统感染。其临床特征为谵妄、抽搐、昏迷，可有脑膜刺激症状或脑性瘫痪。脑脊液仅压力增高，其他改变不明显。

Mollaret 脑膜炎：病因不明，反复多次发生的无菌性或化脓性脑膜炎。脑脊液中可找到 Mollaret 细胞，无阳性细菌学检测结果，用肾上腺皮质激素治疗有效。

十一、治疗

（一）抗生素治疗

1. 用药原则

早期、足量、静脉用药，所选药物应对病原菌敏感，又能透过血脑屏障，在脑脊液中达到有效的血药浓度。疗程要适当，联合用药时注意药物之间的相互作用，注意药物毒副反应。

2. 药物选择

(1) 病原菌未明者：可选用头孢曲松钠 100mg/(kg·d)，或头孢噻肟 200mg/(kg·d)，或大剂量青霉素 40 万～ 80 万 U/(kg·d) 加氨苄西林 150 ～ 300mg/(kg·d)。对 β- 内酰胺类过敏者可选用氯霉素 50 ～ 100mg/(kg·d)，分次静脉滴注，但后者有可发生骨髓抑制及婴儿灰色综合征的不良反应。对始终未明确病原菌的化脓性脑膜炎患儿应继续以上治疗 10 ～ 14d，如疗效不好，应注意除外脑内并发症。

(2) 病原菌已明者：应参照药物敏感试验选药：

1) 流感杆菌脑膜炎：选用氨苄西林、氯霉素、头孢呋辛钠、头孢曲松钠，疗程不少于 2 周。

2) 肺炎链球菌脑膜炎：无合并症，又对青霉素敏感者可继续应用大剂量青霉素，青霉素耐药者可选用头孢曲松钠、头孢噻肟、氯霉素、万古霉素。

3) 大肠埃希菌脑膜炎：对氨苄西林敏感可继续应用。耐药者可换用头孢曲松钠或加用氨基糖苷类。

4) 金黄色葡萄球菌脑膜炎：乙氧奈青霉素、氨基糖甙类、头孢噻肟、万古霉素等。

5) 脑膜炎双球菌脑膜炎：对青霉素敏感可继续应用大剂量青霉素，青霉素耐药者可选用头孢曲松钠、头孢噻肟。

(3) 疗程：单纯无并发症的细菌性脑膜炎，一般为 14 ～ 21d。流感杆菌脑膜炎和肺炎链球菌脑膜炎治疗不少于 2 周，大肠埃希菌脑膜炎和金黄色葡萄球菌脑膜炎疗程应达 4 ～ 8 周。革兰阴性菌脑膜炎需长达 3 ～ 4 周，如出现并发症或耐药，要酌情更换抗生素和延长疗程。

停药指征：体温正常至少 3d，脑脊液中的糖、蛋白质恢复正常或接近正常，脑脊液细胞数少于 20×10^6/L，90%为单核细胞，细菌培养阴性。

（二）对症和支持疗法

(1) 病初数日应严密观察各项生命体征、意识、瞳孔和血液电解质浓度，注意保证水、电解质平衡。

(2) 应用肾上腺皮质激素：静脉滴注地塞米松每日 0.2 ～ 0.5mg/kg，可减轻脑水肿和脑膜粘连。

(3) 及时使用脱水剂减轻颅内高压：20%甘露醇 0.5 ～ 1g/kg，静脉快速滴注，防止脑疝发生。

(4) 及时处理高热、惊厥和感染性休克，纠正呼吸、循环衰竭。

(5) 治疗并发症

1) 硬膜下积液：少量积液不必穿刺，积液多时应反复进行穿刺放液，每日或隔日 1 次，每次不超过 30mL，多数病例可经此治疗痊愈，少数病例为硬膜下积脓，除穿刺放液外，需根据病原菌注入相应抗生素，必要时进行外科处理。

2) 脑室管膜炎：除全身抗生素治疗外可作侧脑室控制性引流，减轻脑室内压，并注入抗生素。

3) 脑性低钠血症：适当限制液体入量，酌情补充钠盐。

十二、预防

化脓性脑膜炎尤其是肺炎球菌脑膜炎，大多是由上呼吸道感染发展而来，因此对婴儿的呼吸道感染必须予以重视，平时即应建立良好的生活制度，注意保暖，多见阳光，多吸新鲜空气，进行必要的户外活动以增强身体抵抗力，并少与患呼吸道感染的患者接触，以尽量防止呼吸道感染的发生。新生儿脑膜炎的预防则与围生期保健有关，应彻底治疗产妇感染。新生儿如果暴露在严重污染环境中，则应使用抗生素预防。

十三、预后

与化脑预后有关的因素是：患儿年龄、感染细菌种类、病情轻重，治疗早晚，有无并发症及细菌对抗生素的敏感性等。婴幼儿抵抗力差，早期诊断较困难故预后差。新生儿化脑病死率可达 65%～75%，特别是宫内感染肠道细菌预后极差。金黄色葡萄球菌及肠道细菌引起者由于细菌耐药，治疗困难病死率亦高。肺炎链球菌所致化脓性脑膜炎病死率可达 15%～25%，且易于复发、再发。

第二节 惊 厥

一、概述

惊厥俗称抽风、惊风，也称抽搐，是指全身或身体某一局部肌肉抽搐，是由骨骼肌不自主强烈收缩引起的，多伴有双眼凝视或斜视，意识丧失，有时伴有口吐白沫或口角抽动、呼吸暂停、面色发绀等，发作时脑电图可正常或异常。是小儿常见的急症，尤以婴幼儿多见。

需区分几个概念：

发作：是指一次突然、短暂、有始有终的行为，是大脑神经元同步过度放电引起的脑功能障碍。发作可以是惊厥性的，也可以是非惊厥性的。发作时脑电图有异常放电。

癫痫：是一种慢性的、反复出现的发作性疾病，是多种原因引起的脑功能障碍的表现。

癫痫综合征：是指某些症状和体征集合在一起表现出来的癫痫病。它有特定的发病年龄、病因、发作类型、脑电图表现、促发因素、临床过程、治疗反应、预后及转归。如 West 综合征等。

综上所述，惊厥、癫痫是发作，但发作并不一定是惊厥；惊厥是一次发作，而癫痫是重复多次的发作；惊厥是癫痫发作的常见症状，但并非所有的惊厥都是癫痫发作，如高热惊厥、破伤风惊厥等。

二、病因

引起小儿惊厥的原因可分为两大类：按感染的有无，分为感染性及非感染性；按病变累及的部位分为颅内与颅外疾病。

（一）感染性疾病

1. 颅内感染

常发生在病程初期或者极期，表现为反复且严重的惊厥发作，并伴有发热、不同程度的意识障碍和颅内压增高的表现。常见感染包括：

(1) 病毒感染：如病毒性脑炎、乙型脑炎等。

(2) 细菌感染：如化脓性脑膜炎、结核性脑膜炎、脑脓肿等。

(3) 真菌感染：如新型隐球菌脑膜炎等。

(4) 寄生虫感染：如脑囊虫病、脑型疟疾、脑型血吸虫病、脑型肺吸虫病、弓形虫病等。

2. 颅外感染

(1) 高热惊厥：是儿科最常见的急性惊厥。

(2) 中毒性脑病：由于颅外其他系统如呼吸系统、消化系统、泌尿系统等的重症感染引起的败血症所致，与感染及细菌毒素导致的急性脑水肿有关，通常是在疾病的极期出现反复惊厥发作、意识障碍及颅高压的表现。

(二) 非感染性惊厥

1. 颅内疾病

常反复发作，甚至表现为首发症状，多伴有其他神经系统定位体征，神经影像 (如 MRI 和 CT) 具有重要的诊断价值。

(1) 颅脑损伤：各种脑外伤、产伤、颅内出血等。

(2) 脑发育异常：先天性脑积水、脑血管畸形、小头畸形、脑性瘫痪及神经皮肤综合征，灰质异位症等。

(3) 颅内占位性疾病：脑肿瘤、脑囊肿等。

(4) 癫痫及癫痫综合征：如 West 综合征、Lennox-Gastaut 综合征等。

(5) 脑退行性病变：如脱髓鞘性脑病、脑黄斑变性等。

2. 颅外疾病

(1) 缺血缺氧性脑病：如分娩时或者产后窒息，溺水，心肺功能严重不足，CO 中毒等。

(2) 代谢性疾病：包括水、糖及电解质紊乱，如低血钙、低血糖、低血镁，低血钠、高血钠，维生素 B_1 或 B_6 缺乏症等。

(3) 全身性疾病：如高血压脑病、尿毒症、心律失常、严重贫血等。遗传代谢性疾病，如糖原累积病、半乳糖血症、苯丙酮尿症、肝豆状核变性、黏多糖病；食物或药物及农药中毒。

三、发病机制

惊厥发病的根本机制是中枢神经系统的兴奋性与抑制性不平衡，大脑神经细胞异常放电。

(一) 解剖及生理因素

婴幼儿大脑发育尚未成熟，皮层神经细胞分化不全，对皮层下细胞的抑制功能较弱；其次神经元的树突发育不全，轴突髓鞘未完全形成，兴奋性冲动易于泛化而产生惊厥，当各种刺激因素作用于神经系统时，使神经细胞过度兴奋而发生过度的反复放电活动。这种电活动可为局限性或全身性，临床即表现为局限性或全身性抽搐。

（二）生化因素

(1) 细胞内外 Na^+ 的相对浓度可影响大脑的功能与惊厥阈值。血清钠降低时，水由细胞外进入细胞内，使神经细胞水肿，颅内压增高，重者可致惊厥。血清钠增高时，神经肌肉兴奋性升高，易致惊厥。血中 Ca^{2+} 正常浓度可维持神经肌肉兴奋性，当浓度降低或细胞内 Ca^{2+} 超载时，使神经与肌膜对 Na^+ 通透性增高，发生除极化，导致惊厥发作。

(2) 脑神经细胞能量代谢障碍，可引起神经元功能紊乱。高热使中枢神经过度兴奋，对内外环境刺激的应激性增高，或者使神经元代谢率增高，氧及葡萄糖消耗增多而含量降低，使神经元功能紊乱，而引起惊厥。当缺氧时可产生大量自由基，作用于神经细胞膜磷脂不饱和脂肪酸，产生过氧化脂质，使神经细胞破坏变性，通透性增高产生痫样放电。过氧化脂质又能抑制突触膜 Na^+-K^+-ATP 酶使之失活引起突触膜除极化致惊厥发作。低血糖最常引起神经元能量代谢障碍。

(3) 其他一些维生素缺乏也可以引起神经抑制性递质产生障碍，导致惊厥发生，如当维生素 B_6 缺乏时脑内 γ- 氨基丁酸浓度降低后发生惊厥。

四、临床表现

本节重点介绍高热惊厥。

高热惊厥是指由中枢神经系统以外感染所致 38℃以上发热时出现的小儿惊厥。多发生在上呼吸道感染或其他传染病初期，当体温骤然升高时出现惊厥。高热惊厥属儿科常见急症，患病率为占小儿各类惊厥的 30%。见于 1 个月至 6 岁小儿，尤以 6 个月至 3 岁多见。

五、辅助检查

实验室及辅助检查：血、尿、便常规，血白细胞增高提示细菌感染。夏季高热惊厥、中毒症状重者应用冷盐水灌肠取大便检查。根据需要做血糖、血钙、血镁、血钠、尿素氮及肌酐等检查。疑有颅内感染时应做脑脊液检查。头颅 X 线检查、脑血管造影等可协助诊断脑肿瘤及脑血管疾病，必要时做头颅 CT 和 MRI。脑电图有助于癫痫的诊断。

六、诊断

小儿惊厥应着重寻找原因，做出病因学诊断。必须详细采集病史，全面的体格检查，包括神经系统检查。体格检查：应注意惊厥发作时抽搐的状态（全身或局部）。惊厥停止后注意神志、瞳孔大小、面色、呼吸、脉搏、肌张力、瘫痪及病理反射。婴幼儿应注意查前囟、颅缝、外耳道分泌物以及乳突压痛，必要时检查眼底，结合必要的实验室及辅助检查综合分析。

（一）不同年龄发生惊厥的常见原因不同

1. 新生儿

以低血糖、颅脑损伤（产伤）、窒息、颅内出血、核黄疸、脑发育畸形、代谢紊乱、破伤风、化脓性脑膜炎多见。

2. 婴幼儿

以高热惊厥、低钙血症、颅内感染、婴儿痉挛多见。

3. 学龄前儿童及学龄儿童

以颅内感染、中毒性脑病、癫痫、脑寄生虫病、高血压脑病、中毒及脑肿瘤多见。

（二）不同季节发生惊厥的常见原因

不同冬春季节以流脑、手足搐搦症、高热惊厥多见；夏秋季节以病毒性脑炎、中毒性痢疾多见。

（三）伴随症状不同提示惊厥的病因不同

(1) 惊厥伴高热：常见于高热惊厥，婴幼儿易发生，多在上呼吸道感染或其他非严重感染的初期，体温达也见于颅内感染、代谢异常、中毒性菌痢等。

(2) 惊厥伴暂时性意识障碍但不伴发热：惊厥停止后神志很快清醒，一般情况较好。常见于低钙血症，也见于低钠血症、低血糖、低镁血症等。

(3) 惊厥持续，意识障碍程度较轻，呼吸循环功能良好：可见于高热惊厥、早期中枢神经系统感染、早期中毒性脑病等。

(4) 惊厥持续、意识障碍程度较深，呼吸循环功能差：多伴有发热，呼吸不整，有缺氧体征。常见于急性感染，如流行性脑脊髓膜炎、中毒性菌痢、乙型脑炎等。

七、治疗

惊厥的治疗：惊厥是小儿神经系统常见的严重症状，需积极正确处理。惊厥的病因复杂，重点讲述急救处理。

（一）一般治疗

1. 首先应加强护理

将患儿平放床上，取头侧位。保持环境安静，减少刺激。

2. 保持呼吸道通畅

防止舌后坠，如有口鼻腔分泌物应及时吸出。

3. 吸氧

应立即予鼻导管吸氧，如有窒息需行人工呼吸。

（二）抗惊厥药物的应用

抗惊厥药物种类较多，应根据病情选用一种快速起效的药物，当一种药物单次疗效不满意时，可以重复应用一次或加用其他药物，但多次应用需注意不可过量，以免出现蓄积中毒，同时需注意用药剂量及药物药效叠加作用。临床常用药物包括：

(1) 苯二氮䓬类药物：本类药物对各类惊厥持续状态均有效，且起效快，1 ～ 3min 内生效，适宜用于急症。缺点：作用时间短暂；剂量过大可有呼吸抑制，特别是地西泮与苯巴比妥钠合用可能发生呼吸暂停，需进行呼吸、血压监测。地西泮：剂量 0.3 ～ 0.5mg/kg，最大剂量 10mg，注射速度每分钟 1 ～ 2mg，新生儿每分钟 0.2mg。如抽搐未控制，间隔 15 ～ 20min 可重复注射一次。地西泮可不经稀释直接注射，也可稀释后注射 (可用注射用水、0.9％生理盐水、5％葡萄糖稀释均可)，稀释后产生浑浊影响疗效。氯硝西泮用于惊厥持续状态时剂量为 0.01 ～ 0.1mL/kg，静脉缓慢注射。如苯二氮草类药物无效，可选用以下药物。

(2) 苯巴比妥钠：该药肌内注射吸收较慢，急救时应选用静脉制剂，开始时 10mg/kg，速度不超过每分钟 25mg，可在 15min 内起作用。该药与地西泮重叠应用时应监测呼吸、血气、血压等。

(3) 10％的水合氯醛每次 0.5mL/kg 口服或灌肠 (加等量生理盐水) 也可控制惊厥发作。

(4) 副醛：以上药物无效时可选用 5％副醛，该药由肺排除，故有肺部疾患或新生儿期慎用。本药肌内注射安全，剂量 0.1 ～ 0.15mL/kg，每次不超过 5mL，30min 可起效。

(5) 麻醉药：经上述治疗发作仍不停止，可考虑应用全身麻醉药，但同时需监测生命体征。麻醉药可选用咪达唑仑、硫喷妥钠等。

(三) 惊厥后的处理

(1) 应注意监测心肺功能，必要时给以强心剂。

(2) 控制高热：物理降温可用冷水湿毛巾敷于前额，或化学冰袋毛巾包裹后放在额部、枕部或颈侧。

(3) 维持营养及体液平衡。

(4) 如持续或反复惊厥，为避免脑水肿发生，输入液量及钠量不可过多，可予甘露醇降颅压。

(5) 密切观察病情变化，特别是颅内压增高等神经系统体征。

(四) 病因治疗

在控制惊厥的同时应积极查明惊厥的原因，进行病因治疗。

八、预后

惊厥的预后与病因密切相关。高热惊厥转变为癫痫的概率是 2％～ 7％ (7 岁前为 2％，15 岁前为 7％)，癫痫家族史、6 个月以内或 6 岁以后发病、精神运动发育异常、非典型热性惊厥、发作后有神经系统异常体征 (如 Todd 麻痹)、热退 1 周后有癫痫样脑电图异常等均为高热惊厥的不良预后因素。

第三节　癫　痫

一、概述

癫痫是由多种原因引起的脑功能障碍的表现。因脑神经元反复的阵发性超同步化异常放电，临床上出现重复的、刻板的癫痫发作性事件，常表现为意识、运动、感觉、情感及认知等方面的短暂异常。多数癫痫发作为自限性，每次持续数秒至数分钟，少数发作持续数十分钟，称为癫痫持续状态。

癫痫是小儿神经科常见病之一，我国人群患病率4‰～7‰，多数癫痫在儿童期起病，部分癫痫仅见于小儿，反复发作可影响患儿的精神智力发育，所以癫痫的防治要从小儿开始。目前早期诊断、合理治疗，已使70%～80%的癫痫患儿获得良好控制。

二、病因

癫痫的病因可分为特发性、症状性和隐源性三类。

(一)特发性癫痫

与遗传因素有密切关系，脑部未找到有关的结构性或代谢性异常。癫痫的遗传方式较复杂，目前已有20余个特发性癫痫综合征确定了致病基因，属单基因遗传病，这些基因多与离子通道有关。除此之外，不同个体对癫痫的易感性不同，可能是属于多基因遗传或多因素遗传(遗传与环境因素共同作用)。

(二)症状性癫痫

有明确的脑部器质性或代谢性异常等原因，如脑发育畸形、遗传代谢性疾病、脑肿瘤、脑血管疾病、中枢神经系统感染、变性病、缺氧缺血性脑损伤、外伤、中毒、维生素缺乏或内分泌功能紊乱等均可成为癫痫发病的原因。

(三)隐源性癫痫

可能为症状性癫痫，但目前的诊断水平，尚不能找到具体病因。

另外，如发热、过度换气、代谢紊乱、情绪障碍或睡眠(困倦或觉醒)等可作为癫痫发作的诱发条件。此外视觉刺激和听觉刺激可以作为某种类型癫痫的特定诱发条件，若癫痫发作只有在一定诱因存在时才表现出来，可称为反射性癫痫。

三、分类

(一)癫痫发作的分类

1981年国际抗癫痫联盟(ILAE)根据癫痫发作时的临床表现和脑电图改变，把癫痫发作分为局灶性和全身性两大类，局灶性发作是因神经元异常放电起源于脑的某一部位，临床发作和脑电图异常均以局部开始，异常放电可向脑的其他部位扩散，波及全脑时可引起继发性全身性发作。全身性发作是指神经元的异常放电起源于两侧大脑半球，脑电图表现为双侧起源的异常放电，临床出现意识障碍、双侧的肌张力异常或抽搐。

（二）癫痫及癫痫综合征的分类

1989 年 ILAE 以癫痫发作分类为基础，结合癫痫的病因、发病年龄、预后等因素，提出了癫痫和癫痫综合征的分类方法，其后又经过了不断修改与补充，我国于 1995 年根据国内实际情况进行了简化，提出了儿童癫痫与癫痫综合征的分类方案。

四、临床表现

（一）癫痫发作的临床表现

1. 局灶性发作

神经元超同步化异常放电起源于一侧大脑半球的某一部位，临床表现开始于身体的某一部位。

(1) 单纯局灶性发作：

1) 运动性发作：表现为身体的某一部位出现抽搐发作，可以为肢体、手、足、面部等出现局灶性抽动，也可以是躯干受累，表现为发作性异常姿势或扭转样动作。若神经元异常放电沿大脑皮层运动区扩展，抽搐动作将沿受累皮层所支配区域依次扩展，如从一侧口角开始，依次累及手、上肢、躯干和下肢，称为杰克逊发作。局灶运动性发作过后，抽动部位可以出现暂时性麻痹症状，称为 Todd 麻痹。

2) 感觉性发作：表现为发作性躯体感觉或特殊感觉（如嗅觉、味觉、视觉等）异常。

3) 自主神经症状发作：发作时出现以自主神经调节紊乱为主要表现的症状，如呕吐、腹痛、瞳孔散大、尿失禁、面色苍白、出汗等。

4) 精神症状发作：表现为短暂的语言、认知、记忆、情感障碍或出现幻觉、错觉等，单独出现的精神症状发作较少见。

(2) 复杂局灶性发作：病变起源于颞叶或额叶内侧，有不同程度的意识受损，伴精神症状或自动症，后者表现为反复刻板的吞咽、咀嚼、舔唇、摸索、拍手或自言自语等。

(3) 局灶性发作演变为全身性发作：先出现局灶性脑神经元的异常放电，向两侧大脑半球扩展，累及全脑，出现意识障碍或全身性抽动。

2. 全身性发作

神经元超同步化异常放电起源于两侧大脑半球，发作时大多出现意识障碍。

(1) 强直 - 阵挛发作：伴意识障碍的全身性抽搐，典型发作可分为三期，强直期、阵挛期、惊厥后期，表现为突然尖叫一声，意识丧失、跌倒、呼吸暂停、面色发青、双眼上翻、瞳孔散大、四肢躯干强直，可呈角弓反张状，持续数秒至数十秒后转为阵挛期，出现全身抽动，再持续数十秒或更长时间后逐渐停止，可伴有尿便失禁、口吐白沫。抽动停止后意识水平逐渐恢复，可遗留头痛、乏力、嗜睡，也可以在意识完全清醒前出现自动症表现，称为发作后状态，整个过程持续 1 ～ 5min。小儿期发作常不典型。

(2) 强直性发作：表现为强烈持续的肌肉收缩，身体可固定在某种体位，如头眼偏斜、双臂外旋、角弓反张等，持续达数秒至数十秒。

(3) 阵挛性发作：表现为全身各部肌肉节律性抽动，持续数秒至数分钟，有时可达数十分钟。

(4) 失神发作：又分为以下两种类型：

1) 典型失神发作：表现为突然意识丧失，正进行的活动停止，但不跌倒，两眼凝视，数秒恢复，不能回忆发作过程。常发作频繁，每日数次至数十次。发作期脑电图表现为双侧同步的，对称性、弥散性的 3Hz 棘慢复合波，过度换气容易诱发发作。

2) 不典型失神发作：起病及停止发作均缓慢，肌张力改变明显，脑电图呈 1.5 ～ 2.5Hz 的慢棘慢波，多有脑电图背景波变化，预后相对较差。

(5) 肌阵挛发作：可为全身或部分肌肉快速有力地收缩，引起全身或躯体某部位突然地抽动，一般不伴有意识障碍，可为单次发作，也可以是连续发作。脑电图可呈现弥散性多棘波或多棘慢复合波。

(6) 失张力发作：因突然出现的肌张力丧失，引起头下垂、双肩下垂、屈膝、屈髋或跌倒。

(7) 痉挛发作：常见于婴儿痉挛，表现为重复刻板的痉挛性收缩，呈点头、四肢屈曲样动作或相反 (头后仰伴四肢伸展)，每次发作持续 1 ～ 2s，常成串出现，每串发作数次到数十次，甚至达上百次。

(二) 几种儿童期常见的癫痫与癫痫综合征

1. 家族性新生儿惊厥

多有惊厥家族史，生后 2 ～ 3d 发病，发作时表现为广泛性强直，继之出现呼吸暂停、青紫和心率减慢，全身或局部阵挛，并可出现自动症表现 (如吸吮、咀嚼等)，持续 1 ～ 3min，间期脑电图多正常，也可见到局灶性放电，预后大多良好。

2. 婴儿痉挛症

又称 West 综合征，婴儿期起病，以 3 ～ 8 个月龄发病多见，发作时表现为频繁的痉挛发作，呈点头、拥抱样动作，伴尖叫或微笑，成串出现，每次数下至数十下，每日可发作数次至数十次，睡眠觉醒时易发作，多伴有智力发育落后。间期脑电图背景波失去正常节律，常呈高波幅慢波夹杂多灶性、不对称、不同步的尖波或棘波，称为高峰失律，发作期脑电图表现为高波幅慢波或棘慢波爆发，可有广泛性低电压快波。本病病因多样，常为各种脑部疾病出现的症状性癫痫，预后较差。

3. 小婴儿癫痫性脑病伴爆发抑制图形

又称大田原综合征 (Ohtahara 综合征)，多有严重的器质性脑部疾病，在出生后 3 个月内起病，新生儿期起病占半数以上，主要表现为痉挛性发作，成串或单个出现，类似婴儿痉挛，患儿均有严重的精神运动发育落后，脑电图为爆发抑制图形，治疗困难，预后不良。

4. Lennox-Gastaut 综合征 (LGS)

占全部小儿癫痫的 2%～5%，多在学龄前起病，发作频繁，形式多样，常见发作形式为强直性、不典型失神、肌阵挛及失张力发作等，常混合出现，其中强直发作为主要发作形式。脑电图背景节律变慢，典型的脑电波形呈弥散、两侧同步的 1.5～2.5Hz 的慢棘慢波。本病呈进行性加重，后期可出现全身强直－阵挛发作、局部性发作等，并易出现癫痫持续状态，伴智力发育落后，并常出现癫痫性脑病，药物控制不佳，预后不良。

5. 伴中央颞区棘波的良性儿童癫痫 (BECT)

为儿童期最常见的癫痫综合征之一，占儿童癫痫的 15%～24%，可有癫痫家族史或热性惊厥史，以 5～10 岁起病多见，发作多出现在刚入睡或清晨将醒时，发作时患儿意识清楚，但不能说话、口角歪向一侧，伴同侧面部抽搐、喉中发声、流涎，有时伴同侧上肢及手的抽动，偶可累及同侧下肢，持续 1～2min。有时可泛化为全身发作或出现惊厥持续状态。发作频率各异，可终身仅有一次发作，也可每天均有发作，多为每年发作数次。脑电图背景活动正常，清醒期脑电图可见中央、顶、中颞区散在高波幅棘波或棘慢波发放，思睡、困倦时棘慢波增加，入睡后棘慢波显著增多。本病预后良好，不影响智力发育，青春期前后发作自行停止，脑电图恢复正常。

6. 伴枕区放电的小儿癫痫

属特发性局灶性癫痫，分以下两种：

(1) 儿童良性癫痫伴枕叶爆发 (BEOP)：有遗传倾向，多在 4～8 岁发病，表现为发作性视觉症状，如一过性视觉丧失，光幻觉、复杂视幻觉或视错觉，伴有头、眼向对侧的偏转发作和眼阵挛，有时出现发作性头痛和呕吐症状，可有意识障碍，不影响智力发育，脑电图背景正常，典型放电为后头部假节律性高波幅棘波、棘慢波或尖波。

(2) 特发性光敏性枕叶癫痫：25%～30% 有癫痫家族史，5～18 岁起病，发作与光刺激有关，发作时以简单视觉症状开始，继而出现头眼偏转，头痛和呕吐症状，意识正常或轻度障碍，脑电图为枕区棘慢波。预后良好。

7. 儿童失神癫痫 (CAE)

有遗传倾向，多在 4～8 岁起病，女孩多于男孩，发作时突然出现意识丧失，中止正在进行的活动，双眼凝视，不跌倒，持续 8～10s，发作后可继续原来动作，患儿无异常感觉。发作频繁，每日数十次至数百次，过度换气常诱发发作。智力正常。发作期脑电图呈双侧对称、同步的 3Hz 棘慢波爆发，背景活动正常。远期预后良好，药物容易控制。

8. 少年肌阵挛性癫痫 (JME)

有明显的遗传倾向，约占小儿特发性全身性癫痫的 20%，多在 12～18 岁之间起病，发作时表现为突然短暂的电击样抽动，全身晃动，躯干前屈或后倾，或出现举臂、屈腿样动作，不成节律，严重时有跌倒，有时可重复多次发作，但无意识障碍。以清晨睡醒后发作常见，过度换气、精神紧张、闪光刺激等易诱发发作。多伴有其他形式的全身发作，如全身强直－阵挛发作、失神发作等。不影响智力发育。脑电图背景波正常，发作期呈弥散性 3.5 ～ 6Hz 多棘慢综合波，双侧对称。丙戊酸钠可使大部分 JME 病例的癫痫发作得到控制，但需长期用药，停药后易复发。

9. 全身性癫痫伴热性惊厥附加症 (GEFS ＋)

有热性惊厥发作史和热性惊厥家族史的患儿，6 岁后仍有热性惊厥发作或出现了无热的全身强直－阵挛发作，称为热性惊厥附加症(FS＋)，若此患儿家族中还存在FS＋伴失神，FS ＋伴肌阵挛，FS ＋伴失张力等，则此家族群体称为 GEFS ＋，该综合征属于常染色体显性遗传，大多预后良好。

五、诊断

首先应判断是否为癫痫发作及何种类型的癫痫发作，是否为某种癫痫或癫痫综合征，并积极查找症状性癫痫的病因。

（一）病史及查体

详细的病史应包括起病年龄、发作表现、症状起始部位及持续时间、发作时的意识状态、治疗经过及用药后效果等，除此之外还要了解出生发育史、既往病史及家族史。查体应全面，重点注意神经系统体征、精神发育水平、皮肤和头面部的检查。

（二）脑电图

脑电图是诊断癫痫和确定癫痫类型的重要依据之一，一般根据典型的发作特征和脑电图记录到的癫痫样放电（棘波、尖波、棘慢波、尖慢波、多棘慢波等）即可做出癫痫的诊断。癫痫发作间期，常规脑电图检查的阳性率仅为 30%～ 40%，所以一次普通脑电图检查正常不能除外癫痫，必要时需多次检查或延长检查时间（如行动态脑电图检查可增加阳性率）。视频脑电图检查如能记录到发作时的异常放电，是目前最可靠的诊断依据。

（三）头颅影像学检查

CT 和 MRI 检查可以协助发现颅内结构性改变，对了解症状性癫痫的病因有帮助。正电子发射断层扫描 (PET) 可检测脑部的血流情况和代谢率变化，在癫痫发作期癫痫灶区代谢率升高，而发作间期代谢率降低，据此来确立癫痫灶的部位。

（四）其他检查

根据需要可检测血乳酸、血氨或血、尿中的有机酸分析协助诊断遗传代谢性疾病，也可以行染色体、基因分析、血生化或脑脊液等检查进一步查找癫痫的病因。

六、鉴别诊断

儿童时期可见到多种非癫痫的发作性疾病，应与癫痫相鉴别，鉴别诊断主要依靠详细的病史和脑电图检查。总的来讲，发作期脑电图正常是排除癫痫发作的最可靠证据。

屏气发作：以 6～18 个月多见，发作时首先大哭，突然呼吸停止，持续数秒，出现意识丧失、头后仰、全身强直，或伴阵挛样抽动，一般 1～2min 意识恢复正常，类似全身强直 - 阵挛发作。本病主要因一过性脑部缺氧，发病前常有恐惧、生气、兴奋等情感方面的诱因，无发作后状态，脑电图检查无癫痫波。

昏厥：因心血管调节功能降低，出现一过性脑血流减少，引起突然短暂的意识丧失伴肌张力丧失，并可有惊厥发作。常见于青春期女孩、瘦长体型者，久站或下蹲后突然起立可诱发出现，可行直立试验查找是否存在血管调节异常，脑电图、心电图同步记录有助于心源性昏厥的诊断。

睡眠障碍：如夜惊、梦游、梦魇、睡眠中出现的节律性运动等可导致患儿睡眠中出现异常的发作性表现，需与癫痫发作相鉴别，多导睡眠脑电图和视频脑电图对鉴别有帮助。

运动障碍：如震颤、抽动、手足徐动、肌张力不全、扭转痉挛等运动障碍可呈节律性、阵发性出现，需与癫痫相鉴别。这类疾病多数在睡眠时不出现，发作期无意识障碍，脑电图检查正常可资鉴别。

其他：如低血糖、低血钙、眩晕、偏头痛，新生儿或婴儿期出现的一过性运动等均需与癫痫发作相鉴别。

七、治疗

癫痫治疗的目的是控制发作、消除病因、维持精神神经功能正常。要采用以抗癫痫药物为主的综合治疗。

（一）一般治疗

使患儿家长、学校、社会均能正确认识癫痫，坚持长期正规的治疗，合理安排生活学习，关心患儿心理变化。

（二）药物治疗

1. 抗癫痫药物的用药原则

(1) 癫痫确诊后，如有必要，需尽快治疗。

(2) 根据癫痫发作类型选药。

(3) 单药治疗：初发患者均应选择单一药物治疗，至最大有效剂量仍不能控制发作或出现毒副反应才考虑换药。

(4) 剂量应个体化，从小剂量开始逐渐加大用量，选择最小有效剂量维持，定期随访，根据体重及血药浓度变化调整剂量。

(5) 长期规律用药，疗程要长，一般需完全控制后 2 年以上，换药、停药要慢。

2. 常用的抗癫痫药物

(1) 丙戊酸：广谱抗癫痫药，对原发性全身性癫痫效果好，是失神发作、少年肌阵挛及婴儿痉挛症的首选药物。个体差异大，需监测血药浓度。

(2) 苯巴比妥：广谱抗癫痫药，对强直－阵挛发作、阵挛发作或强直发作有效，为新生儿惊厥和预防高热惊厥的首选药物。

(3) 卡马西平：是简单和复杂部分性发作的首选药。个体差异大，有肝酶诱导作用，需监测血药浓度。

(4) 苯妥英钠：对强直－阵挛发作、简单及复杂部分性发作有效，但可增加肌阵挛、失张力和失神发作的发作频率。

3. 新型抗癫痫药物

奥卡西平、拉莫三嗪、托吡酯、左乙拉西坦等新型抗癫痫药物，已在临床有较广泛应用，有些逐渐成为一线用药，对一部分的难治性癫痫有效。

（三）其他治疗

(1) 手术治疗：经 2 年以上正规药物治疗无效，临床发作频繁的部分性癫痫，经影像学检查定位明确，切除癫痫灶不引起严重神经功能缺陷者可选择手术治疗。主要手术方式有癫痫灶切除、胼胝体切断、半球切除等。

(2) 病因治疗：对于明确发病原因的症状性癫痫，去除病因是癫痫治愈的关键，应积极给予治疗。

(3) 此外尚有生酮饮食、迷走神经刺激、中医中药等，均在一定范围内得到应用。

第四节　脑性瘫痪

一、概述

脑性瘫痪又称脑瘫，是自受孕开始至婴儿期非进行性脑损伤和发育缺陷所致的综合征，主要表现为运动障碍及姿势异常。常合并智力障碍、癫痫、感知觉障碍、交流障碍、行为异常及其他异常。病程一般呈非进展性且有逐渐改善的倾向。

二、病因

病变常损伤锥体束和锥体外系。该病与脑缺氧、感染、外伤和出血有直接关系，如妊娠早期患风疹、带状疱疹或弓形虫病，妊娠中、晚期的严重感染、严重的妊娠高血压综合征、病理性难产等可导致新生儿脑性瘫痪。发病原因以围生期各种原因引起的脑缺氧最为常见，其次为妊娠中毒、感染、有害放射影响；出生时的难产、脑部挫伤、窒息等。但更多患者致病原因不明确。

（一）产前因素

(1) 胚胎期脑发育异常如头小畸形、先天性脑积水、巨脑症或无脑畸形。

(2) 母亲妊娠期受外伤、妊娠毒血症、糖尿病及放射线照射皆可影响胎儿脑发育而致永久性脑损害。

(3) 母亲妊娠早期患风疹、弓形虫病影响胎儿中枢神经系统的发育而致病。

(4) 早产儿、小样儿，胎龄愈小，发病者多。与早产儿神经系统发育不全，易出血和缺氧有关。

(5) 过期产儿胎盘变性坏死，引起低氧血症，致胎儿缺氧。

（二）产时因素

(1) 分娩时间过长，产前使用麻醉剂、镇静剂可抑制胎儿呼吸，致胎儿缺氧，此外脐带绕颈、胎盘早期剥离、前置皆可致胎儿脑缺氧。

(2) 产伤、急产、难产及出血性疾病均可引起颅内出血。

（三）产后因素

新生儿高胆红素所致核黄疸、脑膜炎、脑炎或全身重症感染所致中毒性脑病等。

三、发病机制

人体正常肌张力调节及姿势反射的维持有赖于皮质下行纤维抑制作用与周围Ⅰa类传入纤维易化作用的动态平衡，如皮质下行纤维束受损，下行抑制作用必然减弱，周围传人纤维的兴奋作用相对增强，可出现痉挛性运动障碍和姿势异常。感知能力如视、听能力受损可使患儿智力低下，基底节受损可导致手足徐动症，小脑受损可发生共济失调等。

四、病理

（一）出血性损害

可见室管膜下出血或脑室内出血，多见于妊娠不足32周的未成熟儿，可能因为此期脑血流量相对较大，血管较脆弱，血管神经发育不完善，调节脑血流量的能力较差。

（二）缺血性损害

如脑白质软化、皮质萎缩或萎缩性脑叶硬化等，多见于缺氧窒息的婴儿。

五、临床分型

由于脑瘫病因多样，临床表现各异，并随年龄增长而不同，因此，至今仍无统一的分类。本文参考《诸福棠实用儿科学》标准进行分型：

（一）痉挛型

痉挛型是最典型和常见的类型。在脑瘫各种类型中发病率最高，占全部患者的60%～70%，有时和其他类型同时存在。病变波及锥体束系统，病变的部位不同，临床表现也不一样，一侧半球的锥体束受损表现为偏瘫；皮质某部位局限性病灶出现单瘫或截瘫；两侧半球病变则表现为四肢瘫。痉挛性脑瘫表现为肌张力增高，常表现为“折刀”

式肌张力增高。肢体活动受限。上肢常表现为屈肌张力增高，肩关节内收，肘关节屈曲，腕关节屈曲。手指屈曲呈紧握拳状，拇指内收，紧握于掌心中。下肢大腿内收，肌张力增高，大腿外展困难，髋关节内旋，踝关节跖屈。俯卧位时膝关节、髋关节呈屈曲姿势，抬头困难，仰卧位时头后仰或低头。扶呈坐位时头向后仰，用力扶成坐位后膝关节弯曲，不能伸直，跪时两足跟不能放在臀后方而是在两侧，下肢呈“W”形。站立时髋、膝略屈，足尖着地。由跟腱收缩，行走时足跟不能着地而呈踮足。由于大腿内收肌紧张行走时呈剪刀步态。腱反射亢进或活跃，骨膜反射增强，踝阵挛阳性，2 岁以后巴宾斯基征仍阳性。

（二）肌张力低下型

多见于幼儿，主要表现为肌张力明显降低。不能站立行走，头颈不能抬起，运动障碍明显，关节活动幅度过大，但腱反射活跃，可出现病理反射。常伴有失语及智能低下。

（三）手足徐动型

约占脑瘫20%，多由核黄疸、新生儿窒息引起的基底核损害而发病。患儿表现为面、舌、唇及躯干肢体的舞蹈样或徐动样动作。伴有运动障碍和肌张力增高。表现为难以用意志控制的不自主运动。当进行有意识、有目的的运动时，不自主、不协调及无效的运动增多。紧张兴奋时不自主运动增多，安静时减少，入睡后消失。由于颜面肌肉、舌肌及发音器官肌肉运动受累，说话时口齿不清，咀嚼吞咽动作受影响，常表现有流涎。

手足徐动型脑瘫在婴儿时期往往表现肌张力低下，平时常常安静地躺在床上、几乎没有自主运动，仰卧位时下肢屈曲，髋外展，踝背屈（此种姿势与痉挛型恰恰相反），随着年龄增长，肌张力逐渐增高。手足徐动型脑瘫智力障碍不严重，能听懂周围人的语言，但表达（说话、动作）困难。单纯手足徐动型脑瘫腱反射不亢进，不表现巴宾斯基征阳性，肌张力呈齿轮状增高。

（四）共济失调型

较为少见，是由于小脑发育不良所致，主要临床表现为肌张力低下、共济运动障碍、意向性震颤、构音障碍及运动发育迟缓。

（五）强直型

此型很少见到，由于全身肌张力显著增高，肢体僵硬，活动减少。由于锥体外系受损所致。被动运动其四肢时，主动肌和拮抗肌都有持续的阻力，肌张力呈铅管状或齿轮状增高，腱反射不亢进，常伴有严重智力低下。

（六）震颤型

此型极少见到，表现为四肢震颤，多为锥体外系相关的静止性震颤。

（七）混合型

同一患儿可出现上述 2 ～ 3 个型的症状，手足徐动与痉挛症状并存，部分部位或某些症状下，肌张力又明显降低。

在脑瘫的分类中，还可以按受累部位分成以下 7 种情况，大多应用于痉挛型：

1. 四肢瘫

四肢及躯干均受累，上下肢严重程度类似。

2. 双瘫

也是四肢受累，但两下肢受累较重，上肢及躯体比较轻。

3. 截瘫

双下肢受累明显，躯干及上肢正常。

4. 偏瘫

一侧肢体及躯干受累，有时上肢损害较明显。

5. 双重性偏瘫

四肢均受累，但双上肢重，下肢轻。或左右两侧严重程度不一致。

6. 三肢瘫

三个肢体受累，此型较少见。

7. 单瘫

单个肢体受累，此型极少见。

六、临床表现

(一) 痉挛型

以四肢僵硬为主要表现。

(二) 手足徐动型

四肢和头部出现不自主的无意识动作，做有目的的动作时，全身不自主动作增多，说话及吞咽困难，常伴有流口水等。

(三) 共济失调型

以四肢肌肉无力、不能保持身体平衡、步态不稳、不能完成用手指指鼻等精细动作为特征。单纯性共济失调较少见。共济失调也可与手足徐动联系在一起。患儿常常无法保持一个固定姿势，当站立时，为了维持站立姿势不得不进行频繁调整。学走路时间晚于正常儿童。当行走时为了获得较稳定的平衡，双脚左右距离较宽，步态蹒跚，方向性差。

七、辅助检查

根据临床表现诊断为脑瘫的患儿，还须经以下辅助检查：

(1) 智力测试。

(2) 脑电图检查。

(3) 脑干听觉诱发电位测定。

(4) 影像学等检查确诊。

八、诊断

(1) 询问有无上运动神经元发育不良或受损病史，如早产、难产、高热、脑缺血、脑缺氧、颅脑损伤、脑感染等。

(2) 检查有无痉挛性瘫痪、肌肉运动失调、肌张力增强、反射亢进、肌肉萎缩、关节畸形、共济失调及智力障碍。

九、鉴别诊断

（一）运动发育迟缓

有些小儿的运动发育比正常同龄儿稍落后，特别是早产儿。但其不伴异常的肌张力和姿势反射，无异常的运动模式，无其他神经系统异常反射。运动发育落后的症状随小儿年龄增长和着重运动训练后，症状可在短期内消失。

（二）智力低下

本病常有运动发育落后，动作不协调，原始反射、Vojta 姿势反射、调正反应和平衡反应异常，在婴儿早期易被误诊为脑瘫，但其智力落后的症状较为突出，肌张力基本正常，无姿势异常。

（三）进行性脊髓肌萎缩症

本病于婴儿期起病，多于 3 ～ 6 个月后出现症状，少数患者生后即有异常，表现为上下肢呈对称性无力，肌无力呈进行性加重，肌萎缩明显，腱反射减退或消失，常因呼吸肌功能不全而反复患呼吸道感染，患儿哭声低微，咳嗽无力，肌肉活组织检查可助确诊，本病不合并智力低下，面部表情机敏，眼球运动灵活。

（四）先天性肌弛缓

患儿生后即有明显的肌张力低下，肌无力，深腱反射低下或消失。平时常易并发呼吸道感染。本病有时被误诊为张力低下型脑瘫，但后者腱反射一般能引出。

（五）进行性肌营养不良

该病是一组原发于肌肉的遗传性疾病，大多有家族史。临床以缓慢进行性加重的对称性肌无力、肌肉萎缩为特征。个别类型可有心肌受累。不同类型往往表现为不同的发病年龄、临床特征和病肌分布。但总的来说多见于儿童和青少年。可见“翼状肩胛”“游离肩”“小腿肌肉假性肥大”“Gowers”征等特征性表现。以其进行性症状加重、发病年龄、临床特征及家族史可与本病鉴别。

十、治疗

无特效治疗方法，多为对症治疗。

(1) 早发现、早治疗：越早越好，不仅能促进神经系统的正常发育，改善异常姿势和运动，抑制异常反射，还可防止肌腱挛缩和骨关节畸形等继发症，减轻致残率。

(2) 家长参与康复疗法：脑瘫康复是个长期的过程，仅靠治疗师每天 1 ～ 2h 的训练不可能解决全部问题，为保证患者得到切实有效的治疗，必须让家长学会并参与部分常用的康复方法。

(3) 采用综合性治疗，如针灸、理疗等。

(4) 药物疗法：口服或注射有关药物：脑神经营养药、肌肉松弛药、活血药等。如卵磷脂 (包含磷脂酰胆碱、脑磷脂、鞘磷脂等)、脑活素、脑多肽、乙酰谷酰胺、胞二磷胆碱等。对于痉挛型脑性瘫痪患者，可给予 A 型肉毒素肌内注射治疗减轻肌张力，改善关节活动度，提高运动功能，最长选用的痉挛肌肉有小腿后部肌群、大腿内收肌群等。

(5) 矫形手术：目的是减少痉挛、改善肌力平衡、矫正畸形、稳定关节。手术方法可分 4 类：

1) 后根神经切断术。

2) 神经切断术：支配痉挛肌肉的神经分支切断术。

3) 肌腱手术。

4) 骨关节手术。

第五节　抗癫痫药

一、抗癫痫药的治疗原则

小儿癫痫的药物治疗是一项复杂、细致的长期工作。癫痫患儿需长期服用抗癫痫药物，既达到长期控制癫痫发作，提高生活质量，又不出现毒副反应，已成为癫痫治疗学的重要课题。

(1) 尽量早期治疗：一旦癫痫诊断确立，应长期服药。如果首次发作后，经检查未明确病因者，可暂不服药。但需密切观察。若有反复发作则应长期服药。

(2) 根据发作类型选药是治疗关键 (表 3-1)：常用抗癫痫药物有苯巴比妥、丙戊酸、卡马西平、氯硝西泮、硝西泮、拉莫三嗪、托吡酯、奥卡西平等。然而促肾上腺皮质激素和肾上腺皮质激素可用于肌阵挛发作及婴儿痉挛症等发作类型，但其本身不是抗癫痫药物。

(3) 单用一种抗癫痫药物治疗以证明取得良好效果，就不必联合用药。这样不仅减少药物相互作用，而且毒性小。对难治性癫痫有时则需联合用药。

(4) 长期服用药物应从较小剂量开始。先试用，一般用维持量的 1/2 ～ 2/3，以后再根据病情进行调整。

(5) 需要长期规律用药，以保证必须的有效药物血浓度。

(6) 疗程要长，停药要慢，一般在停止发作之后继续服药 2～4 年，复查 A-EEQ 已正常，然后再经过 6 个月～1 年逐渐减量而后停药。

(7) 注意药物毒性反应：常用的抗癫痫药物是比较安全的，不良反应常是轻微的、可逆的。由于个人对药物耐受程度不同，故应密切观察。治疗前及治疗中应定期查血常规及肝肾功能。为减少药物的毒性反应，提高疗效，应定期监测药物血药浓度。

表 3-1　根据发作类型的选药原则

发作类型	一线药物	二线药物	可考虑药物	可加重发作的药物
强直阵挛发作	丙戊酸钠	左乙拉西坦托吡酯	苯巴比妥	
失神发作	丙戊酸钠拉莫三嗪	托吡酯		卡马西平奥卡西平苯巴比妥加巴喷丁
肌阵挛发作	丙戊酸钠托吡酯	左乙拉西坦氯硝西泮拉莫三嗪		卡马西平奥卡西平加巴喷丁
婴儿痉挛	类固醇（促肾上腺皮质激素）	氯硝西泮丙戊酸钠托吡酯拉莫三嗪		卡马西平奥卡西平

二、常用抗癫痫药的合理应用

（一）常用抗癫痫药

抗癫痫药物按化学结构分为以下几类：

(1) 乙内酰脲类。

(2) 巴比妥类。

(3) 苯二氮䓬类。

(4) 二丙基乙酸酯类。

(5) 氨甲酰氮䓬类。

(6) 琥珀酰亚胺类。

(7) 噁唑烷二酮类。

(8) 其他类。

1. 乙内酰脲类 — 苯妥英纳

(1) 作用与用途：苯妥英钠是乙内酰脲类抗癫痫及抗心律失常的常用药物。动物实验证明本品对惊厥有很强的对抗作用。关于本品的作用机制至今不明，研究认为，主要是由于提高了病灶周围正常脑细胞的兴奋阈值，对病灶本身影响不大。本品是广谱抗癫痫药物之一。特点是抗癫痫作用强，而镇静作用较轻。成人常列为首选药物。由于该药毒副反应较大，治疗量与中毒量接近，用于小儿不良反应较多且不易早期发现，故不作小儿选用。

主要用于全身性强直阵挛发作及简单部分运动发作，对复杂部分性发作效果较差。对 Lennox 综合征及婴儿痉挛症无效。

(2) 体内过程：口服吸收不规则，存在个体及年龄差异，约 30%～90% 被吸收，与血浆蛋白结合率为 85%～90%，游离方式占 10%～15%。单剂口服后，新生儿吸收慢而不规则，4～8h 血药浓度达峰值。小儿吸收较好，2～6h 达峰浓度，约 1 周后可达稳态血浓度，即 10～20μg/mL，中毒浓度为 20μg/mL 以上，说明本药的治疗量与中毒量很接近。$t_{1/2}$ 为 13～46h，与个体差异有关。

(3) 用法与用量：口服。成人，300mg/d；小儿，4～8mg/(kg·d)，每日 2 次，饭后服用。

(4) 不良反应及注意事项：苯妥英钠的不良反应为眼球震颤，复视，共济失调。过量可出现反应迟钝，构音不清，思维减慢等症状。尤应注意的是，苯妥英钠的一个常见的不良反应是发作加频，如果当时未测血药浓度，常误认为药量不足，导致发作更频繁，共济失调更严重，生活不能自理，甚至出现小脑永久性损伤。

(5) 制剂规格：片剂：0.05g，0.1g；注射剂：50mg(1mL)，250mg(5mL)。

2. 巴比妥类

苯巴比妥 (鲁米那、Luminal)

(1) 作用与用途：苯巴比妥是巴比妥类药物之一。于 1912 年开始用于抗惊厥及抗癫痫治疗。至今仍认为是应用最广的，低毒的，价廉的抗癫痫药物。

可用于各型癫痫，对全身性强直阵挛发作及部分性发作有效，对复杂部分性发作及失神发作效果较差。

(2) 体内过程：该药口服后，由于代谢慢，3～4h 才达到血中药物峰浓度。$t_{1/2}$ 长，为 96h±12h，达稳态血浓度需 14～21 日。新生儿 $t_{1/2}$ 可达 115h。主要在肝内代谢占 40%～60%，氧化的羟苯巴比妥无活性。经肾排出原型药物约占 10%～40%。

(3) 用法与用量：开始可用小剂量，按 2～3mg/(kg·d)，分 2 次口服，必要时渐增至 5mg/(kg·d)。

(4) 不良反应及注意事项：本药最常见的不良反应是小儿易兴奋不安，活动多。药物的过敏反应并不常见，如皮疹、高热等，一旦出现，应立即停药。有严重肝肾功能不全时，禁用静脉注射。值得注意的是，苯巴比妥断药反应见于长期服药后突然停用，常导致癫痫持续状态，故应逐渐减量，以免发作加重。

(5) 制剂规格：片剂：0.015g，0.03g；注射剂：0.05g，0.1g。

3. 苯二氮䓬类

本类药物能增加突触对抑制性递质 γ- 氨基丁酸 (GABA) 的释放和促进突触后受体的功能。常用药物有地西泮、硝西泮和氯硝西泮。其抗癫痫范围、作用强度、体内过程、不良反应有许多类似之处。代表药物为地西泮，广泛应用于临床。

(1) 地西泮

1) 作用与用途：本药抗癫痫效力较氯氮䓬强 5～10 倍，无论是中枢性或末梢性肌痉挛均有效。对各种类型的癫痫发作均有效。对肌阵挛性发作、癫痫持续状态疗效最好(70%～80%的发作可得到控制)；对局限性发作及精神运动性发作疗效差些。有效血清药物水平约为0.6～1μg/mL。

2) 体内过程：地西泮口服吸收快，1h达血药浓度峰值，肌内注射吸收慢，且不规则。静脉注射后，由于脂溶性高，迅速通过血脑屏障，并大量进入脂肪组织，故发挥药效快。血浆蛋白结合率高，与竞争结合血浆蛋白结合部位的药物相互作用不明显。能透过胎盘屏障影响胎儿。本品可从乳汁分泌。主要经肝代谢，代谢物有去甲地西泮、去甲羟西泮，仍有不同程度的药理活性。最终与葡萄糖醛酸结合自尿中排出。有肝肠循环，口服后6～12h可再度出现血药浓度高峰，具有消除慢、作用持久，长期反复应用有蓄积中毒的危险。约为32h。

3) 用法与用量

①治疗癫痫

成人剂量：口服，2.5～5mg/次，3次/d。

小儿剂量：口服，1岁以下，1～2.5mg/d，1岁以上，2.5～10mg/d。亦可用“年龄＋1法”简便计算，如2岁用3mg/d，4岁用5mg/d。幼儿不超过5mg/d，5～10岁小儿不超过10mg/d。

②治疗癫痫持续状态，抗惊厥和严重频发性癫痫

成人剂量：缓慢静脉注射，10mg/次。若第1次静脉注射无效，15min后可重复用药1次。

小儿剂量：缓慢静脉注射，0.25～0.3mg/(kg·次)或每岁用1～2mg/次，但不超过10mg/次。

对婴儿应稀释使用，新生儿禁用。

4) 不良反应：有嗜睡、眩晕、疲倦、头昏、头痛、口渴、胃肠运动障碍，大剂量偶见共济失调。静脉注射速度过快可引起呼吸和循环功能抑制。连续使用数周或数月，可以产生依赖性，突然停药可发生戒断症状，如失眠、兴奋、焦虑、震颤，甚至惊厥。

5) 制剂规格：片剂：2.5mg；注射剂：10mg(2mL)。

(2) 硝西泮

1) 作用与用途：常用作催眠药，较少用于抗焦虑症，也用于婴儿抗惊厥，对小发作型癫痫疗效好，特别是对肌阵挛发作，对其他型癫痫发作也有效。

2) 体内过程：口服易吸收，2h达峰浓度，维持药效6～8h，生物利用度约为78%，血浆蛋白结合率为80%。主要由肝代谢，代谢物从尿中排出。可透过胎盘屏障影响胎儿。$t_{1/2}$为21～25h。

3) 用法与用量

成人剂量：口服，10～30mg/d，分次服。

小儿剂量：口服，0.2～0.3mg/(kg·d)，2次/d。

4) 不良反应：同地西泮。

5) 制剂规格：片剂：5mg。

(3) 氯硝西泮

1) 作用与用途：为广谱抗癫痫药。它能选择性地抑制癫痫病灶的活动，同时又能制止惊厥扩散。临床主要用于婴儿痉挛症、肌阵挛性发作。静脉注射可治疗惊厥或癫痫持续状态。对癫痫频繁发作的小儿常于第 1 次与丙戊酸钠联合应用后立见功效。连续用药 2 周可达最大效应。

2) 体内过程：口服吸收良好，30 ～ 60min 即出现作用，1 ～ 2h 达高峰血浓度，有效血药浓度为 25 ～ 75μg/mL，作用可持续 6 ～ 8h。血浆蛋白结合率为 85%，$t_{1/2}$ 约为 22 ～ 38h。几乎全部在体内通过硝基还原而失活，由尿中排泄，以原型药物排出者不足 0.5%。

3) 用法与用量

成人剂量：口服，从小剂量开始 0.75mg/d，3 ～ 4 次 /d，每 2 ～ 3 日增加 0.5 ～ 1mg，直至有效控制为止；缓慢静脉注射，1 ～ 4mg/ 次。

小儿剂量：口服，0.01 ～ 0.03mg/(kg·d)，逐渐增加剂量至维持量，0.1 ～ 0.2mg/(kg·d)；缓慢静脉注射，0.01 ～ 0.1mg/(kg· 次)。

4) 不良反应：有时出现肌张力下降、嗜睡、气管分泌物增多。偶有血压下降，抑制呼吸及循环功能。

5) 制剂规格片剂：0.5mg，2mg；注射剂：1mg(1mL)。

4. 二丙基乙酸酯类 — 丙戊酸钠

(1) 作用与用途：丙戊酸是短链脂肪酸，在化学结构上是不含芳香环及卤素的抗癫痫药。其作用机制为促进脑内 GABA 功能的作用。本品为戊酸钠的 α- 丙基衍生物。为广谱抗癫痫药。

本药临床可用于多种发作。尤其对失神发作、强直 - 阵挛型发作和肌阵挛发作特别有效。临床试验结果：若以服药后发作频率减少 75%～ 100%为满意疗效，则失神发作，原发性强直阵挛型发作为 85%～ 90%，继发性全身强直阵挛发作＜ 50%，部分性发作约 30%。有人指出，难治性癫痫患者对丙戊酸钠与氯硝西泮联合治疗反应良好。

(2) 体内过程：该药口服在肠道吸收迅速而完全，服药后 1 ～ 4h 血药浓度达峰值。$t_{1/2}$ 为 6 ～ 15h。主要分布在细胞外液，在血中大部分与血浆蛋白结合，其结合率约为 80%～ 94%，脑脊液中为血浆浓度的 10%。主要经肝代谢，而后经肾排出。有肝疾患时，血浆 $t_{1/2}$ 可延长至 17 ～ 19h。该药约 3 ～ 4 日达稳态血药浓度，有效血浓度为 50 ～ 100μg/mL。

(3) 用法与用量

成人剂量：口服，200 ～ 400mg/ 次，每日分 3 次；静脉注射，首剂 400 ～ 800mg 缓慢注射，继以 8 ～ 15mg/kg 静脉滴注维持，速率为 1mg/(kg·h)，最大用量不超过 2.5g/d。

小儿剂量：口服，15 ～ 30mg/(kg·d)，每日 3 次，宜从小剂量开始；静脉注射 8 ～ 15mg/(kg· 次)，参考成人用法。

(4) 不良反应及注意事项：不良反应为消化道症状，如厌食、恶心、呕吐、腹泻等。尚有运动失调，血小板减少，白细胞减少，中毒性肝炎等。值得注意肝损害多发生在 2 岁以下小儿，服药开始 6 个月以内，应每月检查肝功能，有肝病者禁用。

(5) 制剂规格：片剂：100mg，200mg；口服液：每毫升含 40mg；粉针剂：400mg。

5. 氨甲酰氮䓬类 — 卡马西平

(1) 作用与用途：本药抗癫痫作用的机制与苯妥英钠相似，降低细胞膜对 Na^+、Ca^{2+} 的通透性，从而使兴奋性下降，也能增高 GABA 的抑制功能。现已公认是安全、有效、广谱，抗癫痫药物。

本药对复杂部分性发作效果显著，为目前首选药物。对全身性强直－阵挛发作及原发性简单部分运动发作效果较好，对失神发作，失张力发作及肌阵挛发作效果差。

(2) 体内过程：本药口服在胃肠道吸收较缓慢，单次片剂口服血浓度峰值时间为 6 ～ 24h，口服吸收率约为摄入量的 70%～ 80%，3 ～ 5 日后可达稳态血药浓度。$t_{1/2}$ 为 8 ～ 20h，有效血药浓度 4 ～ 10μg/mL。

(3) 用法与用量

成人剂量：口服，100 ～ 200mg/ 次，每日 2 次。

小儿剂量；口服，为避免一过性不良反应，开始可用小量。如第 1 周 5 ～ 10mg/(kg·d)，然后渐加量，至第 3 ～ 4 周可加至足量，为 10 ～ 20mg/(kg·d)，每日 2 次。

(4) 不良反应及注意事项：该药的不良反应与用药剂量有关，如嗜睡，复视，眼球震颤及一过性可逆性白细胞减少，故应定期查血常规、血小板等。如小儿用药后白细胞总数小于 4000/mm^3，中性粒细胞小于 40%，应酌情减少药物剂量，甚至考虑停用。如果开始用药 1 周内小剂量开始，则上述不良反应可消失。值得注意的是本药有效浓度与中毒浓度接近，在 12μg/mL 以上为中毒血浓度，患儿中毒表现为震颤、发绀、颜面潮红，甚至抽搐。给药后 4 周，自身诱导已达最大限度，应测稳态药物浓度。

(5) 制剂规格：片剂：0.1g，0.2g。

6. 琥珀酰亚胺类

(1) 乙琥胺

1) 作用与用途：动物实验观察，本药对戊四氮引起的惊厥有对抗作用。其作用机制不详，有人提出可能是与增强中枢抑制性递质 GABA 作用直接或间接地增加氯化物电导，使脑细胞抑制增强而抗癫痫。对癫痫小发作疗效好。特别是典型的失神发作，对肌阵挛性癫痫及婴儿痉挛也有一些效果，但对大发作无效。

2) 体内过程：本品口服吸收迅速而完全。1 ～ 4h 血药浓度达高峰，有效血浓度为 40 ～ 10μg/mL，甚至需达 120μg/mL 方能奏效，连续服药 7 日可达稳态血浓度。很少与血浆蛋白结合，可迅速通过血脑屏障。长期应用时脑脊液浓度可以近似于血浆浓度。在体内部分经肝代谢，代谢物及其余原型药物由尿中排出。$t_{1/2}$ 因年龄而异，成人平均为 60h，小儿平均为 30h。

3) 用法与用量：本品为治疗失神发作的首选药。

成人剂量：口服，开始 250mg/ 次，2 次 /d，4 ～ 7 日后再增加 250mg，直至控制发作，维持量约为 1 ～ 1.5g/d。

小儿剂量：1 岁以下 0.1 ～ 0.2g/d；2 ～ 5 岁 0.2 ～ 0.3g/d；6 ～ 12 岁 0.3 ～ 0.5g/d。多数小儿常用有效量为 20mg/(kg·d)。

4) 不良反应及注意事项：不良反应少见，而且较轻。常有恶心、呕吐、厌食、上腹不适，少见眩晕、头痛、嗜睡、欣快、幻觉、妄想、注意力降低，偶见粒细胞减少，红斑狼疮样淋巴结肿胀，血小板减少而致出血或淤斑，个别患者可出现皮疹等过敏反应，应立即停药。

患有贫血及严重肝肾功能不全的患者禁用，治疗期间应定期检查血常规及肝、肾功能。

5) 药物相互作用：本品与卡马西平合用，两者代谢均可加快，而使血药浓度下降，疗效降低。

6) 制剂规格：胶囊剂：0.25g；糖浆剂：5％。

(2) 苯琥胺

本药常用于癫痫的失神发作，但疗效不如三甲双酮及乙琥胺。单用可以使大发作增加。

成人剂量，口服，0.5 ～ 1g/ 次，3 次 /d；小儿剂量，口服，20 ～ 60mg/(kg·d)，3 次 /d。从小剂量开始逐渐增加。不良反应较乙琥胺轻，少数人可出现恶心、呕吐、嗜睡、头痛、共济失调、皮疹。偶尔对肝、肾、造血功能有害。有肝、肾功能异常及孕妇慎用。

制剂规格：片剂：0.25g，0.5g。

7. 噁唑烷二酮类— 三甲双酮

本药是最早用于癫痫小发作的药物。对癫痫失神发作效果好，因毒性反应大，现已被丙戊酸钠、乙琥胺及苯二氮䓬类药物取代。成人剂量 0.15 ～ 0.3g/ 次，3 次 /d，口服，从小剂量开始，每月可增加 0.5g，一般维持量为 1.8g/d。小儿剂量 20 ～ 40mg/(kg·d)，婴儿最初剂量为 0.15g/d；2 ～ 5 岁 0.3g/d，渐增至维持量 0.9g/d，6 ～ 12 岁最初剂量 0.6g/d，渐增至 1.2g/d 维持量。不良反应有：胃肠功能紊乱、眼花、畏光、眩晕、头痛、嗜睡、失眠、脱发、皮疹、红斑狼疮样淋巴结肿胀、粒细胞减少、再生障碍性贫血、恶性腺病、肝、肾功能损害。

制剂规格：1 片剂：0.15g；胶囊剂：0.3g。

8. 新型抗癫痫药物

近年来，人们从癫痫作用机制方面定向设计和筛选抗癫痫新药，主要有以下途径：

(1) 增强 GABA 及其受体的功能，加强中枢神经抑制过程。

(2) 降低中枢兴奋性氨基酸及其受体的功能，从而降低神经细胞的兴奋性。

(3) 新的抗癫痫药物是通过调节 Na^+、K^+、Ca^{2+} 通道而改变离子转运和膜稳定性。

(1) 托吡酯 (妥泰、Topamax)

化学结构为吡喃果糖氨基磺酸酯。

1) 作用与用途：托吡酯为广谱抗癫痫新药，主要用于对成人和小儿难治部分性发作及继发全身发作，对 Lennox–Gastaut 综合征、婴儿痉挛及全身性发作疗效较好。视已用它作为单剂药治疗。近年有人报道，托吡酯对偏头痛、肥胖、抽动障碍均有一定疗效。

托吡酯作用机制为电压依赖性钠通道阻断作用。在 GABA。受体上增强 GABA 的神经抑制作用，并拮抗兴奋性氨基酸海藻酸 (AMPA) 型谷氨酸受体，降低谷氨酸介导的神经兴奋作用。

2) 体内过程：口服吸收快而完全，1 ～ 4h 达峰浓度。口服 100mg 生物利用度为 81%～ 95%，进食不影响吸收。血浆蛋白结合率为 15%，多次剂量应用后显示线性药代动力学。药物 60%～ 80% 以原型从肾中排出。肾脏有损害者 t1/2 延长 2 ～ 4 倍，故宜减量。

3) 用法与用量：小儿使用口服治疗剂量应逐步增加，口服剂量从 0.5 ～ 1mg/(kg·d) 开始，每周增加 0.5 ～ 1mg/(kg·d)，直至维持量为 3 ～ 6mg/(kg·d)。

4) 不良反应：无严重不良反应，主要见于中枢神经系统，可有眩晕、感觉异常、语言障碍、嗜睡、注意力不集中，情绪不稳定，久用可自行消失。胃肠道不良反应，可有食欲减退、恶心、腹泻等，以及泌汗障碍，产生肾结石较对照患者多 2 ～ 4 倍。单药治疗不良反应发生率低于多药治疗。出现不良反应强调缓慢递增药物。

5) 药物相互：作用托吡酯和其他抗癫痫药物少有相互作用。其他药物对托吡酯有一定影响：苯妥英、卡马西平及苯巴比妥可明显减低托吡酯血浓度，使它的清除较单药治疗增加 2 ～ 3 倍，由于这些药物有酶诱导作用，当停用这些药物时，血中托吡酯的清除增加 2 ～ 3 倍，此时应减量。

6) 制剂规格：片剂：25mg，50mg，100mg；胶囊剂：25mg。

(2) 奥卡西平

1) 作用与用途：奥卡西平单药治疗新诊断的成人和小儿部分性发作和全面性强直 - 阵挛发作的疗效与苯妥英钠相似，而且奥卡西平作为辅助用药与安慰剂比较，能显著减少小儿及成人难治性癫痫发作的频率。

奥卡西平的确切作用机制尚不明，但其主要活性代谢物 - 单羟基衍生物 (MHD) 及 11- 二氧 -10- 羟基 - 卡马西平，能影响神经递质离子通道。奥卡西平和 MHD 的抗惊厥作用与卡马西平非常类似。动物实验研究表明，奥卡西平能阻断电压依赖性钠离子通道，因此能稳定神经元胞膜，抑制了神经元反复放电，并减少突触冲动活性。研究发现 MHD 能够降低纹状体与皮层神经元的高电压活化的钙流，从而降低皮层纹状体突触的谷氨酸能冲动的传导。

2) 体内过程：奥卡西平是一种无活性前体物，在肝脏内很快被肝细胞酶降解形成主要有药理活性的单羟基衍生物 (MHD)。口服吸收完全，其生物利用度为 96%。奥卡西平达稳态血浓度较快，一般 3 ～ 4 剂即可。为线性动力学，且无代谢自身诱导，这是区别卡马西平的一个特点，故剂量调整较简单。由于奥卡西平的主要代谢通路并不涉及肝内线粒体氧化酶，故认为肝功能损害并不影响奥卡西平的代谢。

3) 用法与用量：对于小儿癫痫患者，奥卡西平单药治疗应该从 8 ～ 10mg/(kg·d) 起始一日 2 次口服。如果临床耐受，可以按照 1 周内加至约 10mg/(kg·d) 的剂量以后逐渐加药至症状控制后，改用维持量。维持量不超过 46mg/(kg·d)，分 2 次服用。

4) 不良反应：首次应用奥卡西平单药治疗小儿发生的不良事件与成人相似。主要有嗜睡、头痛、失常、恶心、情态淡薄等。过敏性皮疹罕见，对卡马西平过敏者约 25% 有交叉反应。低钠血症 (血钠低于 135mmol/L) 比卡马西平多见，但一般无临床症状。

5) 药物相互作用：奥卡西平血浆蛋白结合率低 (概)，故无蛋白结合的相互作用。奥卡西平的酶诱导力很低。故少见药代动力学的相互作用。没有证据表明奥卡西平与丙戊酸钠之间有明显相互作用。奥卡西平对拉莫三嗪有明显的诱导作用。奥卡西平可使拉莫三嗪最大血药浓度下降 29%。奥卡西平与丙戊酸钠合用可使拉莫三嗪血药浓度增高 1 倍，因此联合应用奥卡西平，丙戊酸钠及拉莫三嗪治疗患者，在停用奥卡西平后，血浆拉莫三嗪的浓度会升高 50%。

6) 制剂规格：片剂 (薄膜衣片)：0.15g，0.3g，0.6g。

(3) 拉莫三嗪 (利必通、那蒙特金)

1) 作用与用途：对 12 岁以上小儿及成人单药治疗，其适应证包括简单部分性发作，复杂部分发作，部分性发作继发全面性发作，以及典型失神发作。2 岁以上小儿及成人的添加疗法适应证同单药治疗。据报道，拉莫三嗪对严重肌阵挛发作非但无效，还可致使加重。

拉莫三嗪是一种苯基三嗪类化合物。有类似苯妥英作用，与神经元膜抑制电压依赖性钠通道，因而稳定了突触前膜。可减低兴奋性神经递质天门冬氨酸及谷氨酸的释放，从而抑制发作。

2) 体内过程：口服胃肠吸收好，3h 达峰浓度。呈线性药代动力学。生物利用度约为 98%，血浆蛋白结合率为 55%，在肝中代谢成无活性代谢物。拉莫三嗪的半衰期为 25 ～ 30h。本药当与同工酶诱导剂如卡马西平或苯妥英合用时，半衰期缩短一半，而同用丙戊酸钠时则延长 1 倍。

3) 用法与用量：拉莫三嗪单药治疗，12 岁以上小儿推荐剂量 (kg·d)，每日 1 次，连用 2 周，每隔 1 ～ 2 周剂量递增至 0.6mg/(kg·d)，最大维持剂量为 2 ～ 10mg/(kg·d)。

拉莫三嗪联药治疗时，小儿年龄 2 ～ 12 岁，如与肝酶诱导类的抗癫痫药物合用时，起始剂量 0.6mg/(kg·d)，连用 2 周，增加剂量为 1.2mg/(kg·d)，每隔 1 ～ 2 周递增，维持剂量为 5 ～ 15mg/(kg·d)。与丙戊酸钠类药物合用，小儿 0.15mg/(kg·d)，连用 2 周，每隔 1 ～ 2 周剂量增加 0.15mg/(kg·d)，维持剂量为 1 ～ 5mg/(kg·d)。

4) 不良反应：头晕、嗜睡、头痛、共济失调及复视为最常见的木良反应，还有恶心、呕吐、弱视，减量即可好转。约 3%～10% 可出现过敏性皮疹，缓慢加量可避免此反应。

本药曾有皮肤不良反应报道，一般发生在拉莫三嗪开始治疗的前 8 周。大多数皮疹是轻微的和自限性。但是曾罕见严重的、危及生命的皮疹，包括 Stevens-Johnson 综合征 (SJS) 和表皮坏死溶解的报道。

5) 药物相互作用：丙戊酸钠可明显抑制拉莫三嗪的代谢，使其 $t_{1/2}$ 成倍增加 (可达 60h)，因此与丙戊酸钠合用时剂量需减半。拉莫三嗪抑制卡马西平环氧化物的代谢，结果增加卡马西平环氧化物浓度 10%～45%。而卡马西平浓度则无改变。

6) 制剂规格：片剂：50mg，100mg。

(4) 左乙拉西坦

1) 作用与用途：左乙拉西坦抗癫痫谱广，对部分性发作和全面性发作都有良好的效果，并有较好的耐受。该药作为难治性部分性癫痫的联合治疗疗效较好。

左乙拉西坦是迄今唯一证实与突触前神经末梢内突触小泡蛋白 SV2A 结合的抗癫痫药物，它与 SV2A 的结合可抑制癫痫环路中的异常放电，从而阻断癫痫的发生。该药尽管未与兴奋性或抑制性神经递质受体结合，对＋通道或 T 型的钙通道的功能无影响，也不影响 GABA 转氨酶或谷氨酸酶活性或第二信使系统，现有证据表明，该药可选择性抑制高电压激活的 N 型钙通道，同时，它可拮抗 β- 卟啉、锌等异构抑制剂对 GABA。受体和甘氨酸受体的抑制作用，间接增强 GABA 和甘氨酸受体依赖的氯离子内流，降低神经元的兴奋性。左乙拉西坦这些作用机制是与 SV2A 位点结合的后续作用，还是独立于后者，目前仍然不明。

2) 体内过程：左乙拉西坦主要以原型 (6.0%) 从尿液排出，24%以无活性代谢产物的形式经肾脏排泄，在代谢过程中左乙拉西坦不发生氧化或结合反应，不干扰 CYP450 酶系。左乙拉西坦呈线性药代动力学，其吸收和排泄过程与剂量无关。尽管较短为 6 ～ 8h。但该药与血浆中的作用时间比 $t_{1/2}$ 长，因此能够一日 2 次给药。在肾功能受损的患者中，应根据肌酐清除率调整左乙拉西坦的剂量，而在肝脏疾病中，则一般不需调整药量。

3) 用法与用量：口服时需与适量水送吸，服用不受进食影响。4 ～ 11 岁的儿童和青少年 (12 ～ 17 岁) 体重≤ 50kg，起始剂量是 10mg/(kg·d)，每日 2 次。根据临床效果及耐受性，剂量可以增加至 30mg/(kg·d)，每日 2 次。剂量变化应以每 2 周增加 10mg/(kg·d)，每日 2 次。

4) 不良反应：最常见不良反应有嗜睡、乏力和头晕，常发生在治疗的开始阶段。随时间推移，不良反应发生率和严重程度会随之降低。此时，尚可见食欲减退，眩晕，复视，皮疹等。本药不良反应与用药剂量无明显相关性。

5) 药物相互作用：左乙拉西坦同时服用酶诱导型抗癫痫药物，本药体内表现总清除率增加 22%。但无须进行剂量调整。左乙拉西坦不影响卡马西平、丙戊酸钠、托吡酯或拉莫三嗪的血浆药物浓度。

6) 制剂规格：片剂：0.25g，0.5g，1.0g。

(5) 加巴喷丁 (诺立汀、Neurontin)

1) 作用与用途：本品化学结构与 GABA 相近，但未发现与经由 GABA 介导的神经抑制过程有任何影响。一般认为本品进入血脑屏障，与大脑皮层、海马及小脑结合，影响神经细胞膜的氨基酸转运而起到抑制作用。具有明显的抗癫痫作用。小剂量有镇静作用，并可改善精神运动性功能。本品对常规治疗无效的某些部分性癫痫发作可用作辅助性治疗，亦可用于治疗部分性癫痫发作继发全身性发作。

2) 体内过程：口服易吸收，2 ~ 3h 达峰浓度，为 2 ~ 7μg/mL。脑脊液浓度约为稳态血药浓度的 2%。生物利用度与剂量有关，口服单剂量 300mg 时，生物利用度为 60%，但剂量再增加生物剂用度反而降低。全身广泛分布，在胰腺、肾脏分布尤多，该药在体内不代谢，以原型经肾排出。5 ~ 7h，血浆蛋白结合率< 5%。

3) 用法与用量：12 岁以上小儿及成人剂量：口服，第 1 日 300mg，睡前服。第 2 日 600mg，分 2 次口服，第 3 日 900mg，分 3 次服。此剂量依疗效定，多数患者在 900 ~ 1800mg/d。肾功能不良反应减量。停药应渐停。

4) 不良反应：常见有嗜睡、头晕、共济失调、疲劳，继续服药可减轻，少见遗忘、抑郁、易激动和精神改变。罕见粒细胞减少。近年有血管炎、过敏反应、下肢灼烧样疼痛、轻度躁狂、焦虑、不安，小儿学习困难和注意力缺陷、手足徐动，致癫痫恶化 (尤其肌阵挛性和失神发作) 的报道。

5) 制剂规格：片剂：150mg，300mg，600mg；散剂：50mg。

(6) 氨己烯酸 (喜保宁、Sabril、Sabrilex)

1) 作用与用途：本品通过不可逆性抑制 γ- 氨基丁酸转移酶而增加抑制神经递质 GABA 后脑中的浓度，且增高的程度与剂量相关。通常用于部分性癫痫发作，也可与其他抗癫痫药合用治疗难治性癫痫发作，还可用于小儿 Lennox-Gastaur 和 West 综合征。本品对小发作、肌阵挛性癫痫无效。

2) 体内过程：本品口服后 1 ~ 2h 可达血浆峰浓度，生物利用度为 60% ~ 80%，食物不影响本品吸收。分布容积 (Vd) 为 0.8L/kg，本品不与血浆蛋白结合，不诱导肝药酶，在体内不代谢，清除 $t_{1/2}$ 为 5 ~ 7h，主要经过肾脏排泄，24h 内的口服剂量的 79% 以原型随尿排泄。

3) 用法与用量：成人剂量：口服，初始剂量 1g/d，分 1 ~ 2 次，可逐渐增加剂量，每周可增加 0.5 ~ 1g，通常有效剂量为 1 ~ 3g/d，不超过 4g/d。小儿剂量：口服，初始剂量 20 ~ 40mg/(kg·d)。老年人、肾功能损害者剂量减半。

4) 不良反应：可见嗜睡、头昏、头痛、疲倦、体重增加、易激惹、神经质，偶见失眠、恶心、呕吐、共济失调、抑郁、行为异常、精神混乱、攻击性、焦虑等。

5) 注意事项：禁用于全身性癫痫和有精神病史者，孕妇及哺乳期妇女不宜使用。慎用于老年人及肾功能损害者。停药时应逐渐减量，一般需 2 ~ 4 周。最新研究表明，服用 2 年以上的患者，有 40% 发生视野缺损，因此服用本品 6 个月做 1 次视野检查。

6) 制剂规格：片剂：500mg。

(7) 抗痫灵 (胡椒碱、Piperine，AES)

1) 作用与用途：本品是由我国民间验方开发的抗癫痫新药。其有效成分为胡椒碱，本药可增强抑制性递质的功能，以对抗癫痫发作。

2) 用法与用量：本药对强直阵挛型发作效果较好，其作用与苯巴比妥相似。对外伤性癫痫效果显著。对简单部分运动性发作及复杂部分性发作疗效较差。应用该药作用慢，往往用药后需经 1 ～ 3 个月才能出现疗效。成人剂量：口服，100 ～ 300mg/d，2 次 /d。小儿剂量：口服，10mg/(kg·d)，每日分 2 次服用。抗痫灵发挥疗效时，不产生精神抑制作用，但长期应用时可产生抗癫痫作用，有耐受性倾向。一般不良反应很低，无胡椒碱样的局部刺激作用，对肝、肾及造血系统无不良影响。成人应用偶有头痛、恶心、嗜睡等，小儿少见。偶有一过性皮疹。临床如遇对其他抗癫痫药物失效时仍可换用此药。本药如与其他抗癫痫药物同用，没有明显相互作用。

3) 制剂规格：片剂：50mg。

(二) 癫痫持续状态的药物治疗

1. 癫痫持续状态

癫痫持续状态是小儿常见的危重急症，迅速诊断、紧急而正确地处理此症患儿，是减少病死率及神经系统后遗症的关键。即经国内沿用的定义为：出现 2 次以上的癫痫发作而在发作期间意识未完全恢复，后者一次癫痫持续 30min 以上。目前基于癫痫持续状态的临床控制和对脑的保护，提出临床上更为实用的定义为：一次发作没有停止，持续时间大大超过可具有该型癫痫的大多患者的发作时间，或反复的发作，在发作期间患者的意识状态不能恢复到基线期水平，均为癫痫持续状态。

2. 抗癫痫药物的应用

在治疗原则中，首先控制癫痫发作，选择作用快，疗效好的抗癫痫药物，并采用静脉途径足量给药，应尽量争取在 1 ～ 2h 内控制发作。为了预防癫痫复发，在发作停止以后，立即开始长期抗癫痫药物治疗。对于惊厥性癫痫持续状态常选用下列药物：

(1) 地西泮：可作为首选药物，治疗癫痫持续状态有效率可达 85%。由于该药脂溶性很高，很快通过血脑屏障而进入脑组织，发挥其抗惊厥作用。地西泮静脉注射后可迅速分布于脑组织，一般于静脉注入 3 ～ 5min 内抽搐即可停止，但维持时间短暂，必要时于用药 15 ～ 20min 后应重复给药 1 次。地西泮一次剂量为 0.3 ～ 0.5mg/kg(最大量 10mg)。注入速度应缓慢，以每分钟 1mg 为宜。不良反应为肌张力过低，气管分泌物增多，偶见呼吸暂停，特别是在已用过苯巴比妥以后再用本药者，尤其要注意呼吸抑制或血压下降，加强对生命体征的监测。地西泮肌内注射时吸收差，不适于急救。地西泮灌肠后吸收快，剂量按 0.5mg/kg，尽管吸收量不易预测，也可以作为一线治疗。

(2) 氯硝西泮：抗惊厥效果比地西泮至少强 5 ～ 0 倍，剂量约为地西泮的 1/10，每次 0.02 ～ 0.06mg/kg，静脉缓慢注入，控制发作效果尚好，对于惊厥性或非惊厥性癫痫持续状态均有较好效果。该药不良反应与地西泮类似。

(3) 劳拉西泮 (氯羟安定、Lorazeam、LZP)：本药作用快，静脉给药数秒钟即达脑内。对各种类型持续状态均有效，很少有呼吸抑制，作用可持续 24 ～ 48h，偶尔有呕吐、幻觉等不良反应。小儿用量为每次 0.05 ～ 0.1mg/kg。静脉注射。成人推荐用药剂量 4mg，缓慢注射，注射速度如果癫痫持续或复发可于 10 ～ 15min 后按相同剂量重复给药。

总之，应用上述三种药物的任何一种均可作为抗癫痫持续状态的首选药物，最常用的药物仍是地西泮。对于少数效果不显著患者，可再选用下列药物。

(4) 苯妥英钠：治疗癫痫持续状态有效率达 60%～ 70%。该药静脉注射后在脑内分布均匀，约经 20 ～ 30min 后脑内可达峰值浓度。达到最大抗惊厥作用。剂量为一次 10mg/kg，静脉速度为每分钟 0.5 ～ 1mg/kg，稀释液应用生理盐水，一定要用心电图监测，如发生心率减慢或血压降低时。考虑停药。有人主张一次给予负荷量为 15 ～ 20mg/kg 静脉输入，苯妥英钠不宜肌内注射，因药物吸收不完全。注射部位局部易出现无菌性坏死。本药优点是不加深中枢性抑制作用，易于观察病情。

(5) 巴比妥类：一般用苯巴比妥钠静脉制剂用以控制高热惊厥持续状态及新生儿惊厥持续状态均取得较好效果。药物负荷量为 15 ～ 20mg/kg(最大量可达 300mg)，一般在 20min 内即可控制癫痫发作。注速不超过每分钟 25mg。12h 后给维持剂量 4 ～ 5mg/(kg·d)。如无条件提供该药静脉制剂，采用肌内注射则发挥其抗惊厥作用较慢，注射后 20 ～ 60min 方可在脑内达到有效浓度高峰，不能使发作尽快停止，故该药不能作为抗癫痫持续状态的首选药物。有人主张，首选地西泮控制发作后，由于维持时间短暂，即刻再给予肌内注射 1 次苯巴比妥钠，剂量按 5 ～ 10mg/kg，该药作用时间较慢，但作用时间较长，两药联合应用互补不足，可达到更好止惊效果。

(6) 丙戊酸钠：高脂溶性，易透过血脑屏障。据文献报道，丙戊酸钠 (德巴金) 注射剂在控制癫痫持续状态中的应用，已取得较好效果。丙戊酸钠 (德巴金静脉注射剂)，每瓶含 400mg 无菌干粉，溶于 4mL 所附溶剂中，以 15mg/kg 的首剂剂量缓慢静脉注射，继以相同剂量以 1mg/(kg·h) 的速度静脉滴注，维持 5 ～ 6h 即可控制。83% 的癫痫持续状态，包括所治疗的各种类型癫痫持续状态，24h 内无癫痫持续状态复发。临床改善也伴随着脑电图异常活动消失。意识、呼吸及心血管方面无损害，实验室检查 (如血细胞分类、计数、血小板计数、心肌酶、凝血酶原时间等) 无异常。

(7) 聚乙醛 (副醛)：用于上述药物治疗无效患者，该药抗惊厥效果较好。聚乙醛需深部臀部肌内注射，剂量是 5% 聚乙醛按 0.1 ～ 0.2mL/(kg· 次)，最大剂量 5mL，每一部位最多注射 2.5mL，一般在注射后 20 ～ 30min 生效。聚乙醛灌肠每次 0.3 ～ 0.4mL/kg，最大剂量 8mL，在直肠内可保留 20 ～ 30min(药物经等量稀释后使用)。本药因从肺排出，常导致刺激性咳嗽，故有肺炎者及颅压增高者慎用。

(8) 麻醉剂：对于难以控制的发作而上述药物无效时，可应用基础麻醉剂。多用短效异戊巴比妥或硫喷妥钠。

异戊巴比妥：其钠盐易溶于水，剂量首次为 5mg/kg(0.1g 溶于 10mL5% 葡萄糖溶液中)，速度不超过 1mL/min，静脉或肌内注射。

硫喷妥钠：本药为超短时作用的巴比妥类药物。静脉给药的剂量在第 1h 内为 20mg/(kg·h)，以后给维持剂量按 5mg/(kg·h)。如采用肌内注射，剂量仍按 20mg/kg，配成 2.5%溶液 (0.25g 加入 10mL 蒸馏水中稀释) 肌内注射。

上述两药抗惊厥效果好，但麻醉期间，需用生命体征及脑电图监测患者，至少维持脑电图处于抑制状态的图形达 2h，然后考虑逐渐减药。由于麻醉药物易引起呼吸抑制，用药前应作好气管插管的准备。

第六节 其他用药

一、中枢兴奋药

(一) 尼可刹米 [基(基). 保(甲)]

1. 商品名或别名

可拉明，烟酸乙胺，烟酸二乙胺。

2. 用药指征

(1) 用于中枢性呼吸功能不全、各种继发性呼吸抑制、慢性阻塞性肺疾病伴高碳酸血症。

(2) 也用于肺心病引起的呼吸衰竭以及麻醉药或其他中枢抑制药的中毒解救。

3. 用法与用量

皮下注射、肌内注射或静脉注射：6 个月以下，一次 75mg；1 岁，一次 125mg；4 ~ 7 岁，一次 175mg。

4. 用药指导

(1) 对本品过敏者，抽搐、惊厥及急性卟啉病患儿禁用。

(2) 大剂量可引起血压升高、心悸、出汗、呕吐、震颤及肌僵直，应及时停药以防惊厥。

(3) 用于中枢性呼吸衰竭，但对呼吸肌麻痹所引起的呼吸抑制无效。

(4) 与其他中枢神经兴奋药合用，有协同作用，可引起惊厥。

(5) 惊厥发作可静脉注射地西泮或硫喷妥钠加以控制。

(6) 本品与鞣酸、有机碱的盐类及各种金属盐类配伍，均可能产生沉淀。

(7) 本品作用时间短暂，一次静脉注射只能维持作用 5 ~ 10min，视病情间隔给药。

5. 制剂与规格

注射剂：1.5mL:0.375g。

（二）洛贝林[基(基).保(甲)]

1. 商品名或别名

山梗菜碱，半边莲碱。

2. 用药指征

主要用于各种原因引起的中枢性呼吸抑制。常用于新生儿窒息、一氧化碳中毒、吸入麻醉药或其他中枢抑制药（如阿片、巴比妥类）中毒，传染病（如肺炎、白喉等）引起的呼吸衰竭。

3. 用法与用量

(1) 皮下或肌内注射：一次 1 ～ 3mg。

(2) 静脉注射：一次 0.3 ～ 3mg。静脉注射应缓慢。必要时 30min 可重复 1 次。新生儿窒息可注入脐静脉 3mg。

4. 用药指导

(1) 大剂量用药可出现心动过缓；剂量继续增大可出现心动过速、传导阻滞、呼吸抑制、惊厥昏迷、死亡。

(2) 与碱性药物配伍可产生山梗素沉淀。

(3) 洛贝林与三磷腺苷二钠两种药物共同抽取时，产生浑浊并有絮状物出现，用 0.9% 氯化钠注射液或 5% 葡萄糖稀释后絮状物消失，但液体仍浑浊，提示这两种药物之间存在配伍禁忌。

5. 制剂与规格

注射剂：

(1) 1mL∶3mg。

(2) 1mL∶10mg。

（三）哌甲酯[保(乙)]

1. 商品名或别名

利他林，利太林，哌醋甲酯。

2. 用药指征

用于发作性睡病、小儿遗尿症、注意缺陷多动障碍、轻度抑郁症及中枢神经抑制剂中毒性昏迷等。

3. 用法与用量

口服，6 岁以上儿童服用，根据疗效持续时间分速释片和缓释片。

(1) 速释片：一次 5mg，一日 2 次。早餐和午餐前服用，然后按需每周递增 5 ～ 10mg，最大剂量一日 60mg。

(2) 缓释片：一日 1 次，早晨、餐前或餐后服用。对于目前未接受哌甲酯治疗的患儿或正在接受其他兴奋药治疗的患儿，本品推荐剂量一日 1 次 18mg，剂量增加过程中，通常每周调整一次剂量，最大剂量一日一次 54mg。

4. 用药指导

(1) 对本品过敏者、6 岁以下儿童、严重心血管病、癫痫患儿、严重外源性或内源性抑郁症患儿禁用。

(2) 每日最后一次给药要至少应在睡前 4h 服用。

(3) 停药时应逐渐递减用量。

(4) 使用单胺氧化酶抑制剂者，应在停药 2 周后，再使用本品。

(5) 本品缓释片要整片用水送下，不能咀嚼、掰开或压碎。

(6) 本品为国家特殊管理的第一类精神药品，有一定依赖性，必须严格遵守国家对精神药品的管理条例，按规定开写精神药品处方和供应、管理本类药品，防止滥用。

5. 制剂与规格

片剂：10mg。

缓释片：

(1) 18mg。

(2) 36mg。

(3) 54mg。

（四）托莫西汀

1. 商品名或别名

托模新定，LY-139603。

2. 用药指征

用于治疗 6 岁以上儿童和青少年的注意缺陷多动障碍 (ADHD)。

3. 用法与用量

口服。

(1) 体重不足 70kg 的患儿，起始剂量一日 0.5mg/kg，3 日后根据效果增加剂量至一日总目标剂量，通常为 1.2mg/kg。可早餐前或后一次性给药，也可以早晚分 2 次给药，一日最大剂量不超过 1.4mg/kg。

(2) 体重超过 70kg 的患儿，起始剂量一日 40mg，3 日后根据效果增加剂量至一日总目标剂量，通常为 80mg。可早餐前或后一次性给药，也可以早晚分 2 次给药，一日最大剂量不超过 100mg。

4. 用药指导

(1) 本品主要不良反应有便秘、口干、恶心、失眠等。

(2) 禁忌证为闭角型青光眼和正在服用或在 14d 内服用过单胺氧化酶抑制药如苯乙肼、苯环丙胺等的患儿及对盐酸托莫西汀过敏者。

(3) 长期用药应监测儿童生长发育情况。

(4) 应注意自杀风险。

5. 制剂与规格

胶囊剂：

(1) 5mg。

(2) 10mg。

(3) 25mg。

(4) 40mg。

二、脑代谢功能改善药

（一）胞磷胆碱 [基（基）. 保（甲乙）]

1. 商品名或别名

胞磷胆碱钠，尼可林，二磷酸胞苷胆碱，胞二磷胆碱。

2. 用药指征

主要用于急性颅脑外伤、脑手术后的意识障碍。

3. 用法与用量

(1) 肌内注射：一日 4mg/kg，分 1 ～ 2 次。

(2) 静脉滴注，一日 4 ～ 12mg/kg，用 5% 葡萄糖注射液或 10% 葡萄糖注射液稀释后缓慢滴注，5 ～ 10 日为 1 个疗程。

4. 用药指导

(1) 对本品过敏者、处于严重颅脑内损伤急性期的患儿禁用。

(2) 在脑出血急性期和严重脑干损伤时，不宜大剂量，并应与止血药、降颅压药合用。

(3) 肌内注射一般不采用，若用时应注意经常更换注射部位。

5. 制剂与规格

注射剂：

(1) 100mg。

(2) 200mg。

(3) 250mg。

（二）吡拉西坦 [保（乙）]

1. 商品名或别名

脑复康，吡咯烷酮，吡乙酰胺，乙酰胺吡咯烷酮，2- 氧代 -1- 吡咯烷基乙酰胺。

2. 用药指征

常用作治疗脑缺氧、脑外伤，也用于乙醇中毒、脑血管意外的治疗，还可用于药物中毒、一氧化碳中毒引起的记忆思维障碍。对低智能儿童的智力提高也有效。也用于酒精中毒性脑病、肌阵挛性癫痫、镰状细胞贫血神经并发症的辅助治疗。

3. 用法与用量

(1) 口服：一次 0.4 ～ 0.8g，一日 3 次，视病情增减。

(2) 肌内注射，一次 0.5g，一日 2 次。

(3) 静脉注射或静脉滴注，一次 2g，一日 1 次，加入 5% 葡萄糖注射液或 0.9% 氯化钠注射液中。

4. 用药指导

(1) 对本品过敏者、锥体外系疾病患儿、重度肝肾功能障碍者、新生儿禁用。

(2) 吡拉西坦、γ- 氨酪酸和抗癫痫药合用，可拮抗抗癫痫药的抗癫痫作用，造成顽固性癫痫的假象，不宜合用。

(3) 中枢神经系统不良反应包括兴奋、易激动、头晕、头痛和失眠等，但症状轻微，且与服用剂量大小无关。停药后以上症状消失。

(4) 本品无特殊解救药，如用药过量，应按药物过量治疗的一般原则进行处理，并给予对症支持治疗。

(5) 可引起荨麻疹等，停药后自行消失。

(6) 与华法林合用，可延长凝血酶原时间，抑制血小板聚集。

5. 制剂与规格

片剂：0.4g。

胶囊剂：

(1) 0.2g。

(2) 0.4g。

口服溶液剂：

(1) 0.4g。

(2) 0.8g。

注射剂：250mL(吡拉西坦 8g，葡萄糖 12.5g)。

三、镇静、催眠、抗惊厥药

(一) 水合氯醛

1. 商品名或别名

水化氯醛，含水氯醛，Chloraldurat。

2. 用药指征

(1) 治疗失眠，适用于入睡困难的患儿。作为催眠药，短期应用有效，连续服用超过 2 周则无效。

(2) 麻醉前、手术前和睡眠脑电图检查前用药，可镇静和解除焦虑，使相应的处理过程比较安全和平稳。

(3) 抗惊厥，用于癫痫持续状态的治疗，也可用于小儿高热、破伤风及子痫引起的惊厥。

3. 用法与用量

(1) 口服

1) 催眠，一次 50mg/kg，睡前服用，一次最大限量为 1g；也可一次 16.7mg/kg，一日 3 次。

2) 镇静，一次 8mg/kg，最大限量为 500mg，一日 3 次，饭后服用。

(2) 灌肠：用量同口服。

4. 用药指导

(1) 本品刺激性强，应用时必须稀释用之。剂量过大可进一步抑制血管运动中枢，引起急性中毒 (口服 4 ～ 5g，致死量 10g 左右)。久服可产生耐受性和依赖性。

(2) 因对它的敏感性个体差异较大，剂量上应注意个体化。胃炎及溃疡患儿不宜口服，直肠炎和结肠炎的患儿不宜灌肠给药。

(3) 药物过量可产生持续的精神错乱、吞咽困难、严重嗜睡、体温低、顽固性恶心、呕吐、胃痛、癫痫发作、呼吸短促或困难、心率过慢、心律失常、严重乏力，并可能有肝肾功能损害。4 ～ 5g 可引起急性中毒。致死量为 10g 左右。中毒抢救：维持呼吸和循环功能，必要时行人工呼吸，气管切开。在因水合氯醛过量中毒的患儿，用氟马西尼可改善清醒程度、扩瞳、恢复呼吸频率和血压。

(4) 与中枢神经抑制剂 (如镇静、催眠、抗精神病、抗组胺等药物) 合用，能相互增强对中枢的抑制作用。

(5) 服用水合氯醛后静脉注射呋塞米注射液，可导致出汗，烘热，血压升高。

(6) 与乙醇或含乙醇的制剂合用，可相互抑制其代谢，延长对中枢的抑制作用，还可引起血管扩张和血压下降。

5. 制剂与规格

口服溶液剂：10%。

(二) 苯巴比妥 [基 (基). 保 (甲)]

1. 商品名或别名

苯巴比妥钠，鲁米那，鲁米那钠。

2. 用药指征

(1) 用于焦虑不安、烦躁、甲状腺功能亢进、高血压、功能性恶心、小儿幽门痉挛等症。

(2) 偶用于顽固性失眠，但醒后往往有疲倦、思睡等后遗效应。

(3) 用于中枢兴奋药中毒或高热、破伤风、脑炎、脑出血等疾病引起的惊厥。

(4) 用于癫痫大发作、局限性发作及癫痫持续状态，作用出现快。

(5) 可用于麻醉前给药。

(6) 用于治疗高胆红素血症。

3. 用法与用量

(1) 镇静、抗癫痫：口服，一次 1 ～ 2mg/kg，一日 2 ～ 3 次；肌内或缓慢静脉注射，一次 1 ～ 2mg/kg。

(2) 催眠：口服，一次 2 ～ 4mg/kg，睡前服 1 次；出生 2 个月以内不宜应用。

(3) 新生儿高胆红素血症：口服，一日 5 ～ 8mg/kg，分次服。

(4) 抗惊厥：肌内注射或静脉注射，一次 3 ～ 5mg/kg，必要时第 4 ～ 6h 后重复 1 次；惊厥持续状态，负荷剂量，一次 15 ～ 20mg/kg，维持量，一日 3 ～ 5mg/kg。

(5) 麻醉前给药：术前 0.5 ～ 1h 肌内注射，一次 2mg/kg。

4. 用药指导

(1) 长期用药治疗癫痫应逐渐减量，以免导致癫痫发作，甚至出现癫痫持续状态。

(2) 静脉注射速度不应超过每分钟 60mg，过快可引起呼吸抑制。

(3) 用药后可出现头晕、困倦等后遗效应，久用可产生耐受性及成瘾性。多次连用应警惕蓄积中毒。

(4) 少数患儿可出现皮疹、药物热、剥脱性皮炎等过敏反应。

(5) 一般应用 5 ～ 10 倍催眠量时，可引起中度中毒，10 ～ 15 倍则引起重度中毒，血药浓度高于 8 ～ 10mg/100mL 时，就有生命危险。急性中毒症状为昏睡，进而呼吸浅表，通气量大减，最后因呼吸衰竭而死亡。

(6) 本品或其他巴比妥类药物中毒的急救：口服本品未超过 3h 者，可用大量温等渗盐水或 1∶2000 的高锰酸钾溶液洗胃。

5. 制剂与规格

片剂：

(1) 15mg。

(2) 30mg。

注射剂：

(1) 粉针 0.1g。

(2) 注射液 2mL∶0.2g。

（三）艾司唑仑 [基（基）. 保（甲）]

1. 商品名或别名

三唑氯安定，舒乐安定。

2. 用药指征

适用于焦虑、失眠、紧张、恐惧及癫痫大、小发作，亦可用于术前镇静。

3. 用法与用量

口服

(1) 镇静：一次 0.02 ～ 0.04mg/kg，一日 3 次。

(2) 催眠：一次 0.04 ～ 0.08mg/kg，睡前服。

(3) 抗癫痫：一次 0.04 ～ 0.08mg/kg，一日 3 次。

(4) 麻醉前给药：一次 0.04 ～ 0.08mg/kg，术前 1h 服。

4. 用药指导

(1) 长期使用可产生耐药性和依赖性，应避免长期大量使用而成瘾。

(2) 长期使用本品停药前应逐渐减量。

5. 制剂与规格

片剂：

(1) 1mg。

(2) 2mg。

（四）咪达唑仑

1. 商品名或别名

力月西，多美康，咪唑安定，速眠安。

2. 用药指征

用于治疗各种失眠症、睡眠节律障碍。注射剂用于内镜检查及手术前给药。

(1) 用于术前给药、镇静及全身麻醉诱导。

(2) 用于失眠症的短期治疗，尤其适用于入睡困难的患儿。

3. 用法与用量

(1) 口服：催眠，一次 0.3mg/kg，睡前服；术前用药，一次 0.3mg/kg，于术前 30 ～ 60min 服。

(2) 肌内注射：术前用药，在麻醉诱导前 20 ～ 60 分钟使用，0.15 ～ 0.2mg/kg；诱导麻醉，本品 0.15 ～ 0.2mg/kg 和氯胺酮 8mg/kg 合用。

(3) 静脉注射：诱导麻醉，0.2mg/kg。

4. 用药指导

(1) 本品剂量必须个体化。

(2) 静脉注射速度必须缓慢。

(3) 骤然停药可引起反跳性失眠，建议失眠改善后逐渐减少用量。

(4) 长期服用可产生依赖性。

(5) 注射用药后应至少观察 3h。

5. 制剂与规格

片剂：

(1) 7.5mg。

(2) 15mg。

注射剂：

(1) 1mL∶5mg。

(2) 2mL∶2mg。

(3) 2mL∶10mg。

(4) 5mL∶5mg。

(五)硫酸镁[基(基).保(甲)]

1. 商品名或别名

苦盐，镁磺善泻利盐酰基辅氨酸，泻利盐，Epsonile。

2. 用药指征

(1) 用于低镁血症的预防及治疗，尤其是急性低镁血症伴肌肉痉挛、手足搐搦等症状。也用于全静脉内营养，预防镁缺乏。

(2) 作为容积性泻药，口服用于治疗便秘、肠内异常发酵、食物或药物中毒(与活性炭合用)。也用于驱虫前肠道准备。

(3) 作为利胆解痉药，用于十二指肠引流，可治疗阻塞性黄疸及慢性胆囊炎，也可用于治疗胆绞痛。

(4) 用于室性心动过速，包括尖端转型室性心动过速及室颤的预防，对洋地黄、奎尼丁中毒引起的室性心动过速也有效。

(5) 还可用于尿毒症、破伤风、高血压脑病、急性肾性高血压危象。

(6) 外用热敷可消炎去肿。

3. 用法与用量

(1) 口服：用于导泻，一次 0.15 ～ 0.25g/kg，用水 100 ～ 400mL 溶解后顿服。用于利胆，服用 33%溶液剂，一次 5 ～ 10mL，一日 3 次。

(2) 肌内注射：用于抗惊厥，一次 0.02 ～ 0.04g/kg，25%溶液可作深层肌内注射。

(3) 静脉滴注：全静脉内营养，一日 0.03g/kg。

4. 用药指导

(1) 与本品属配伍禁忌的药物有硫酸多黏菌素 B、硫酸链霉素、葡萄糖酸钙、盐酸多巴酚丁胺、盐酸普鲁卡因、四环素、青霉素。

(2) 用药前应了解患儿心肺情况，心肺毒性(尤其是呼吸抑制)是注射硫酸镁最危险的不良反应，可很快达到致死的呼吸麻痹，注射药物前呼吸频率每分钟至少保持 16 次。

(3) 体重较轻者，不宜在短时间内大量使用本品，以免中毒。

(4) 本品不作为治疗儿童惊厥的首选药物。

(5) 中枢抑制药中毒需导泻时，应避免使用硫酸镁，改用硫酸钠。

(6) 低镁血症合并出现钙缺乏时，先补充镁，然后补充钙。

(7) 致泻作用多于服药后 2 ～ 8h 内出现，宜早晨空腹服用，并大量饮水以加速导泻及防止脱水。

(8) 用药过程中突然出现胸闷、胸痛、呼吸急促，应及时听诊，必要时胸部 X 线摄片，以便及早发现肺水肿。

(9) 用药过量常见高镁血症，可见于静脉内应用，以及作为导泻利胆及制酸药口服应用。肾功能不全，用药剂量大，均易发生血镁积聚。若发生高镁血症，可应用葡萄糖酸钙注射液，透析疗法可迅速清除体内镁离子。纠正机体低容量状态，增加尿最以促进镁的排泄。急性镁中毒时应立即停药，进行人工呼吸，并缓慢注射钙剂解救。

(10) 肠道出血、急腹症患儿禁用本品导泻。

5. 制剂与规格

注射剂：

(l) 10mL∶1g。

(2) 10mL∶2.5g。

(3) 20mL∶2g。

硫酸镁结晶粉剂：500g。

溶液剂：33%。

第四章 血液疾病

第一节 营养性巨幼细胞性贫血

巨幼细胞性贫血 (MA) 是由于叶酸和或维生素 B_{12}($VitB_{12}$) 缺乏所致的一组大细胞性贫血。DNA 生物合成障碍为本病发病机制的关键环节，骨髓有核细胞巨幼样变为 MA 共同的形态学特征。叶酸在体内经二氢叶酸还原酶代谢为四氢叶酸，为 DNA 合成所必须。$VitB_{12}$ 为蛋氨酸合成酶的辅因子，催化同型半胱氨酸代谢为蛋氨酸，这一代谢反应同时将甲基四氢叶酸重新代谢为四氢叶酸。因此，$VitB_{12}$ 缺乏也导致叶酸减少而影响 DNA 合成，细胞核的发育落后于胞浆 (核浆发育不同步)。此外，$VitB_{12}$ 也是甲基丙二酰辅酶 A(MMA) 歧化酶的辅因子，在线粒体内将 MMA 代谢为琥珀酰辅酶 A，参与三羧酸循环。甲基丙二酰辅酶 A 代谢异常导致神经髓鞘脂蛋白合成障碍及脱髓鞘病理改变，这是临床上 $VitB_{12}$ 缺乏所致 MA 发生神经精神症状的主要机制。

一、病因

叶酸和 $VitB_{12}$ 缺乏的原因可归纳为以下几个方面。

(一) 摄入不足

叶酸主要来源于绿色蔬菜、水果和豆类食物，$VitB_{12}$ 仅来源于动物性食物。长期单纯母乳喂养未及时添加辅食，可导致叶酸和 $VitB_{12}$ 缺乏。羊乳叶酸含量低，单纯羊乳喂养易致叶酸缺乏。长期严重偏食，仅进食植物性食物为 $VitB_{12}$ 缺乏的重要原因。较之于 $VitB_{12}$ 叶酸每日需求量大、更新率高，因此临床上单纯 $VitB_{12}$ 摄入不足所致营养性 MA 少见。

(二) 肠道吸收障碍

叶酸主要经叶酸受体在十二指肠和空肠近端吸收。慢性腹泻、炎性肠病等小肠疾病和小肠切除可致叶酸吸收障碍。$VitB_{12}$ 肠道吸收是一个涉及多环节多步骤的复杂过程，胃酸、胃蛋白酶、胰酶和壁细胞分泌的内因子 (IF) 等参与 $VitB_{12}$ 吸收，任何一个环节异常均可导致 $VitB_{12}$ 吸收障碍。胃大部切除、萎缩性胃炎所致胃酸和内因子分泌不足、长期腹泻、肠道菌群失调、胰酶分泌不足和小肠疾病为临床上 $VitB_{12}$ 吸收不良的常见原因。恶性贫血 (PA) 是由于 IF 缺乏，或存在 IF 和 (或) 壁细胞自身抗体导致 $VitB_{12}$ 吸收障碍的一种特殊类型的 MA，多见于成人，自身免疫性萎缩性胃炎为最常见原因之一，应注意是否存在自身免疫性疾病等基础疾病。

（三）需要量增加

婴幼儿和青春期儿童生长发育快，叶酸和 $VitB_{12}$ 需要量增加，如摄入不足可致缺乏。此外，慢性溶血及透析情况下也应注意补充。

（四）代谢障碍

遗传性叶酸受体缺乏所致“遗传性叶酸吸收异常”和甲基四氢叶酸还原酶缺乏所致先天性叶酸代谢异常罕见。$VitB_{12}$ 体内代谢涉及多个环节，已发现数种先天性代谢异常：临床上，药物是影响叶酸肠道吸收和代谢的常见原因。长期广谱抗生素可导致肠道菌群失调，减少肠道叶酸吸收。甲氨蝶呤和磺胺为叶酸类似物，影响叶酸代谢，是导致叶酸缺乏最常见的药物。长期服用抗癫痫药物也可致叶酸缺乏。

二、诊断

（一）病史

营养性 MA 高峰发病年龄 6 个月～2 岁，起病缓慢。病史采集时应着重了解有无喂养不当、药物影响、胃肠道疾病或手术史。

（二）临床表现

贫血为 MA 血液系统的主要表现，除面色苍白、乏力外，常因贫血、无效造血导致肝脾大和轻度黄疸，严重者因血小板减少可出现皮肤出血点或瘀斑。因 DNA 合成障碍 MA 尚可有血液系统以外的临床表现，尤其以细胞增生旺盛的皮肤和消化系统表现比较突出，可出现虚胖水肿、毛发纤细稀疏、厌食、恶心、呕吐和腹泻等表现除烦躁不安、易怒等一般表现外，神经精神症状为 $VitB_{12}$ 缺乏所致 MA 突出的临床表现，如表情呆滞、反应迟钝及嗜睡，运动和精神反应落后甚至倒退。严重者出现震颤、手足无意识、运动、共济失调、感觉异常和抽搐等。查体可发现踝阵挛和巴氏征阳性等。而叶酸缺乏并不引起神经精神症状：

（三）外周血常规

为诊断 MA 的童要线索和依据，具有以下特点：

(1) MCV ＞ 100fl，呈大细胞贫血，而且较其他原因所致大细胞贫血 MCV 升高程度更显著，甚至＞ 100fl 或＞ 120fl(与患儿年龄有关）；MCH ＞ 32pg，但 MCHC 正常。

(2) 外周血红细胞大小不等，易见嗜多色性和嗜碱点彩红细胞。卵圆形大红细胞为 MA 显著血常规特征，可见数量不等的巨幼样变有核红细胞，而非巨幼细胞贫血多为圆形大红细胞，无巨幼样变。

(3) 由于细胞核的发育落后于胞浆，红细胞数量减少程度比 Hb 降低程度更显著。

(4) 中性粒细胞核分叶过多现象出现早，诊断 MA 的敏感性和特异性高，应高度重视。

(5) 网织红细胞、白细胞和血小板计数常减少，甚至出现全血细胞减少。

（四）骨髓象

增生活跃，红系为主。DNA 合成障碍及细胞核发育落后为 MA 突出骨髓形态学特征，可累及三系细胞，表现为细胞体积增大，核染色质粗大疏松，中性粒细胞分叶过多和胞浆空泡形成巨核细胞核分叶过多，可见巨大血小板。

（五）血清叶酸和 $VitB_{12}$ 水平测定

血清叶酸和 $VitB_{12}$ 水平测定是诊断巨幼细胞性贫血的重要依据血清叶酸正常值 5 ～ 6μg/，如 3 ＜ μg/L 为缺乏。血清 $VitB_{12}$ 正常值 200 ～ 800ng/L，如＜ 100ng/L 可诊断为 $VitB_{12}$ 缺乏，＞ 400ng/L 可排除 $VitB_{12}$ 缺乏。值得注意的是，$VitB_{12}$ 缺乏本身可引起血清叶酸水平降低，而且血清 $VitB_{12}$ 水平受检测方法的影响较大：血清同型半胱氨酸和甲基丙二酸水平测定有助于叶酸和 $VitB_{12}$ 缺乏的鉴别，敏感性和特异性更高，有条件的单位可进行相关检测。

三、鉴别诊断

巨幼细胞贫血主要应与其他大细胞贫血相鉴别 (表 4-1)。

表 4-1　巨幼细胞贫血主要应与其他大细胞贫血鉴别要点

	巨幼细胞贫血	其他大细胞贫血
病因和基础疾病	叶酸和 (或)$VitB_{12}$ 摄入和吸收减少、药物影响叶酸代谢、自身免疫性疾病、萎缩性胃炎或胃大部切除术相关性恶性贫血	溶血 / 失血、肝脏疾病、甲状腺疾病 (甲状腺功能减低)、慢性乙醇中毒、再生障碍性贫血及骨髓增生异常综合征等
临床表现	巨幼细胞贫血典型临床表现，$VitB_{12}$ 缺乏所致 MA 具有特定神经精神症状和体征	主要为基础疾病相关临床表现
MCV	增大，更显著，一般＞ 110fl	增大，一般＞ 100fl
外周红细胞形态	卵圆形大红细胞为主，可出现巨幼样变有核红细胞核分叶过多现象	圆形大红细胞为主，无巨幼样变
中性粒细胞	核分叶过多现象	无核分叶过多现象
骨髓巨幼样变	有	无

四、治疗

除注意营养，及时添加辅食和加强护理等一般治疗措施外，应明确叶酸和 (或)$VitB_{12}$

缺乏的原因，相应给予叶酸和 $VitB_{12}$ 替代治疗。治疗原则和注意事项包括：

(1) 结合病史、临床表现和实验室检查，尽量鉴别叶酸和 $VitB_{12}$ 缺乏所致 MA。存在神经精神症状而高度怀疑 $VitB_{12}$ 缺乏时，应补充 $VitB_{12}$ 为主，单用叶酸不能改善，甚至加重神经精神症状。如难以明确，应同时补充两种维生素。

(2) 叶酸剂量和疗程：每次 5mg 口服，每日 3 次。连续数周直至临床症状消失，血常规恢复正常为止。

(3) $VitB_{12}$ 剂量和疗程：0.5 ～ 1mg 单次肌内注射，或每次 0.1mg，每周次，连续数周直至临床症状消失，血常规恢复正常为止。

(4) 密切观察临床表现、监测血常规恢复情况。

第二节　地中海贫血

地中海贫血是指血红蛋白中一种或多种珠蛋白肽链的合成受阻或完全抑制的血红蛋白病，属常染色体不完全显性遗传。

一、病因

正常人血红蛋白 (Hb) 中的珠蛋内含 4 种肽链，即 α、β、γ 和 δ 根据珠蛋白肽链组合的不同，形成 3 种血红蛋白，即 HbA(α2β2)、HbA2(α2δ2) 和 HbF(α2γ2)。当遗传缺陷时，珠蛋白基因功能障碍，珠蛋白肽链合成障碍，从而出现慢性溶血性贫血。根据肽链合成障碍的不同，分别称为 α、β、δβ 和 δ 等地中海贫血。其中以 α 和 β 地中海贫血较常见。

（一）β 地中海贫血的病因

人类 β 珠蛋白基因簇位于第 11 号染色体短臂 1 区 2 节 (11p1.2)。β 地中海贫血的病因主要是该基因的点突变，少数为基因缺失。基因缺失和有些点突变可致 β 链的生成完全受抑制，称为 β 地中海贫血；有些点突变或缺失使 β 链的生成部分受抑制，则称为 β+ 地中海贫血。染色体上的两个等位基因突变点相同者称为纯合子；同源染色体上只有一个突变点者称为杂合子；等位基因的突变点不同者称为双重杂合子。

（二）α 地中海贫血的病因

人类 α 珠蛋白基因簇位于第 16 号染色体短臂末端 (16p13.3)。每条染色体各有 2 个 α 珠蛋白基因，一对染色体共有 4 个 α 珠蛋白基因。大多数 α 地中海贫血是由于 α 珠蛋白基因缺失所致，少数由基因点突变所致。若仅是一条染色体上的一个 α 基因缺失或缺陷，则 α 链的合成部分受抑制，称为 α+ 地中海贫血；若每一条染色体上的 2 个 α 基因均缺失或缺陷，则无 α 链合成，称为 α 地中海贫血。

二、诊断

(一)临床表现

1. β 地中海贫血的临床表现

根据 β 地中海贫血病情轻重的不同，分为以下 3 型。

(1) 重型：又称 COOley 贫血。患儿出生时无症状，至 3 ～ 12 个月开始发病，呈慢性进行性贫血，面色苍白，肝脾大，发育不良，常有轻度黄疸，症状随年龄增长而日益明显。常需每 4 周左右输红细胞以纠正严重贫血。若长期中度或以上贫血者，由于骨髓代偿性增生，将导致骨骼变大、髓腔增宽，先发生于掌骨，以后为长骨和肋骨；1 岁后颅骨改变明显，表现为头颅变大、额部隆起、颧高、鼻梁塌陷，两眼距增宽，形成地中海贫血特殊面容。患儿常并发支气管炎或肺炎。本病如不输红细胞以纠正严重贫血，多于 5 岁前死亡。若只纠正贫血，不进行铁螯合治疗，易并发含铁血黄素沉着症：过多的铁沉着于心肌和其他脏器，如肝、胰腺及垂体等而引起该脏器损害，其中最严重的是心力衰竭，它是贫血和铁沉着造成心肌损害的结果，是导致患儿死亡的重要原因之一。

(2) 轻型：患者无症状或轻度贫血，脾不大或轻度肿大。病程经过良好，能存活至老年。

(3) 中间型：多于幼童期出现症状，其临床表现介于轻型和重型之间，中度贫血，脾脏轻度或中度肿大，黄疸可有可无，骨骼改变较轻。

2. α 地中海贫血的临床表现

根据 α 地中海贫血病情轻重的不同，分为以下 4 型：

(1) 静止型：患者无症状。

(2) 轻型：患者无症状。

(3) 中间型：又称血红蛋白 H 病。患儿出生时无明显症状；婴儿期以后逐渐出现贫血、疲乏无力、肝脾大及轻度黄疸；年龄较大患者可出现类似重型 β 地中海贫血的特殊面容。合并呼吸道感染或服用氧化性药物、抗疟药物等可诱发急性溶血而加重贫血，甚至发生溶血危象。

(4) 重型：又称 HbBart 胎儿水肿综合征。胎儿常于 30 ～ 40 周时流产、死胎或娩出后半小时内死亡，胎儿呈重度贫血、黄疸、水肿、肝脾大、腹腔积液及胸腔积液。胎盘巨大且质脆。

(二)实验室检查

1. β 地中海贫血的实验室检查

(1) 重型：外周血常规呈小细胞低色素性贫血，红细胞大小不等，中央浅染区扩大，出现异形、靶形、碎片红细胞和有核红细胞、点彩红细胞、嗜多染性红细胞等；网织红细胞正常或增高。骨髓象红系增生明显活跃，以中、晚幼红细胞占多数，成熟红细胞改变与外周血相同。红细胞渗透脆性明显减低。HbF 含量明显增高，大多 > 0.40，这是诊

断重型 & 地中海贫血的重要依据。颅骨 X 线片可见颅骨内外板变薄，板障增宽，在骨皮质间出现垂直短发样骨刺，基因分析为纯合子或双重杂合子。

(2) 轻型：成熟红细胞有轻度形态改变，红细胞渗透脆性正常或减低，血红蛋白电泳显示 HbA2 含量增高 (0.035 ～ 0.060)，这是本型的特点。HbF 含量正常。基因分析呈杂合子状态。

(3) 中间型：外周血常规和骨髓象的改变如重型，红细胞渗透脆性减低，HbF 含量为 0.40 ～ 0.80，HbA2 含量正常或增高。基因分析呈双重杂合子和某些地中海贫血变异型的纯合子或双重杂合子状态。

2. α 地中海贫血的实验室检查

(1) 静止型：红细胞形态正常，出生时脐带血中 HbBart 含量为 0.01 ～ 0.02，但 3 个月后即消失。基因分析呈 α1 杂合子。

(2) 轻型：红细胞形态有轻度改变，如大小不等、中央浅染及异形等；红细胞渗透脆性降低；变性珠蛋白小体阳性；HbA2 和 HbF 含量正常或稍低。患儿脐血 HbBart 含量为 0.034 ～ 0.140，于生后 6 个月时完全消失。基因分析呈 α2 杂合子。

(3) 中间型：外周血常规和骨髓象的改变类似重型 β 地中海贫血；红细胞渗透脆性减低；变性珠蛋白小体阳性；HbA2 及 HbF 含量正常。出生时血液中含有约 0.25HbBart 及少量 HbH；随年龄增长，HbH 逐渐取代 HbBart，其含量为 0.024 ～ 0.44。包涵体生成试验阳性。基因分析呈 α2/αl 双重杂合子。

(4) 重型：外周血成熟红细胞形态改变如重型 β 地中海贫血，有核红细胞和网织红细胞明显增高。血红蛋白中几乎全是 HbBart 或同时有少量 HbH，无 HbA、HbA2 和 HbF。基因型 --/-- 纯合子)。

(三) 基因诊断

根据临床特点和实验室检查，结合阳性家族史，一般可作出诊断。在目前的医疗水平不断进步的条件下，建议常规开展基因诊断。

1. β 地中海贫血

点突变占 99% 以上。目前世界范围已发现 200 多种 β 基因突变类型，中国人中已发现 34 种，因此 β 地中海贫血的遗传缺陷具有高度异质性，但其中 5 种热点突变：CD41/42(−TCTT)、IVS−2−654(C→T)、CD17(A→T)、TATAbOx28(A→G) 和 CD71/72(+A) 约占突变类型的 90%。

2. α 地中海贫血

约 60% 为基因缺失，40% 为点突变。文献报告的突变点达 16 种。

三、鉴别诊断

(一) 缺铁性贫血需与发生于婴儿期的重度缺铁性贫血相鉴别

缺铁性贫血多有缺铁病因，无溶血证据，红细胞游离原卟啉升高及血清铁降低，铁剂治疗有良好反应等特点。

(二) 红细胞 G-6-PD 缺乏所致先天性非球形细胞性溶血性贫血 (CNSHA)

重型者与重型 β 地中海贫血临床表现相似。但前者感染及氧化性药物可加重贫血，红细胞 Heinz 小体阳性，HbF 含量正常可资鉴别。

(三) 遗传性球形红细胞增多症

本症外周血涂片红细胞呈小球形，红细胞渗透脆性及孵育渗透脆性增加可鉴别。

(四) 慢性自身免疫性贫血

本症由于机体出现抗自身红细胞膜的免疫抗体，使红细胞破坏所致溶血，COOmbs 试验阳性可鉴别。

四、治疗

轻型地中海贫血无须特殊治疗。中间型和重型地中海贫血应采取下列一种或数种方法给予治疗。

(一) 一般治疗

注意休息和营养，积极预防感染。适当补充叶酸和维生素 E。

(二) 输血和去铁治疗

规范性长期输血和去铁治疗是本病最主要的治疗方法。

1. 红细胞输注

输血目的在于维持患儿血红蛋白浓度接近正常水平，保障机体携氧能力，并抑制患儿自身骨髓产生的缺陷红细胞。少量输注法仅适用于中间型 α 和 β 地中海贫血，不主张用于重型 β 地中海贫血。对于重型 β 地中海贫血应从早期开始给予适量的红细胞输注，以使患儿生长发育接近正常和防止骨骼病变。推荐：

(1) Hb ＜ 90g/L 时启动输血计划。

(2) 每 2 ～ 5 周输血一次，每次输浓缩红细胞 0.5 ～ 1U/10kg(我国将 200mL 全血中提取的浓缩红细胞定义为 1U)，每次输血时间大于 3 ～ 4h。

(3) 输血后 Hb 维持在 90 ～ 140g/L。

选择血液制品的原则：

(1) 应选择 ABO 及 Rh(D) 血型相同的红细胞制品，有条件时还可选择与抗原 C、E 及 Kell 相匹配的红细胞制品。

(2) 推荐使用去除白细胞的浓缩红细胞制品。

(3) 对有严重过敏反应者应选择洗涤红细胞。

(4) 避免应用亲属的血液。

2. 铁螯合剂

除铁治疗是改善重型地中海贫血患者生存质量和延长寿命的主要措施。目前临床上使用的药物有去铁胺、去铁酮和地拉罗司。通常在规则输注红细胞 1 年或 10 ～ 20U 后进行铁负荷评估，如有铁过载 (SF ＞ 1000μg/L)，则开始应用铁螯合剂。

去铁胺每日 25 ～ 40mg/kg，每晚 1 次连续皮下注射 12h，或加入等渗葡萄糖液中静脉滴注 8 ～ 12h；每周 5 ～ 7d，长期应用。去铁胺不良反应不大，偶见过敏反应，长期使用偶可致白内障和长骨发育障碍，剂量过大可引起视力和听觉减退。维生素 C 与去铁胺联合应用可加强其从尿中排铁的作用，剂量为每天 2 ～ 3mg/kg，最大量为 200mg/d。

去铁酮是一种二齿状突起的口服铁螯合剂。适用于 6 岁以上的儿童，标准剂量为 75mg/(kg·d)，分 3 次口服，每日最大剂量不超过 100mg/kg，有报道去铁酮对心脏铁沉积有较强的治疗作用。口服去铁酮时应注意：

(1) 目前维生素 C 在去铁酮治疗中的联合作用尚未明确，不推荐联合应用。

(2) 去铁酮常见的不良反应是关节痛 (主要是大关节) 及一过性的谷丙转氨酶升高，还有胃肠道反应和锌缺乏。

(3) 严重的不良反应是粒细胞减少症 (＜ 1.5×10^9/L 和粒细胞缺乏症 (＜ 0.5×10^9/L)，建议定期检测外周血常规。若出现粒细胞减少症应暂停使用，若出现粒细胞缺乏症则应禁用。

地拉罗司为一种新型的三价铁螯合剂。适用于 2 岁以上的儿童，每日一次，餐前口服。用药方法：接受 10 ～ 20 次输血治疗后，地拉罗司的常用剂量为 20mg/(kg·d)；如患儿铁负荷量高，则其剂量为 30mg/(kg·d)；如患儿铁负荷量低，则其剂量为 10 ～ 15mg/(kg·d)。口服地拉罗司应注意：

(1) 该药可引起胃肠道反应及皮疹；还有谷丙转氨酶升高，偶有听觉减退。

(2) 该药还可引起血肌酐升高，建议定期检查肾功能，肾功能不全时应慎用。

对于单独应用去铁胺或去铁酮的去铁疗效不佳的患儿，可两种药物联合应用。

3. 脾切除

脾切除对血红蛋白 H 病和中间型 β 地中海贫血的疗效较好，对重型 β 地中海贫血效果差。应严格掌握脾切除的适应证。脾切除指征：

(1) 依赖输血量明显增多，如维持 Hb ＞ 90 ～ 105g/L，每年红细胞输注量＞ 200mL/kg 者；此外还须评估铁负荷，对有效去铁治疗的患儿，尽管输血量增加，脾切除也暂不考虑，而对于经过规则的去铁治疗而铁负荷仍增加的患儿可考虑脾切除。

(2) 脾功能亢进者，患儿出现红细胞破坏增加，持续的白细胞减少或血小板减少，临床上出现反复感染或出血。

(3) 脾脏增大并有伴随症状者，如患儿出现明显左上腹疼痛或易饱感，巨脾引起压迫及脾破裂等可能。

(4) 年龄至少在 5 岁或以上，5 岁以下进行脾切除会增加严重败血症发生的风险。

4. 造血干细胞移植

异基因造血干细胞移植 (allO-HSCT) 是目前能根治重型 β 地中海贫血的方法。如有 HLA 相配的造血干细胞供者，应作为治疗重型 β 地中海贫血的首选方法。

血缘相关供者的 HSCT 尤其是骨髓移植已经历近 30 年的考验，其临床疗效肯定；非血缘相关供者的 HSCT 实际临床应用时间尚短，属探索性的治疗。根据干细胞来源分为骨髓移植 (BMT)、外周血干细胞移植 (PBSCT) 和脐血移植 (UCBT)。

移植前应对患儿进行危险因素评分：

(1) 肝肿大："0" 分为肋下小于 2cm，"1" 分为肝肿大大于 2cm。

(2) 肝纤维化："0" 分为无纤维化，"1" 分为纤维化。

(3) 铁螯合剂应用史："0" 分为规则使用，"1" 分为不规则使用。

由此把患儿分为 3 度：Ⅰ度者：0 分；Ⅱ度：1 ～ 2 分；Ⅲ度：3 分。Ⅰ度者移植治愈率高且并发症少。在我国重型 β 地中海贫血患者中绝大多数属于Ⅱ度及以上少有Ⅰ度。年龄大小与病程长短、铁负荷及器官损伤程度是一致的，故本病年龄越小，移植效果也越好，有条件患儿应尽早 (2 ～ 6 岁) 接受 HSCT。

5. 基因活化治疗

应用化学药物可增加 γ 基因的表达或减少 α 基因的表达，以改善 β 地中海贫血的症状，已用于临床的药物有轻基脲、5- 氮杂胞苷 (5-AZC)、阿糖胞苷、白消安及异烟肼等，目前正在探索之中。

地中海贫血的预防也十分重要：开展人群普查和遗传咨询、做好生育指导以避免地中海贫血基因携带者之间联姻，或者联婚后的产前诊断工作，对预防本病有非常重要的意义。对"高危生育夫妇"采用基因分析法进行产前诊断，可在妊娠早期对重型 β 和 α 地中海贫血胎儿作出诊断并及时终止妊娠，以避免胎儿水肿综合征的发生和重型 β 地中海贫血患者的出生，这是目前预防本病行之有效的方法。

第三节　获得性再生障碍性贫血

特发性获得性再生障碍性贫血 (AA) 是一种少见的骨髓衰竭性疾病。日本的发病率为 31/100 万～ 48/100 万，我国发病率 19/100 万～ 21/100 万，是欧美国家 2/100 万～ 6/100 万的 4 倍之多。临床表现为血细胞减少的相应症状，如粒细胞减少所致的感染、发热，红细胞减少所致的头晕、乏力及面色苍白等，血小板减少所致的皮肤、黏膜等部位的出血。AA 的诊断需排除引起全血细胞减少的其他疾病。一旦确诊要根据血细胞减少的程度分为重型再生障碍性贫血 (SAA)、极重型再生障碍性贫血 (VSAA) 和非重型再生障碍性贫

血 (NSAA)。按骨髓病理及外周血细胞计数以上分型具体标准如下：

1. SAA

(1) 骨髓有核细胞增生程度 25%～50%、残余造血细胞少于 30% 或有核细胞增生程度低于 25%。

(2) 外周血常规至少符合以下三项中的两项：①中性粒细胞绝对值＜ 0.5×10^9/L；②血小板计数＜ 20×10^9/L；③网织红细胞绝对值＜ 20×10^9/L。

2. VSAA

除满足 SAA 条件外，中性粒细胞绝对值＜ 0.2×10^9/L。

3. NSAA

未达到 SAA 和 VSAA 诊断标准。根据分型选择相应的治疗方案。

一、病因

迄今为止，获得性再生障碍性贫血发病机制尚不完全清楚，但由免疫介导的造血衰竭目前已得到广泛的证明。

二、诊断

(一) 临床表现

主要表现为血细胞减少的相应临床表现，如贫血、出血及感染。一般无肝、脾及淋巴结肿大。

(二) 实验室检查

1. 血常规检查

红细胞、粒细胞和血小板减少，至少符合以下三项中的两项：

(1) 血红蛋白＜ 100g/L。

(2) 血小板＜ 100×10^9/L。

(3) 中性粒细胞绝对值＜ 1.5×10^9/L(如为两系减少则必须包含血小板减少)。

2. 骨髓穿刺检查

骨髓有核细胞增生程度活跃或减低，骨髓小粒造血细胞减少，非造血细胞 (淋巴细胞、网状细胞、浆细胞及肥大细胞等) 比例增高；巨核细胞明显减少或阙如，红系、粒系可明显减少。由于儿童不同部位造血程度存在较大差异，骨髓穿刺部位推荐首选髂骨或胫骨 (年龄小于 1 岁者)。

3. 骨髓活检

骨髓有核细胞增生减低，巨核细胞减少或阙如，造血组织减少，脂肪和 (或) 非造血细胞增多，无纤维组织增生，网状纤维染色阴性，无异常细胞浸润。如骨髓活检困难可行骨髓凝块病理检查。

三、鉴别诊断

获得性再生障碍性贫血应与导致全血细胞减少的其他疾病相鉴别，如先天性骨髓衰竭性疾病，肿瘤性疾病(低增生性白血病、淋巴瘤和恶性肿瘤骨髓转移等)，骨髓增生异常综合征，原发性骨髓纤维化，溶血相关疾病(遗传性溶血性贫血、自身免疫性溶血性贫血和阵发性睡眠性血红蛋白尿症等)及其他疾病(肝病、营养性贫血、病毒感染和结缔组织病等)。

对拟诊再生障碍性贫血的患儿，推荐进行下述实验室和辅助检查项目，以排除继发性再生障碍性贫血(表4-2)。

表4-2 与鉴别诊断相关的主要实验室检查

实验室检查
1. 血液常规和涂片检查(包括网织红细胞计数)
2. 骨髓穿刺涂片和骨髓活检，有条件可行免疫病理学检查
3. 骨髓细胞遗传学检查
(1) 外周血淋巴细胞染色体断裂(丝裂霉素C诱导)分析
(2) 染色体检查，荧光原位杂交(FISH)检查异常染色体(特别是5号、7号染色体)
4. 基因检查根据条件可进行先天性骨髓衰竭性疾病相关的基因检查
5. 酸溶血试验和PNH克隆检测
6. 尿含铁血黄素试验
7.HbF含量测定
8. 淋巴细胞亚群检测
9. 肝肾功能检查
10. 病毒学检查肝炎病毒、EBV、CMV、HIV、HPVB19等
11. 自身免疫性疾病相关抗体检测
12. 胸部/骨骼X线检查
13. 心脏/腹部B超检查

四、治疗

获得性再生障碍性贫血的病因未明，但预防感染、避免接触有毒环境及减少药物滥用等是预防该病的基本要素。一旦确诊应按下列原则进行治疗。

(一)对症支持治疗

1. 一般措施

避免剧烈活动，防止外伤及出血，尽量避免接触对骨髓有损伤作用的药物；注意饮食和口腔卫生，定期应用消毒剂(如西吡氯漱口水，盐水等)清洁口腔。

2. 感染防治

出现发热时，应按“中性粒细胞减少伴发热”的治疗处理。

3. 成分血输注

根据国家卫生和计划生育委员会2000年6月颁布的《临床输血技术规范》内科输血指南，红细胞输注指征为Hb＜60g/L，但需氧量增加(如感染、发热及疼痛等)时可放宽红细胞输注指征。预防性血小板输注指征为PLT＜10×10^9/L，存在血小板消耗危险因素者可放宽输注阈值。对严重出血者应积极给予成分血输注，使血红蛋白和血小板达到相对安全水平。血小板输注无效者推荐HLA配型相合血小板输注。强调成分血输注，有条件时建议对血液制品进行过滤和(或)照射。

4. 造血生长因子的应用

对于粒细胞缺乏伴严重感染者可应用粒细胞集落刺激因子(G-CSF)。

5. 铁过载的治疗

对于反复输血所致铁过载，当血清铁蛋白＞1000μg/L时可考虑祛铁治疗。

6. 疫苗接种

推荐免疫抑制治疗期间及停药半年内避免接种一切疫苗。停用免疫抑制治疗半年后，如免疫功能大部分恢复或基本恢复可接种必要的灭活或减毒疫苗

(二)造血干细胞移植治疗

造血干细胞移植是治疗再生障碍性贫血的有效方法，具有起效快、疗效彻底、远期复发和克隆性疾病转化风险小的特点。移植时机与疾病严重程度、供体来源及HLA相合度密切相关，应严格掌握指征。

1. 适应证

SAA、VSAA或1ST治疗无效的输血依赖性NSAA。

2. 移植时机及供体来源

SAA、VSAA患儿如有同胞相合供体，应尽快进行造血干细胞移植治疗；预计在短期(1～2个月)内能找到9-10/10位点相合的非血缘相关供体并完成供者体检的SAA、VSAA患儿，可在接受不包括ATG的1ST治疗后直接进行造血干细胞移植；其余患儿则在接受了包括ATG在内的1ST治疗3～6个月无效后再接受造血干细胞移植治疗，移植供体为尽可能相合度高的非血缘或亲缘相关供体。

3. 造血干细胞来源

骨髓是最理想的造血干细胞来源，外周血干细胞次之，脐血移植治疗再生障碍性贫血的失败率较高，应慎重选择。

4. 注意事项

(1) SAA和VSAA患儿一经确诊应尽早进行HLA配型。

(2) 输血依赖性NSAA的移植策略同SAA。

SAA的移植策略：

(1) 持续的粒细胞缺乏常使SAA，尤其是VSAA患儿面临难以控制的感染，但活动性

感染非移植的绝对反指征。由于移植后粒细胞重建较快，通过移植重建的中性粒细胞来控制感染，可能是这些患者生存的唯一希望。但因这类移植的高风险性，需要在具有相当移植经验的医院对患儿的疾病状态进行严格评估，并取得家长积极配合的前提下进行。

(2) 移植前需避免输注亲缘血液，尽量输注去除白细胞的血液制品以减少移植失败的概率。

(三) 免疫抑制治疗 (1ST)

1ST 是无合适供者获得性再生障碍性贫血的有效治疗方法。目前常用方案包括抗胸腺 / 淋巴细胞球蛋白 (ATG/ALG) 和环孢素 (CsA)。

1. ATG/ALG

(1) 适应证：无 HLA 相合同胞供者的 SAA 和 VSAA；血常规指标中有一项达 SAA 标准的 NSAA 和输血依赖性 NSAA，且无 HLA 相合同胞供者；第一次 ATG/ALG 治疗 3 ～ 6 个月后无效，且无合适供者行造血干细胞移植的患儿。

ATG/ALG 治疗应在无感染或感染控制后、血红蛋白 80g/L 以上和血小板 20×109/L 以上时进行。

(2) 药物剂型与剂量：临床上 ATG 的应用相对比 ALG 更多，但疗效因动物来源和品牌的不同而存在差异药物剂量参照相应产品说明书。

(3) 不良反应和注意事项：ATG/ALG 急性不良反应包括超敏反应、发热、僵直、皮疹、高血压或低血压及液体潴留等，应给予泼尼松龙龙龙 1 ～ 2mg/(kg·d) 或相应剂量其他糖皮质激素进行预防。血清病：包括关节痛、肌痛、皮疹、轻度蛋白尿和血小板减少等。一般发生在 ATG/ALG 治疗后 1 周左右，糖皮质激素应足量应用至治疗后 15d，随后减量，一般 2 周减完 (总疗程 4 周)。若血清病严重，糖皮质激素剂量根据患者情况进行调整。

2. CsA

(1) 适应证：ATG/ALG 治疗的 SAA/VSAA 患者；NSAA 患者。

(2) 使用方法：一旦确诊，应尽早治疗。口服起始剂量为 5mg/(kg·d)。服药 2 周后监测 CsA 血药浓度，建议全血谷浓度维持在 100 ～ 200μg/L，在保持谷浓度的前提下尽量将峰浓度维持在 300 ～ 400μg/L。疗效达平台期后 12 个月方可减量。应按原剂量的 10% ～ 20% 递减，每 3 个月减量一次，。减量期间密切观察血常规，如有波动需慎重减量。一般 CsA 总疗程应在 2 ～ 3 年，减量过快可能增加复发风险。

(3) 不良反应与处理：主要不良反应为消化道症状、齿龈增生、色素沉着、肌肉震颤及肝肾功能损害，极少数发生头痛和血压增高，多数患儿症状轻微或对症处理后减轻，必要时可调换 CsA 剂型或选择其他免疫抑制剂。服药期间应定期监测血药浓度、肝肾功能和血压等。

3. 其他药物治疗

雄激素有促造血作用，主要不良反应为男性化。如能被患儿和家属接受则推荐全程应用。用药期间应定期复查肝肾功能。

BMF 是成熟红细胞、粒细胞及血小板在骨髓中的有效生成减少而引起的外周血一系、两系血细胞或全血细胞减少的一组疾病的总称，包括 ABMFS 和 IBMFS。发现 IBMFS 患者的重要线索在于进行详细的体格检查。如 FA 的牛奶咖啡斑和桡骨畸形，DC 的手指和脚趾甲角化不良，DBA 的拇指畸形，TAR 的桡骨缺失等。但是，某些 IBMFS 缺乏特异的表现。而且，这些综合征的确诊时间也并非全部在儿童期。其他的线索包括家族史，如有关白血病、实体肿瘤、先天缺陷或其他躯体畸形的信息。另外，某些患者最终发展为 AA，在发展为 AA 之前，许多 IBMFS 患者 (特别是 FA 和 DC) 可能患有特异的肿瘤、骨髓增生异常综合征 (MDS) 或白血病，因而患者的既往史也很重要。获得性再生障碍性贫血主要表现为皮肤、黏膜出血点及瘀斑，粒细胞减少所致的反复发热和贫血所致的头晕、乏力等 = 外周血常规中血红蛋白、血小板和中性粒细胞三项中有两项减少 (必须有血小板减少)，骨髓造血细胞减少应考虑再生障碍性贫血但诊断时必须除外引起全血细胞减少的其他疾病及 IBMFS 根据分型选择治疗方案：NSAA 选择以环孢素为主的免疫抑制治疗，一旦进展为依赖血制品输注应按 SAA 治疗；SAA 治疗首选 HLA 相合同胞供者骨髓移植，若无合适供者选择抗胸腺 / 淋巴细胞球蛋白联合环孢素治疗。

第四节　血小板减少症

血小板减少症 (ITP) 是儿童最常见的出血性疾病。由于其发病病因复杂，发病机制中有多种细胞因子参与免疫介导反应。ITP 发病以病因分为原发性 (即暂未找到特殊原因) 和继发性 (继发于其他疾病)。

儿童 ITP 与成人 ITP 有很大差别；多数以急性起病、部分发病与病毒感染或与免疫接种有一定关联；部分患者不予特殊提升血小板治疗，血小板数量可以恢复正常，为自发缓解 (或自限性) 的良性过程，而并发颅内出血罕见。

目前，ITP 还是一个临床“排他”诊断性疾病。在诊断过程中需结合年龄、综合临床所有表现，排除继发性血小板减少症。譬如：系统性红斑狼疮及再生障碍性贫血等。

一、病因

(一) 病毒感染

多数患儿在发病前 2 ～ 3 周左右有明确的病毒感染史，多为上呼吸道感染。目前已发现与 ITP 有关的病毒有 EB 病毒 (EBV)、巨细胞病毒 (CMV)、水痘 - 带状疱疹病毒、人类细小病毒 B19、乙型肝炎病毒、腺病毒、风疹病毒及人类免疫缺陷病毒 (HIV) 等。

(二) 预防接种后

约 1% 病例因注射活疫苗后发病。已经有报道的疫苗为：麻腮风疫苗、脊髓灰髓炎疫苗、乙肝病毒疫苗及白百破疫苗等。

(三) ITP 的发病机制

ITP 是一种以免疫介导的血小板减少为特征的自身免疫性疾病，包括 T、B 淋巴细胞的异常、巨核细胞的血小板生成异常及细胞毒性 T 淋巴细胞介导的血小板破坏等。国际最新观点认为除血小板的自身抗体破坏血小板以外，巨核细胞亦有受累，即血小板的生成也存在障碍。

二、诊断

诊断 ITP，必须先排除其他原因导致的继发性血小板减少症。

(一) 临床表现

本病见于小儿各年龄时期。主要表现为出血，以皮肤 / 黏膜出血点、瘀斑或瘀点为主，严重者可见内脏出血 (消化道及鼻腔等)，以颅内出血死亡约 0.5%。体格检查一般无肝脾大。

(二) 实验室检查

(1) 外周血涂片检查提示血小板计数＜ 100×10^9/L 至少 2 次)，血细胞形态无异常，急性出血时期或反复多次出血之后，红细胞及血红蛋白轻度减少，网织红细胞于大出血后可增多。

(2) 骨髓细胞学检查：主要针对不典型或排除骨髓性疾病的必要检查，提示骨髓增生活跃，巨噬细胞成熟障碍。

(3) 血小板相关抗体检查，但特异性较差。单克隆抗体特异性俘获血小板抗原试验法 (MAIPA)，特异性高，可区别免疫性和非免疫性的 ITP。部分单位开展。

(4) 促血小板生成素 (TPO) 和网织血小板比例测定对区别血小板生成减少或破坏增加有一定意义，但 TPO 的检查对于 ITP 的诊断价值则有限。

(三) ITP 的分型

1. 根据发病时间分型

(1) 新诊断：血小板减少持续时间小于 3 个月。

(2) 持续性：血小板减少持续时间在 3 ～ 12 个月。

(3) 慢性：血小板减少持续时间大于 12 个月。

(4) 严重型 ITP：出血相对较严重，病初时需要给予治疗干预，或治疗期间需要增加新的治疗措施。

(5) 难治性 ITP：满足以下所有三个条件的患者

1) 脾切除后无效或者复发。

2) 需要治疗（包括小剂量肾上腺皮质激素及其他治疗）以降低出血的危险。

3) 除外其他因子血小板减少的原因，确诊为 ITP。

2. 根据出血程度分型

(1) 轻度：血小板＜ 100×10^9/L，只在外伤后出血。

(2) 中度：血小板＜ 50×10^9/L 而＞ 25×10^9/L，可见自发出血，尚无广泛出血。

(3) 重度：血小板＜ 25×10^9/L 而＞ 10×10^9/L，见广泛出现出血，外伤处出血不止。

(4) 极重度：血小板＜ 10×10^9/L，自发出血不止，危及生命。

三、鉴别诊断

（一）再生障碍性贫血

表现为发热、贫血及出血三大症状，肝、脾、淋巴结不大；实验室检查：血常规可见三系细胞（红系、粒系和血小板系）减少，并进行性降低；网织红细胞降低。骨髓检查提示骨髓增生减低，非造血细胞增生，巨核细胞外未见或偶见；骨髓活检支持造血障碍。

（二）急性白血病

表现为发热、贫血及出血，伴有全身乏力及肿胀等并发症。实验室检查：外周血常规血红蛋白或血小板绝大多数降低，偶见正常；白细胞降低或增高，可见异常 A 细胞；除相关血液学检查外，确诊诊断依据骨髓涂片检查，原始细胞大于 20%。

（三）系统性红斑狼疮

儿童早期可表现为血小板减少，有或无贫血，疾病活动期可见持续高热，抗生素无效等现象。相关检查提示：自身抗体阳性、血沉增高及抗双链 DNA 阳性等。

（四）Evans 综合征

特点为免疫性血小板减少和免疫性溶血性贫血。临床上除出血现象外，伴贫血，黄疸；体格检查可及肝脏和（或）脾脏。实验室检查：贫血、网织红细胞增多，尿胆原阳 It，间接胆红素增高，抗人球蛋白试验阳性，同时伴有血小板减少。

（五）WiskOrtt-Aldrich 综合征

属性联隐性遗传性疾病，男婴发病，除出血及血小板减少外，血小板形态小，伴有细胞、体液免疫缺陷，合并全身广泛湿疹易于感染，远期恶性疾病发生率高。

（六）血栓性血小板减少性紫癜 (TTP)

为微血管血栓形成伴血小板减少，可累及多脏器。临床表现：血小板减少性出血和溶血性贫血症状，肝脾大，可发热并有腹痛、恶心、腹泻甚至出血昏迷、惊厥及其他神经系统症状和肾功能不良等。实验室检查：网织红细胞增加 COOmbs 试验一般阴性，

ADAMTS13 缺乏。

四、治疗

ITP 治疗目的是控制出血、减少血小板破坏，使血小板数量满足机体止血需要，而不是使血小板达到正常数量，即维持 ITP 患儿安全地不发生大出血是治疗的主要目的。

(一)一般疗法

发病初期，应减少活动，避免创伤，重度者卧床休息积极预防及控制感染，给予足量液体和易消化软食，避免腔黏膜损伤。为减少出血倾向，常给大量维生素 C。局部出血者压迫止血，若出血严重或疑有颅内出血者，应积极采取各种止血措施。

(二)临床观察

对血小板计数≥ $30\times10^9/L$，无明显出血症状或体征，且近期无手术的 ITP 患者做临床观察，动态监测 BPC 数以及出血倾向，若有感染即积极控制感染。

(三)糖皮质激素

为 ITP 的一线治疗药物。国内外学者推荐指征为血小板计数＜ $30\times10^9/L$，或伴有明显出血症状或体征患者。常规剂量 [泼尼松龙龙龙剂量 1 ～ 2mg/(kg·d)，最大量 $60mg/(m^2\cdot d)$]，初始可选择静脉滴注；待出血倾向改善、血小板有上升可给予口服 (等剂量静脉换算)；血小板正常后缓慢减量至停药观察。如糖皮质激素治疗 2 ～ 4 周仍无反应者应尽快减量和停用，并寻找原因。

(四)静脉丙种球蛋白 (IVIg)

为重度出血或短期内 BPC 进行性下降者选用其作用机制为中和以及抑制抗体产生，有效率达 75%。剂量：0.4g/(kg·d)×3 ～ 5d 或 1g/(kg·d)×2d。

(五)慢性 / 难治性 ITP 治疗

往往为激素依赖 / 或激素无效患者。如对一线治疗无效者应对诊断进行重新判断；如在一线治疗不规范或激素减量过快者，视病情可作重新评价并调整激素使用如一线治疗无效者，酌情使用二线药物治疗但临床疗效无确定。

(六)严重型 ITP

应迅速提高患者 BPC 计数至安全水平 (血小板数≥ $50\times10^9/L$)，有严重出血或有危及生命的出血可紧急输注浓缩 BPC 制剂。同时处理如下：

1. 静脉输注丙种球蛋白

每天 1.0g/kg×2d。

2. 甲基泼尼松龙冲击治疗

15 ～ 30mg/(kg·d) 共用 3d 对于贫血症状明显的急性失血性贫血者可输注浓缩红细胞。

五、疗效判断

（一）完全反应 (CR)

治疗后血小板计数＞ $100×10^9/L$，同时没有相应的临床出血。

（二）部分反应 (PR)

治疗后血小板计数在 $30×10^9/L$ ～ $100×10^9/L$ 之间并高于血小板最低值的 2 倍，同时没有相应的临床出血。

（三）无反应 (NR)

治疗后血小板计数＜ $30×10^9/L$ 或低于血小板最低值的 2 倍，或存在相关的临床出血。依赖于激素或其他治疗的患者也归为无反应。

在 ITP 的疗效判断时，应至少检测 2 次 BPC 计数，两次检测之间间隔 7d 以上。

六、注意点

(1) 新诊断 ITP，糖皮质激素治疗有效者，治疗时间在 3 个月内。

(2) 在糖皮质激素治疗期间，禁止注射预防接种，至完全停药 1 ～ 3 个月后，视使用激素时间长短而定。

第五节　血液疾病用药

一、抗贫血药

（一）硫酸亚铁

1. 商品名或别名

硫酸低铁，铁矾，施乐菲。

2. 用药指征

用于各种原因（如慢性失血、营养不良、儿童发育期等）引起的缺铁性贫血的治疗及预防。

3. 用法与用量

口服。

(1) 预防量，一日 5mg/kg。

(2) 治疗量，＜ 1 岁，一次 60mg，一日 3 次；1 ～ 5 岁，一次 120mg，一日 3 次；6 ～ 12 岁，一次 0.3g，一日 2 次。

4. 用药指导

(1) 下列情况禁用：

1) 对本品过敏者。

2) 肝、肾功能严重损害，尤其是伴有未经治疗的尿路感染者。

3) 铁负荷过高、血色病或含铁血黄素沉着症患儿。

4) 非缺铁性贫血 (如地中海贫血) 患儿。

(2) 慎用：过敏体质、酒精中毒、肝炎、急性感染、肠道炎症、胰腺炎、胃与十二指肠溃疡、溃疡性肠炎等患儿。

(3) 本药口服有轻度胃肠道反应，可餐后立即服用以减轻胃部刺激，但可影响药物吸收；如反应明显，可减少初次口服剂量 (以后逐渐增加)，若患儿服后不能耐受，可换用其他铁剂。口服铁剂期间，不宜同时注射铁剂，以免发生毒性反应。

(4) 铁与肠道内硫化氢结合，生成硫化铁，使硫化氢减少，减少了对肠蠕动的刺激作用，可致便秘，大便颜色发黑，大便潜血试验阳性，应注意与上消化道出血相鉴别。

(5) 大量口服可致急性中毒，出现胃肠道出血、坏死，严重时可引起休克，应立刻救治。

(6) 本品与钙剂、磷酸盐类、四环素类及抗酸药等同服，可妨碍铁的吸收。

(7) 维生素 C 为还原型物质，能防止 Fe^{2+} 氧化而有利于吸收。

(8) 服用本药时，如同时饮茶或服用含鞣酸较多的中药，易产生沉淀，从而影响铁的吸收，故服药后 2h 内应避免饮用这类食物药物。

5. 制剂与规格

片剂：0.3g。

糖浆剂：2.5%。

缓释片剂：

(1) 0.45g。

(2) 0.25g。

(二) 富马酸亚铁 [保 (乙)]

1. 商品名或别名

富血铁，富马酸铁，Carrinic，Eldofe。

2. 用药指征

用于各种原因 (如慢性失血、营养不良、儿童发育期等) 引起的缺铁性贫血的治疗及预防。

3. 用法与用量

口服：常用剂量，一日 5 ～ 10mg/kg，分 3 次。

4. 用药指导

(1) 禁忌证及慎用者同硫酸亚铁。

(2) 通常口服铁剂 4 ～ 5 日后，血液中网织红细胞数即可上升，7 ～ 12 日达高峰；血红蛋白于用药第 4 周时明显增加，但恢复正常需 4 ～ 12 周，而血红蛋白正常后须继续服药 2 ～ 3 个月才能使血清铁蛋白值恢复正常。

(3) 本药口服有轻度胃肠道反应，可餐后立即服用以减轻胃部刺激，但可影响药物吸收；如反应明显，可减少初次口服剂量 (以后逐渐增加)，若患儿服后不能耐受，可换用其他铁剂。口服铁剂期间，不宜同时注射铁剂，以免发生毒性反应。

(4) 与维生素 C 合用，可促进本药的吸收，但也易致胃肠道反应。

(5) 使用本药过量而发生的急性中毒多见于儿童，儿童一次性 130mg 铁即可致死。

(6) 服用本药，如同时饮用含鞣酸 (如浓茶) 的饮料，易产生沉淀，从而影响铁的吸收，服药后 2h 内应避免饮用这类饮料。

5. 制剂与规格

片剂：0.2g。

咀嚼片剂：0.1g。

胶囊剂：0.2g。

(三) 葡萄糖酸亚铁

1. 商品名或别名

葡糖酸铁，葡萄糖亚铁，Fergon。

2. 用药指征

主要用于多种原因 (如营养不良、慢性失血、月经过多、儿童生长期等) 引起的缺铁性贫血。

3. 用法与用量

口服：预防用量，一次 0.1g，一日 2 次；治疗用量，一次 0.1 ～ 0.2g，一日 3 次。

4. 用药指导

(1) 禁忌证及慎用者同“硫酸亚铁”。

(2) 偶有胃肠刺激症状，饭后服用可减轻胃肠刺激症状。

(3) 细菌感染患儿不宜应用本品。

(4) 服药后排黑色粪便易与大便潜血混淆。

(5) 与维生素 C 同服，可增加本品吸收。

(6) 本品与抗酸药如碳酸氢钠、磷酸盐类及含鞣酸的药物或饮料同用，易产生沉淀而影响本品吸收。

(7) 避免与茶水或含鞣酸的中药同服。

5. 制剂与规格

片剂：

(1) 0.1g。

(2) 0.3g。

糖浆剂：

(1) 10mL∶0.25g。

(2) 10mL∶0.3g。

胶囊剂：

(1)0.25g。

(2) 0.3g。

(3) 0.4g。

（四）琥珀酸亚铁 [基（基）. 保（乙）]

1. 商品名或别名

速力菲，菲普利，Ferplex。

2. 用药指征

用于缺铁性贫血及缺铁状态的治疗。

3. 用法与用量

(1) 片剂或颗粒：≤ 12 岁，一日 6 ～ 18mg/kg，分 3 次服用。＞ 12 岁，预防量，一次 0.1 ～ 0.2g，一日 1 次；治疗量，一次 0.1 ～ 0.2g，一日 3 次。

(2) 口服液：一日 1.5mL/kg，分 2 次饭前口服。

4. 用药指导

(1) 本品与 H2 受体阻滞剂、抗酸剂、磷酸盐、四环素类及鞣酸等同服，可妨碍铁的吸收。

(2) 本品可减少左旋多巴、卡比多巴、甲基多巴及喹诺酮类的吸收。

(3) 禁忌证及慎用者同“硫酸亚铁”。

5. 制剂与规格

片剂：0.1g。

口服溶液剂：15mL。

颗粒剂：

(1) 30mg。

(2) 100mg。

（五）多糖铁复合物

1. 商品名

或别名力蜚能。

2. 用药指征

用于各种原因引起的缺铁性贫血。

3. 用法与用量

口服：＜ 6 岁，一次 50 ～ 100mg，一日 1 次；6 ～ 11 岁，100 ～ 150mg，一日 1 次；

12 ～ 18 岁，一次 150 ～ 300mg，一日 1 次。

4. 用药指导

(1) 铁离子是各种微生物生长和繁殖中必须物质，补铁过量易引起感染，因铁蛋白中的铁饱和率增高，对细菌增生有利，且可使某些易产生内毒素菌株增加内毒素的产量。婴儿补铁过量时，多数新生儿易发生大肠埃希菌感染。

(2) 人体的微量元素大多为过渡元素。其理化性质很多相近，故在代谢中常有互相干扰，如长期大量补锌可影响铁的代谢。

(3) 鞣酸盐、磷酸盐及其他过渡元素，茶叶和含鞣酸较多的中药不利于铁的吸收。

(4) 与维生素 C、枸橼酸、氨基酸、糖和乙醇能促进铁的吸收。

(5) 禁忌证及慎用者同“硫酸亚铁”。

5. 制剂与规格

胶囊剂：150mg。

(六) 右旋糖酐铁 [基 (基) 保 (甲)]

1. 商品名或别名

葡聚糖铁，右旋酐铁，莫科非，Cosmofer。

2. 用药指征

用于不能耐受口服铁剂的缺铁性贫血患儿或需要迅速纠正缺铁者。

3. 用法与用量

(1) 深部肌内注射：通常一次 0.5 ～ 1mL，一日 1 次。

(2) 口服：体重＜ 5kg，25mg/d，5 ～ 9kg，50mg/d，＞ 9kg，一次 50 ～ 100mg，一日 1 ～ 3 次，饭后口服。

4. 用药指导

(1) 以下情况禁用：

1) 严重肝、肾功能不全者。

2) 非缺铁性贫血 (如溶血性贫血)。

3) 铁超负荷或铁利用紊乱。

4) 已知对铁单糖或双糖的过度敏感。

5) 代偿失调的肝硬化、传染性肝炎、急慢性感染的患儿。

6) 哮喘、湿疹或其他特应性变态反应患儿。

(2) 急性过敏反应表现为呼吸困难、潮红、胸痛和低血压，发生率约 0.7%。缓慢静脉注射可降低急性严重反应。过敏反应一般出现在给予试验剂量时间内。

(3) 注射本品后血红蛋白未见逐步升高者应即停药；血浆铁蛋白在静脉注射后 7 ～ 9d 达到峰浓度，而在 3 周后又缓慢地回到基线。

(4) 婴儿尽量避免肌内注射。

(5) 任何右旋糖酐铁的肠道外给药都可能引起致命性的过敏反应。对药物有过敏史的患儿危险性增加。右旋糖酐铁只能在具备抢救条件的情况下给药。

(6) 给有自身免疫性疾病或有炎症的患儿用药，可能会引起Ⅲ型变态反应。

(7) 静脉注射过快可能引起低血压。

(8) 本品一般不做静脉给药，偶有肌内注射疼痛难忍或因其他原因不能肌内注射者才用静脉给药，首次剂量可给予 1/4 ～ 1/3 支，用生理盐水或 5% 葡萄糖注射液稀释后缓慢静脉滴注，如无不良反应发生，余量可于半小时内滴入。

5. 制剂与规格

注射剂：2mL(含元素铁 50mg)。

口服溶液剂：5mL∶25mg(铁)。

(七) 叶酸 [基 (基). 保 (甲乙)]

1. 商品名或别名

维生素 M，维生素 B_{11}，维生素 R，维生素 BC，斯利安，美天福，Folasic。

2. 用药指征

临床主要用于：叶酸缺乏及其所致的巨幼红细胞贫血。也用于营养不良、慢性溶血性贫血、婴幼儿及长期使用止痛、抗惊厥、肾上腺皮质激素等药物者，以预防叶酸缺乏。

3. 用法与用量

口服。

(1) WHO 推荐叶酸缺乏症：0 ～ 1 岁，0.5mg/kg(最大 5mg)，一日 1 次，疗程 4 个月；吸收不良最大可用一日 10mg。2 ～ 18 岁，一次 5mg，一日 1 次，疗程 4 个月；吸收不良最大可用一日 15mg。

(2) 溶血性贫血：1 个月～ 12 岁，一次 2.5 ～ 5mg，一日 1 次。

4. 用药指导

(1) 对叶酸及其代谢产物过敏者禁用。

(2) 本药口服可迅速改善巨幼红细胞贫血，但不能阻止因维生素 B_{12} 缺乏而致的神经损害的进展。如大剂量持续服用叶酸，可使血清维生素 B_{12} 的含量进一步下降，反而使神经损害向不可逆方向发展。故使用叶酸治疗前，需明确排除维生素 B_{12} 缺乏。

(3) 如口服给药后出现剧烈恶心和 (或) 呕吐，或处于手术前后禁食期，或胃切除后伴有吸收不良等，可使用亚叶酸钙等肌内注射给药。

(4) 大量服用本药，可使尿液呈黄色，此为正常现象。

(5) 营养性巨幼红细胞贫血常合并缺铁，应同时补铁，并补充蛋白质及其他 B 族维生素。

(6) 与考来替泊合用，可能会减低叶酸的生物利用度，因后者可与叶酸结合。

(7) 与柳氮磺吡啶合用，可减少叶酸的吸收。

(8) 与胰酶合用，可能会干扰叶酸的吸收，故服用胰酶的患儿需补充叶酸。

(9) 与甲氨蝶呤、乙胺嘧啶等药物合用，疗效降低。

(10) 口服大剂量叶酸，可影响微量元素锌的吸收。

5. 制剂与规格

片剂：

(1) 0.4mg。

(2) 5mg。

（八）亚叶酸钙

1. 商品名或别名

立可林，安曲希，同奥，醛氢叶酸钙。

2. 用药指征

主要用于叶酸拮抗药（如甲氨蝶呤、乙胺嘧啶或甲氧苄啶等）的解毒药。本品临床常用于甲氨蝶呤过量或大剂量治疗后所引起的严重不良反应。也用于婴儿期巨幼细胞性贫血，但对维生素 B_{12} 缺乏性贫血并不适用。

3. 用法与用量

(1) 口服：作为抗叶酸药（甲氨蝶呤）的解救药。首剂 5 ～ 15mg，6 ～ 8h1 次，连续 2 日，根据甲氨蝶呤浓度调节用量。

(2) 肌内注射或静脉注射：作为抗叶酸药（甲氨蝶呤）的解救药，6 ～ 15mg/m^2，6 ～ 8h1 次，直到浓度在 5×10^{-8}mol/L 以下，需持续 2 日。也可用于叶酸缺乏所致的巨幼细胞性贫血口服效果不佳者，一日 1 ～ 3mg。

4. 用药指导

(1) 不良反应很少见，偶有皮疹、荨麻疹或哮喘等过敏反应。

(2) 当患儿有下列情况者，本品应谨慎用于甲氨蝶呤的“解救”治疗：酸性尿 (pH ＜ 7)、腹腔积液、失水、胃肠道梗阻、胸腔渗液或肾功能障碍。有上述情况时，甲氨蝶呤毒性较显著，且不易从体内排出。

(3) 本品可同时与乙胺嘧啶或甲氧苄啶应用以预防后者引起的继发性巨幼细胞性贫血。

(4) 本品不宜单独用于治疗维生素 B_{12} 缺乏所引起的巨幼细胞性贫血，否则反加重神经系统损害。

(5) 本品应避免光线照射和热接触。

5. 制剂与规格

片剂：

(1) 5mg。

(2) 10mg。

(3) 15mg。

(4) 25mg。

胶囊剂：

(1) 15mg；

(2) 25mg。

注射液：

(1) 1mL∶3mg。

(2) 1mL∶5mg。

粉针剂：

(1) 25mg。

(2) 50mg。

(3) 100mg。

（九）维生素 B_{12}[基（基）.保（甲）]

1. 商品名或别名

钴胺素，氰钴氨素，氰钴氨。

2. 用药指征

用于巨幼细胞贫血、恶性贫血、神经疾病和肝病。

3. 用法与用量

(1) 根据 BNFC(2010 ～ 2011) 推荐如下：

1) 巨幼细胞贫血不伴有精神症状：肌内注射，1 个月～ 12 岁，使用其衍生物羟钴胺 0.25 ～ 1mg，每周 3 次，连续 2 周，随后 0.25mg，每周 1 次，直到血细胞计数正常，然后根据需要每 3 月一次，每次 1mg。

2) 巨幼细胞贫血伴有精神症状：肌内注射，1 个月～ 12 岁，隔日一次，每次 1mg，直到症状消失，然后根据需要每 2 个月 1 次，每次 1mg。

(2) 国内实用儿科学推荐：对单纯由于营养缺乏的巨幼细胞贫血，建议用维生素 B120.5 ～ 1mg，一次肌内注射。

(3) 恶性贫血：肌内注射，一次 0.05 ～ 0.1mg，一日 1 次或隔日 1 次，疗程 2 ～ 4 周，贫血纠正后每周 1 次，再注射 1 个月；或一次大量肌内注射：0.5 ～ 1mg，一次注射。

4. 用药指导

(1) 对本品过敏者禁用。

(2) 与维生素 B_{12} 代谢无关的多种贫血、营养不良、病毒性肝炎、多发性硬化、三叉神经痛、皮肤或精神疾病等，用本品治疗均无效，不宜滥用。

(3) 有神经系统损害者，在诊断未明确前不宜使用本品，以免掩盖临床表现。

(4) 叶酸与维生素 B_{12} 联用治疗恶性贫血有互补效应，可以提高疗效。

(5) 硝普钠中毒：维生素 B_{12} 可解除硝普钠的类氰化物中毒样反应。

(6) 本品不能采用静脉给药。

(7) 应避免同一部位反复肌内注射给药，尤其是对早产儿、婴幼儿需小心。

(8) 恶性贫血者 (内因子缺乏) 口服本品无效，必须终身采用肌内注射给药。

(9) 维生素 C 可破坏维生素 B_{12}，两药服用应相隔 2 ～ 3h。

5. 制剂与规格

注射剂：

(1) 1mL∶0.05mg。

(2) 1mL∶0.1mg。

(3) 1mL∶0.25mg。

(4) 1mL∶0.5mg。

(5) 1mL∶1mg。

(十) 腺苷钴胺 [基 (基). 保 (乙)]

1. 商品名或别名

5'- 脱氧腺苷钴胺，腺苷辅酶维生素 B_{12}，辅酶维生素 B_{12}，Coenzyme Vitamin B_{12}。

2. 用药指征

(1) 巨幼红细胞贫血、营养不良性贫血等。

(2) 也用于神经性疾病。如多发性神经炎、神经根炎、三叉神经痛营养性神经疾病等。

(3) 还可用于因放射和药物所致白细胞减少的辅助治疗。

3. 用法与用量

(1) 口服：一次 0.125 ～ 0.25mg，一日 1 ～ 3 次。

(2) 肌内注射：一次 0.25 ～ 0.5mg，一日 1 次或隔日 1 次。

4. 用药指导

(1) 家族性遗传性球后视神经炎及抽烟性弱视者禁用。

(2) 与葡萄糖注射液存在配伍禁忌。不易与氯丙嗪、维生素 C、维生素 K 等混合于同一容器中。不能与氨基水杨酸钠合用。

(3) 本药注射用制剂遇光易分解，开封或稀释后应尽快使用。

(4) 神经系统损害者在诊断未明前应慎用本药。

(5) 治疗后期可能出现缺铁性贫血，应补充铁剂。

(6) 考来烯胺可结合维生素 B_{12}，从而使本药吸收减少。

5. 制剂与规格

片剂：0.25mg。

注射剂：

(1) 1mL∶0.5mg。

(2) 1mL∶1mg。

（十一）甲钴胺［保（甲）］

1. 商品名或别名

弥可保。

2. 用药指征

(1) 用于治疗多种外周末梢神经代谢功能障碍和自主神经病变，改善患儿自觉症状，如麻木、自发性疼痛、感觉异常、直立性眩晕、多汗、口渴等。

(2) 用于促进再植手指神经吻合，促进感觉恢复。

(3) 可改善椎间盘突出症、坐骨神经痛、面瘫、带状疱疹等所致的神经症状，缩短恢复时间。

(4) 用于治疗维生素 B_{12} 缺乏所致巨幼细胞贫血。

3. 用法与用量

(1) 口服：一日 0.5mg，分 3 次；维持量：1 次 0.25mg，一周 1 次。

(2) 肌内注射：一次 0.2 ～ 0.3mg，一周 3 次。

4. 用药指导

(1) 本品见光易分解，开封后立即使用的同时，应注意避光。

(2) 肌内注射时为避免对组织、神经的影响，应注意如下几点：

1) 避免同一部位反复注射，且对新生儿、早产儿、婴儿、幼儿要特别小心。

2) 注意避开神经分布密集的部位。

3) 注意针扎入时，如有剧痛、血液逆流的情况，应立即拔出针头，换部位注射。

(3) 对本药过敏或对本药有过敏史者禁用。

(4) 治疗 1 个月以上仍无效，应停用。

5. 制剂与规格

片剂：0.5mg。

注射剂：1mL∶0.5mg。

二、止血药

（一）氨甲环酸［基（基）. 保（甲乙）］

1. 商品名或别名

止血环酸，妥塞敏，Transamin，AMCHA。

2. 用药指征

(1) 本品主要用于急性或慢性、局限性或全身性原发性纤维蛋白溶解亢进所致的各种出血。弥散性血管内凝血所致的继发性高纤溶状态，在未肝素化前，一般不用本品。

(2) 用于前列腺、尿道、肺、脑、子宫、肾上腺、中状腺等富有纤溶酶原激活物脏器的外伤或手术出血。

(3) 用作组织型纤溶酶原激活物 (t-PA)、链激酶及尿激酶的拮抗物。

(4) 用于中枢神经病变轻症出血，如蛛网膜下隙出血和颅内动脉瘤出血，应用本品止血优于其他抗纤溶药，但必须注意并发脑水肿或脑梗死的危险性，至于重症有手术指征患儿，本品仅可作辅助用药。

(5) 用于治疗遗传性血管神经性水肿，可减少其发作次数和严重程度。

(6) 血友病患儿发生活动性出血，可联合应用本品。

(7) 用于防止或凝血因子Ⅷ或凝血因子Ⅸ缺乏的血友病患儿拔牙或口腔手术后的出血。

3. 用法与用量

(1) 口服。一次 20 ～ 30mg/kg，一日 3 ～ 4 次。

(2) 静脉注射：一次 5 ～ 10mg/kg，一日 1 ～ 2 次。以 25% 葡萄糖液稀释缓慢注入。

(3) 静脉滴注：一次 5 ～ 10mg/kg，一日 1 ～ 2 次，以 5% 葡萄糖或 10% 葡萄糖液稀释。

4. 用药指导

(1) 对于有血栓形成倾向者 (如急性心肌梗死) 慎用。

(2) 由于本品可导致继发性肾盂肾炎和输尿管凝血块阻塞，故血友病或肾盂实质病变发生大量血尿时要慎用。

(3) 本品与其他凝血因子 (如因子Ⅸ) 等合用，应警惕血栓形成。一般认为在凝血因子使用后 8h 再用本品较为妥当。

(4) 本品一般不单独用于弥散性血管内凝血所致的继发性纤溶性出血，以防进一步血栓形成，影响脏器功能，特别是急性肾衰竭竭时。如有必要，应在肝素化的基础上才应用本品。

(5) 必须持续应用本品较久者，应作眼科检查监护 (例如视力测验、视觉、视野和眼底)。

(6) 上尿路出血时给予本药，有引起肾小球毛细血管血栓的可能性，用药时应谨慎。

(7) 本药与青霉素、苯唑西林有配伍禁忌，与尿激酶等溶栓剂也有配伍禁忌。

5. 制剂与规格

片剂：

(1) 0.125g。

(2) 0.25g。

注射剂：

(1) 2mL∶0.1g。

(2) 5mL∶0.25g。

(3) 2mL∶0.2g。

(4) 5mL∶0.5g。

(二)酚磺乙胺[保(乙)]

1. 商品名或别名

羟苯磺乙胺，氢醌磺乙胺，止血定，止血敏。

2. 用药指征

(1) 用于防治多种手术前、后的出血。

(2) 也可用于血小板功能不良、血管脆性增加而引起出血，如血小板减少性紫癜、过敏性紫癜。

(3) 还可用于其他原因引起的出血，如脑出血、胃肠道出血、泌尿道出血、眼底出血、齿龈出血、鼻出血和皮肤出血等。

3. 用法与用量

(1) 口服：一次 10mg/kg，一日 2 ～ 3 次。

(2) 肌内注射、静脉注射：一次 0.125 ～ 0.25g，一日 2 ～ 3 次，视病情可增加剂量。

4. 用药指导

(1) 本品最好单独注射，不宜与其他药物(如碱性药液：碳酸氢钠注射液)配伍，以免药物氧化、变色而失效。

(2) 高分子血容量扩张剂不能在本品之前使用。

(3) 尚未见用药过量引起不良反应的报道。

(4) 本品与其他类型止血药(如氨甲苯酸、维生素 K 等)合用，可增强止血效果。

(5) 与氨基己酸混合注射，可引起中毒，故两者不能合用。

(6) 与右旋糖酐同用，如两者必须联用，应间隔用药(尽量先使用本品)。

5. 制剂与规格

片剂：

(1) 0.25g。

(2) 0.5g。

注射剂：

(1) 2mL∶0.25g。

(2) 2mL∶0.5g。

(3) 5mL∶0.5g。

(4) 5mL∶1g。

(三)维生素 K_1[基(基).保(甲乙)]

1. 商品名或别名

维他命 K_1，叶绿醌，叶萘酯，植物甲萘醌。

2. 用药指征

(1) 用于维生素 K_1 缺乏症、低凝血因子Ⅱ血症及口服抗凝药过量的治疗。

(2) 用于新生儿出血症。

(3) 偶用于胆石症或胆道蛔虫症引起的胆绞痛。

(4) 大剂量用于杀鼠药“二苯茚酮钠”的中毒解救。

3. 用法与用量

(1) 肌内注射或静脉滴注：一次 5 ～ 10mg，一日 1 ～ 2 次。

(2) 早产儿、新生儿出血症，静脉滴注，预防用量，一次 1 ～ 2mg；治疗用量，一次 1 ～ 2mg，一日 1 次，连用 3 日。

4. 用药指导

(1) 本品与苯妥英钠混合 2h 后可出现颗粒沉淀，与维生素 C、维生素 B_{12}、右旋糖酐混合易出现混浊。

(2) 肝素引起的出血倾向及 PT 延长，用维生素 K_1 治疗无效。

(3) 当患儿因维生素 K 依赖因子缺乏而发生严重出血时，短期应用本品常不能立即生效，可先静脉输注凝血酶原复合物、血浆或新鲜血。

(4) 用于纠正口服抗凝药引起的低凝血因子Ⅱ血症时，应先试用最小有效剂量，通过 PT 测定再加以调整；过量的维生素 K_1 可影响以后的抗凝治疗。

(5) 肠道吸收不良患儿，采用肌内注射给药为宜；如仍采用口服，宜同时给予胆盐，以利吸收。静脉给药由于可引起呼吸循环意外，只适用于不能采用其他途径给药的患儿，并应控制给药速度。

(6) 治疗新生儿出血性疾病时，如果在给药 6h 内未见效，则新生儿的疾病需重新诊断。新生儿使用本品剂量过大可出现高胆红素血症、黄疸、溶血性贫血。

(7) 本品可稀释于 5% 葡萄糖注射液、5% 葡萄糖氯化钠注射液或生理盐水中，不要使用其他稀释液。

(8) 本品注射液应防冻，如有油滴析出或分层则不宜使用。必须使用时，加热至 70 ～ 80 尤振摇，如澄明度正常，仍可继续使用。

(9) 严重肝脏疾患或肝功能不良及小肠吸收不良所致腹泻患儿不宜使用。

(10) 肌内注射可引起局部红肿、疼痛、硬结、荨麻疹样皮疹等。

5. 制剂与规格

注射剂：

(1) 1mL∶2mg。

(2) 1mL∶10mg。

（四）凝血酶 [基（基）. 保（甲）]

1. 商品名或别名

凝血素，舒平莱士，Thrombase。

2. 用药指征

本品适用于结扎止血困难的小血管、毛细血管以及实质性脏器出血的止血。用于外伤、手术、口腔、耳鼻喉、泌尿、烧伤、骨科等出血的止血。

3. 用法与用量

(1) 局部止血：用灭菌等渗盐水使溶解成每毫升含凝血酶 50 ～ 200U，喷雾或灌注于创面，或以吸收性明胶海绵、纱条沾凝血酶贴敷于创面；也可直接撒布粉状凝血酶于创面。

(2) 消化道止血：用温生理盐水或牛奶 (＜ 37℃) 溶解凝血酶使每毫升含本品 10 ～ 100U，口服或灌注，一次用量 500 ～ 2000U，严重出血患儿可增加用量，每 1 ～ 6h 用 1 次，视出血部位和程度增减浓度和次数。

4. 用药指导

(1) 过敏体质或对本品有过敏史者禁用 (因为本药具有抗原性)。

(2) 本品必须直接与创面接触，才能起止血作用。

(3) 临用时新鲜配制。

(4) 本品遇热、酸、碱或重金属盐类，可使凝血活力下降而失去作用。

(5) 如出现过敏症状时，应立即停药。

(6) 严禁血管内、肌内和皮下注射。否则可导致局部坏死，甚至危及生命。

(7) 为提高上消化道出血的止血效果，宜先服一定量制酸剂中和胃酸后口服本品，或同时静脉给予抑酸剂。

(8) 本品还可用磷酸盐缓冲液 (pH7.6) 或冷牛奶溶解。如用阿拉伯胶、明胶、果糖胶、蜂蜜等配制成乳胶状溶液，可提高凝血酶的止血效果，并可适当减少本品用量。

(9) 抗微生物药 (如青霉素、链霉素、磺胺等) 可与本药合用。不得与酸、碱及重金属等药物配伍。

(10) 本药应密闭，2 ～ 8℃贮存，则相当稳定：但在室温状态下经 8h 或冷冻后在 48h 内，即失去活性。

5. 制剂与规格

注射剂：

(1) 200U。

(2) 500U。

(3) 1000U。

(4) 2000U。

(5) 5000U。

(6) 10000U。

(五)凝血酶原复合物[基(基).保(乙)]

1. 商品名或别名

康舒宁，PPSB。

2. 用药指征

(1) 本品主要用于治疗先天性和获得性凝血因子Ⅱ、Ⅶ、Ⅸ、Ⅹ缺乏症如乙型血友病。

(2) 抗凝剂过量、维生素 K 缺乏症。

(3) 因肝病导致的凝血机制紊乱。

(4) 各种原因所致的凝血酶原时间延长而拟作外科手术患儿。

(5) 治疗已产生凝血因子Ⅷ抑制物的甲型血友病患儿的出血症状。

(6) 逆转香豆素类抗凝剂诱导的出血。

(7) 治疗敌鼠钠盐中毒。

3. 用法与用量

静脉滴注。根据患儿体重、出血类型及需要提高的凝血因子血浆浓度定其用量。

(1) 乙型血友病

1) 预防自发性出血。一次 20 ~ 40IU/kg，一周 2 次。

2) 治疗出血。对轻至中度出血，一次 25 ~ 55IU/kg，或使用能将凝血因子Ⅸ血浆浓度提高到正常浓度的 20%～ 40%的剂量，一日 1 次，使用 1 ～ 2 日；严重出血时，一次 60 ～ 70IU/kg，或使用能将凝血因子Ⅸ血浆浓度提高到正常浓度的 20%～ 60%的剂量，每 10 ～ 12h1 次，连续 2 ～ 3 日。

3) 围手术期止血。拔牙前 1h 给予 50 ～ 60IU/kg，或使用能将凝血因子 K 血浆浓度提高到正常浓度的 40%～ 60%的剂量；若术后仍有出血，可重复此量。其他手术前 1h 给予 50 ～ 95IU/kg，或使用能将凝血因子Ⅸ血浆浓度提高到正常浓度的 25%～ 60%的剂量；术后每 12 ～ 24h 重复此量，至少持续 7 日。

凝血因子Ⅸ每 1IU/kg 可提高其血浆浓度 1%。计算用量参考公式：

凝血因子Ⅸ剂量 (IU) ＝体重 (kg)× 需要提高的凝血因子Ⅸ血浆浓度 (%)×1IU/kg。

(2) 甲型血友病：已产生凝血因子Ⅷ抗体的患儿，预防及控制出血可给予 75IU/kg。必要时 12h 后再重复使用。

(3) 凝血因子Ⅶ缺乏症：为控制围手术期出血，术前应给予能提高凝血因子Ⅶ血浆浓度到正常浓度的 25%的剂量，术后每 4 ～ 6h 重复一次，必要时持续 7 日。计算用量参考公式：

凝血酶原复合物剂量＝体重 (kg)× 需要提高的凝血因子Ⅶ血浆浓度 (%)×0.5IU/kg

(4) 抗凝剂诱发的出血：严重病例必要时一次 1500IU，并同时加用维生素 K。

4. 用药指导

(1) 在严格控制适应证的情况下，无已知禁忌证。

(2) 本药含微量 A 型和 B 型的同种血细胞凝集素，给血型为 A 型、B 型、AB 型的患儿大量输注时可发生血管内溶血。

(3) 除肝病出血患儿外，一般在用药前应确诊患儿是缺乏凝血因子Ⅱ、Ⅶ、Ⅸ、Ⅹ方能对症下药。

(4) 本品专供静脉输注，应在临床医师的严格监督下使用。不得用于静脉外的注射途径。滴注时，医师要随时注意使用情况，若发现弥散性血管内凝血或血栓的临床症状和体征，要立即终止使用。并用肝素拮抗。

(5) 瓶子破裂、溶解后出现摇不散沉淀等现象时不可使用。

(6) 药物过量有引起血栓的危险性。

(7) 抗纤溶药 (如氨基己酸、氨甲环酸等) 常用于预防与控制血友病患儿接受各类手术时的出血，若与本药合用，可增加发生血栓性并发症的危险。因此，上述药物宜在给予本药 8h 后使用。

(8) 本品应置于 2℃～ 8℃保存。

(9) 本药对丙型血友病无效。

(10) 粉剂以灭菌注射用水溶解 (溶解或稀释液温度不宜超过 37℃)，然后将瓶轻轻旋转 (切勿用力振摇，以免蛋白变性) 直至完全溶解。配制好的药物应立即使用，输液器应带有滤网装置。配制后的溶液可稳定 12h，但不能再置入冰箱，以免某些活化成分发生沉淀。

5. 制剂与规格

注射剂：

(1) 100IU。

(2) 200IU。

(3) 300IU。

(4) 400IU。

(六) 凝血因子Ⅷ [基 (基). 保 (乙)]

1. 商品名或别名

海莫莱士，康斯平，抗甲种血友病因子。

2. 用药指征

(1) 用于甲型血友病 (先天性凝血因子Ⅷ缺乏症)。

(2) 用于获得性凝血因子Ⅷ (F Ⅷ) 缺乏症。

(3) 用于血管性假血友病 (Ⅷ)。

(4) 用于低纤维蛋白原血症，可作为凝血因子Ⅰ (纤维蛋白原) 的来源用于弥散性血管内凝血。

3. 用法与用量

静脉滴注：可按公式计算给药剂量：所需 F Ⅷ (IU) ＝ 0.5× 体重 (kg)× 要求增加的

F Ⅷ：C 的浓度 (%)。

(1) 轻度关节出血：一次 8 ～ 10IU/kg，一日 1 ～ 2 次，连用 1 ～ 4 日，使体内 F Ⅷ：C 水平达正常水平的 15%～ 20%。

(2) 中度关节、肌肉出血：一次 15IU/kg，一日 2 次，使体内 F Ⅷ：C 水平达正常水平的 30%。用药需维持 3 ～ 7 日。

(3) 大出血或严重外伤而无出血证据：一次 25IU/kg，一日 2 次，使体内 F Ⅷ：C 水平达正常的 50%。用药至少维持 7 日。如遇危及生命的出血，如口腔、泌尿道及中枢神经系统出血，重要器官 (如颈、喉、腹膜后) 及髂腰肌附近的出血，首次剂量 40IU/kg，维持剂量每隔 8 ～ 12h 20 ～ 25IU/kg。

(4) 外科手术或严重外伤伴出血：为使体内 F Ⅷ：C 水平达正常水平的 80%～ 100%，按 40 ～ 50IU/kg 于术前 1h 开始输注，随后使 F Ⅷ：C 水平维持在正常水平的 30%～ 60% 约 10 ～ 14 日。应注意只有当 F Ⅷ抑制物水平无异常增高时，方可考虑择期手术。

(5) 预防出血：体重＞ 50kg 者，一日 500IU；≤ 50kg 者，一日 250IU。使体内 F Ⅷ：C 水平达正常水平的 5%～ 10%。

(6) 抗 F Ⅷ：C 抗体生成伴出血：首剂 5000 ～ 10000IU/h，维持量 300 ～ 1000IU/h，使体内 F Ⅷ：C 水平维持在 30 ～ 50IU/mL。如联合应用血浆交换术，宜追加本药 40IU/kg，以增强疗效。

4. 用药指导

(1) 大剂量反复使用本药，应注意可能出现过敏反应，溶血反应及肺水肿，心脏病患儿尤其应谨慎。

(2) 大量输入本药可产生溶血反应 (制品中含抗 A、抗 B 红细胞凝集素) 或高容量性心力衰竭，一日输注超过 20IU/kg 时可出现肺水肿。此外尚有高凝血因子Ⅰ血症或血栓形成。

(3) 本药不能与其他药物合用，且不能用于静脉外的注射途径。滴注速度需个体化，一般约 2 ～ 4mL/min，药液宜在 1h 内输完。

(4) 如用药后出现脉搏明显加快，应减慢给药速度或暂停给药，直至脉搏恢复正常。

(5) 本药对乙型血友病及丙型血友病无效。

(6) 本药应置于 2℃～ 8℃或室温保存，切勿冷冻。用前应先以 25℃～ 37℃灭菌注射用水或 5%葡萄糖注射液按瓶签的标示量注入瓶内。

5. 制剂与规格

注射剂：

(1) 50IU。

(2) 100IU。

(3) 200IU。

(4) 250IU。

(5) 300IU。

(6) 400IU。

(7) 500IU。

(8) 1000U。

（七）人纤维蛋白原

1. 商品名或别名

纤维蛋白原。

2. 用药指征

用于各种原因引起的纤维蛋白原缺乏而造成的出血及手术、外伤或内出血等。

3. 用法与用量

静脉滴注：一次 0.03 ～ 0.15g/kg，用 30 ～ 37℃灭菌水摇动完全溶解，以每分钟 20 滴的滴速滴入。

4. 用药指导

(1) 婴幼儿、无尿患儿、血栓性疾病、心肌梗死、心功能不全者禁用。

(2) 本品专供静脉输注。

(3) 本品溶解后为略带乳光的溶液，允许有少量细小的蛋白颗粒存在，为此用于输注的输液器应带有滤网装置，但如发现有大量或大块不溶物时，不可使用。

(4) 在寒冷季节溶解本品或制品，应特别注意先使制品和溶解液的温度升高到 30 ～ 37℃，然后进行溶解，温度过低往往会造成溶解困难并导致蛋白变性。

(5) 宜临用前配制，摇溶后于 2h 内滴注完。

5. 制剂与规格

注射剂：

(1) 0.5g。

(2) 1.0g。

(3) 1.5g。

(4) 2.0g。

（八）鱼精蛋白［基（基）. 保（甲）］

Protamine

1. 商品名或别名

精蛋白，硫酸鱼精蛋白。

2. 用药指征

(1) 用于因注射肝素过量所致的出血以及其他自发性出血（如咯血等）。

(2) 心血管手术、体外循环或血液透析过程中应用肝素者，在结束时用本品中和体内残余肝素。

3. 用法与用量

(1) 抗自发性出血：静脉滴注，一日 5 ～ 8mg/kg，一日 2 次。一次不超 25mg，用注射用生理盐水 250mL 稀释 3 每 6h1 次，连用不超过 3 日。

(2) 抗肝素过量，静脉注射，用量与最后一次肝素的用量及间隔时间有关。在注射肝素 30min 后，每 125U 肝素，需用本品 0.5mg，每次用量≤ 50mg，必要时可重复给予，但 2h 内不可大于 100mg。

4. 用药指导

(1) 本品与青霉素及头孢菌素类存在配伍禁忌。

(2) 本品口服无效，仅用于静脉给药，宜单独使用。

(3) 本品可中和低分子肝素的抗凝血酶活性，但只能部分中和其抗凝血因子 X a 的作用。本品 1mg 可中和 100U 道特肝素钠或依诺肝素钠 1mg(100U)。此外，本品 1mg 可中和肝素 100U。

(4) 由于肝素在体内代谢迅速，因此与本品给药间隔时间越长，拮抗所需用量则越少。例如肝素静脉注射 30min 后，再用本品，剂量可减少一半。

(5) 用药 5 ～ 15min 后，可测定活化部分凝血活酶时间 (APTT) 或凝血酶时间 (TT)，以估计用量 (特别在大剂量肝素应用后)。给药后，如肝素的作用持续时间长于本品，可根据测定激活全血凝固时间 (ACT) 结果再次给药。

(6) 对血容量偏低患儿，宜纠正后再用本品，以防周围血循环衰竭。

(7) 本品能被血液所灭活，当用于中和大剂量肝素后 8 ～ 9h(个别为 18h)，部分患儿可发生肝素“反跳”现象和出血，此时需额外使用本品。

(8) 本品粉针剂使用方法：取本品 50mg 于 5mL 灭菌注射用水或用含 0.9％苯中醇的注射用水中溶解 (每 1mL 药液含本品 10mg)。如不再稀释，则在 1 ～ 3min 内缓慢静脉注射；也可于 5％葡萄糖注射液或 0.9％氯化钠注射液中稀释后静脉滴注。

(9) 缓慢静脉注射给药，滴速 0.5mL/min，10min 内不超过 50mg，可避免注射过快引起不良反应。

(10) 对鱼过敏、曾使用本品或使用含有本品的胰岛素制剂者，用药后可发生过敏反应或高敏反应，表现为荨麻疹、血管神经性水肿、恶心、呕吐、倦怠、局部疼痛，严重者可立即出现低血压、心血管衰竭，偶有死亡的报道。

(11) 在一些胰岛素制剂中，鱼精蛋白可延长胰岛素的作用。

5. 制剂与规格

注射剂：

(1) 5mL∶50mg。

(2) 10mL∶100mg。

三、抗凝血药

(一) 肝素钠 [基 (基). 保 (甲)]

1. 商品名或别名

海普林，美得喜，Hepathrom。

2. 用药指征

(1) 用于急慢性静脉血栓或无明显血流动力学改变的肺栓塞 (PE)。本品能阻止栓子延伸，使机体自发性溶栓。

(2) 预防二尖瓣狭窄、充血性心力衰竭、左心房扩大、心肌病合并心房颤动以及心脏瓣膜置换或其他心脏手术时所致的体循环栓塞。

(3) 防止动脉手术和冠状动脉造影时导管所致的血栓栓塞。

(4) 用于急性心肌梗死时的辅助治疗，以减少血栓栓塞的并发。尤适宜于心肌梗死合并充血性心力衰竭、心源性休克、长期心律失常、心肌梗死复发以及以往有静脉血栓形成或肺梗死病史者。

(5) 能减少脑血栓形成的危险性并降低其病死率。

(6) 用于弥散性血管内凝血 (DIC)，尤其在高凝阶段，可减少凝血因子的耗竭。

(7) 可作为体外抗凝血药 (如输血、体外循环、血液透析、腹膜透析及血样标本体外实验等)。

(8) 有报道，本品能促进脂蛋白脂酶 (清除因子) 从组织释放，后者可催化三酰甘油水解，从而清除血脂；还能增强抗凝血酶III对血管舒缓素的抑制作用，因而可抑制遗传性血管神经性水肿的急性发作。

3. 用法与用量

(1) 静脉注射：按体重一次 50U/kg，以后每小时 20U/kg 持续静脉滴注。DIC 静脉注射 30 ～ 125U/kg，每 4 ～ 6h1 次。根据病情补充凝血因子和血小板。

(2) 皮下注射：一次 250U/kg，一日 2 次。根据 APTT 调整剂量。

4. 用药指导

(1) 本品与下列药物有配伍禁忌：阿米卡星、头孢噻啶、头孢孟多、氟哌利多、环丙沙星、米托蒽醇、头孢哌酮、头孢噻吩钠、硫酸庆大霉素、卡那霉素、妥布霉素、乳糖酸红霉素、万古霉素、阿霉素、多黏菌素 B、多柔比星、头孢哌酮、柔红霉素、氢化可的松琥珀酸钠、氯喹、氯丙嗪、异丙嗪、麻醉性镇痛药等。

(2) 临床上通常以本品小剂量作为预防血栓形成，而大剂量则作为治疗血栓的剂量。

(3) 对本品过敏者应提高警惕，仅在出现危及生命的紧急状况下方可用药。遇有过敏体质者，特别对猪肉、牛肉或其他动物蛋白过敏者，可先给予本品 6 ～ 8mg 作为测试量，如半小时后无特殊反应，才可给予全量。

(4) 本品稀释液应避免冻存。

(5) 给药期间应避免肌内注射其他药物。

(6) 若血浆中凝血酶III降低，本品疗效较差，需输血浆或凝血酶III。

(7) 本品与溶栓药物（如尿激酶等）不同，对已形成的血栓无溶解作用。

(8) 本品口服无效，可采用静脉注射、静脉滴注和深部皮下注射，一般不推荐肌内注射，因可导致注射部位血肿；皮下注射刺激性较大，应选用细针头和深入脂肪层（如髂嵴和腹部脂肪组织）注射。注入部位需不断更换，注射时不要移动针头，注射处不宜搓揉，而需局部压迫。

(9) 静脉给药时最好用微量输液泵泵入，按 100U/kg 泵入，临床上均按 APIT 调整本品用量。凝血时间要求保持在治疗前的 2 ～ 3 倍，APTT 为治疗前的 1.5 ～ 2.5 倍，随时调整用药量及给药间隔时间；治疗第 1 日，应在每次用药前观察上述测定值，以后每日测定数次；用维持量时则每日测定 1 次。若凝血时间过度延长或出现出血，应立即停药。

(10) 本品用于以下可导致出血危险性增加的疾病时，应注意监测：

1) 心血管疾病：亚急性细菌性心内膜炎、重度高血压。

2) 外科手术期间及术后：脊椎穿刺术或硬膜外麻醉术、外科大手术（尤其是脑部、脊髓及眼科手术）。

3) 凝血酶III缺乏。患儿在使用抗凝血酶III治疗期间，应减少本品的用量。

4) 其他伴有止血障碍的肝脏疾病患儿。

(11) 使用本品后出现血细胞减少，对轻度减少者（如血小板计数高于 10×10^9/L），即使继续使用本品其病情仍可维持稳定或可逆转。若必须用本品继续治疗，应选用其他器官来源的肝素谨慎地进行治疗。

(12) 需长期抗凝治疗时，可在本品应用的同时，加用双香豆素类口服抗凝，36 ～ 48h 后停用本品，而后单独用口服抗凝血药维持抗凝。

(13) 有报道显示，患儿应用肝素后，可能出现一种新的栓塞，此现象与血小板减少症有关，是肝素引起的不可逆性的血小板聚集而诱发的血栓，称为白色血栓综合征，该并发症可引起严重血栓栓塞并发症如皮肤坏死、因肢体坏疽导致的截肢、心肌梗死、肺栓塞、卒中甚至死亡。因此，当患儿出现与血小板减少症相关的新血栓则应立即停止用药。

(14) 药物过量：凝血时间超过 30min 或 APTT 超过 100 秒，均表明用药过量。早期过量的表现有黏膜和伤口出血，刷牙时齿龈渗血，皮肤瘀斑或紫癜、鼻出血等。

5. 制剂与规格

注射剂：

(1) 2mL：100U。

(2) 2mL：500U。

(3) 2mL：1000U。

(4) 2mL：5000U。

(5) 2mL∶12500U。

(二)低分子肝素钙[基(基).保(乙)]

1. 商品名或别名

那屈肝素钙。

2. 用药指征

(1) 用于普通外科及全髋或膝关节置换术、长期卧床或恶性肿瘤患儿的深静脉血栓(DVT)及肺栓塞的预防、深静脉血栓及肺栓塞的治疗。大多数无并发症的 DVT 患儿急性期可以门诊用药，以节省住院开支。

(2) 用于血液透析或血液过滤时，防止体外循环过程中血液凝固及预防血栓形成。

3. 用法与用量

血管内注射，＞ 4 岁，血液透析中(＜ 4h)，150 ～ 200U/kg 能有效维持体内抗凝血作用。

4. 用药指导

(1) 使用本品注射液时，若患儿体重超过 60kg(或患儿体重减轻 / 增加)、血液状态改变情况，相应按个体根据需要调整剂量。

(2) 本品禁止肌内注射。

(3) 在皮下注射过程中，用拇指和示指将皮肤捏起，并将针头全部扎入皮肤皱褶内，经回抽确认未刺伤血管后注入药物，保持皮肤皱褶并抽由针头。

(4) 本品过量时可引起出血，可用鱼精蛋白拮抗，鱼精蛋白 1mg 可中和本药 100U。

(5) 禁用

1) 对肝素和猪肉产品过敏者。

2) 有活动性出血者。

3) 有使用本品诱导的血小板减少症史者。

(6) 可引起注射部位出血性瘀斑、皮下瘀斑、血尿、过敏性皮疹等，也可能引起出血，特别在大剂量时。

5. 制剂与规格

注射剂：

(1) 0.3mL∶3075U 抗Ⅹa。

(2) 0.4mL∶4100U 抗Ⅹa。

(3) 0.6mL∶6150U 抗Ⅹa。

(三)华法林[基(基).保(甲)]

1. 商品名或别名

苄丙酮香豆素钠。

2. 用药指征

(1) 防治血栓栓塞性疾病，可防止血栓形成与发展，如治疗血栓栓塞性静脉炎，降低肺栓塞的发病率和病死率，减少外科大手术、风湿性心脏病、髋关节固定术、人工置换心脏瓣膜手术等的静脉血栓发生率。

(2) 心肌梗死的辅助用药。用途与肝素同，可防止血栓形成与发展。也可作为心肌梗死辅助用药。口服有效，作用时间较长。但作用出现缓慢，剂量不易控制。也用于风湿性心脏病、髋关节固定术、人工置换心脏瓣膜等手术后防止静脉血栓发生。

3. 用法与用量

根据 BNFC(2010 ～ 2011) 推荐：1 个月～ 18 岁，首日 0.2mg/kg，一日 1 次口服，最大量 10mg，从第 2d 开始改为 0.1mg/kg，一日 1 次口服，最大量 5mg(但是如果 INK 仍低于 1.5，可应用 0.2mg/kg，一日 1 次口服，最大量 10mg；如果 INR 高于 3.0，可下调剂量为 0.05mg/kg，一日 1 次口服，最大量 2.5mg，如果 INR 高于 3.5，则须停药)。此后根据 INR 调整剂量，一般维持量 0.1 ～ 0.3mg/kg，一日 1 次。

4. 用药指导

(1) 无测定凝血酶原时间或凝血酶原活性的条件时，切勿随便使用本品，以防过量引起低凝血酶原症，导致出血。

(2) 若发生轻度出血，应立即减量或停药。严重出血可静脉注射维生素 K_1(12.5 ～ 20mg)，用以控制出血，必要时可输全血、血浆或凝血酶原复合物。

(3) 在长期应用最低维持量期间，如需进行手术，可先静脉注射维生素 K，注射液 50mg，但进行中枢神经系统及眼科手术前，应先停药。胃肠手术后，应查大便潜血。剂量应根据凝血酶原时间控制在 25 ～ 30 秒 (正常值 12 秒) 进行调节。

(4) 食物中维生素 K 缺乏或应用广谱抗生素如大环内酯类、头孢菌素类及氟康唑等可抑制肠道细菌，使体内维生素 K 含量降低，可使本类药物作用加强。

(5) 阿司匹林等血小板抑制剂可与本类药物发生协同作用。

(6) 水合氯醛、羟基保泰松、甲苯磺丁脲、奎尼丁等可因置换血浆蛋白，水杨酸盐、丙咪嗪、平硝唑、西咪替丁等因抑制肝药酶均使本类药物作用加强。

(7) 能促使本品与受体结合的药物 (如甲状腺素、苯乙双胍) 可增强本品的抗凝作用。

(8) 肾上腺皮质激素既可增加，也可减弱抗凝的作用，有导致胃肠出血的危险，一般不合用。

(9) 抑制本品吸收的药物 (包括制酸药、轻泻药、灰黄霉素、利福平、甲丙氨酯等) 及肝药酶诱导药 (如苯巴比妥、苯妥英钠、氯噻酮、螺内酯) 能加速本药的代谢，减弱其抗凝作用。

(10) 有出血倾向患儿 (如血友病、血小板减少性紫癜)、严重肝肾疾病、活动性消化性溃疡及眼科手术患儿禁用。

5. 制剂与规格

片剂：

(1) 1mg。

(2) 2.5mg。

(3) 3mg。

(4) 5mg。

(四)尿激酶[基(基).保(甲)]

1. 商品名或别名

尿活素，天普洛欣，雅激酶，Cultokinase。

2. 用药指征

(1) 用于急性心肌梗死、急性脑血栓形成和脑血管栓塞、急性广泛性肺栓塞、肢体周围动静脉血栓、中央视网膜动静脉血栓及其他新鲜血栓闭塞性疾病。

(2) 用于眼部炎症、创伤性组织水肿、血肿等。

(3) 用于防治人工心瓣替换手术后血栓形成以及保持血管插管、胸腔及心包腔引流管的通畅等。

3. 用法与用量

(1) 心肌梗死：建议以氯化钠注射液配制后 4400U/kg，10 ～ 15min 静脉滴注完，然后以每小时 4400U/kg 静脉滴注维持，滴注前应先静脉给予肝素。

(2) 脓胸或心包积脓：常用抗生素和脓液引流术治疗。引流管常因纤维蛋白形成凝块阻塞引流管。此时可胸腔或心包腔内注入灭菌注射用水配制 (5000U/mL) 的本品 5000 ～ 10000U，保留 2 ～ 4h 吸出。

4. 用药指导

(1) 本品稀释液宜接近中性，因在酸性药液中易分解而降低疗效。如采用葡萄糖注射液稀释，则其 pH 应不低于 4.5。

(2) 本品不宜做肌内注射。

(3) 静脉给药时，宜一次性穿刺成功。动脉给药时，穿刺结束后，宜在穿刺局部加压至少 30min，并用无菌绷带和敷料加压包扎。

(4) 用药时，必须在短时间 (15 ～ 30min) 内给予足够的初始量以中和体内尿激酶抗体，但初始量过大可影响溶栓效果。

(5) 肺栓塞的溶解常伴随血流动力学变化，要注意采取维持血压的措施。

(6) 本品并发的出血率较应用基因合成的组织型纤溶酶及纤溶酶原、链激酶复合物 (APSCA) 者低，但较肝素治疗者高 2 倍，因本品溶栓的同时，亦溶解已有的止血栓或机化的斑块，使陈旧性创伤也能产生隐性出血。

(7) 用药同时应进行溶栓监测：本品输注 12h 后，如测得 TT 自 40 ～ 60 秒变成 20 ～ 30 秒，则本品剂量应从 4000U/(kg·h) 增至 5000U/(kg·h)，6h 后重复测定 TT：

1) 如 TT 回升到 40 ～ 60 秒，可继续用药。

2) 若 TT 仍低于溶栓治疗范围，应停止给药，并改用肝素治疗。

3) 如 TT 大于 5 倍基础值，应停止治疗，且每 2 ～ 4h 重复监测 TT，待 TT 恢复到治疗范围后，将本品减半治疗，并每 6h 监测 TT，每 4h 监测生命体征。

(8) 本品溶液必须在临用前新鲜配制，随配随用。用灭菌注射用水 5mL 溶解，制成的药液显浅稻草黄色 (色深或不能完全溶解者不可使用)。溶解时应将瓶轻轻转动，切勿用力振摇 (因可产生不溶物)，制得的药液要求通过 0.45μm 终端过滤器或小型赛璐珞过滤器，以除去不溶性颗粒，再按要求进行稀释备用。已溶解的药液易失活，故未用完的药液应丢弃，不宜保存再用。

5. 制剂与规格

注射剂：

(1) 500U。

(2) 1000U。

(3) 5000U。

(4) 1 万 U。

(5) 2 万 U。

(6) 5 万 U。

(7) 10 万 U。

(8) 20 万 U。

(9) 25 万 U。

(10) 50 万 U。

(11) 150 万 U。

(12) 250 万 U。

四、促白细胞增生药

(一) 鲨肝醇 [保 (乙)]

1. 商品名或别名

二十八烷基甘油醚，Batylalcohol。

2. 用药指征

用于各种原因引起的粒细胞减少。

3. 用法与用量

口服：一次 1 ～ 2mg/kg，一日 3 次，4 ～ 6 周 1 个疗程。

4. 用药指导

(1) 用药期间应经常检查白细胞数，以调整至适当的剂量。

(2) 对本品过敏者禁用。

(3) 临床疗效与剂量相关，应根据个体化寻找最佳剂量。

5. 制剂与规格

片剂：

(1) 20mg。

(2) 25mg。

(3) 50mg。

(二) 维生素 B_4[保(乙)]

1. 商品名或别名

6- 氨基嘌呤，腺嘌呤，Denine。

2. 用药指征

用于多种原因引起的白细胞减少，如肿瘤化疗、放疗以及苯类药物等中毒所造成的白细胞减少；还可用于多种原因引起的急性粒细胞减少症。

3. 用法与用量

(1) 口服：＜ 1 岁，一次 2.5mg；2 ～ 12 岁，一次 5 ～ 10mg；均一日 2 ～ 3 次；＞ 12 岁，一次 10 ～ 20mg，一日 3 次。

(2) 肌内注射或静脉注射：一次 10 ～ 20mg，一日 1 ～ 2 次。

4. 用药指导

(1) 本品注射时需溶于 2mL 磷酸氢二钠缓冲液中，缓慢注射。不能与其他药物混合注射。

(2) 本品是核酸前体，在与肿瘤患儿化疗或放疗并用时，应考虑其是否有促进肿瘤发展的可能性。

(3) 连续使用 1 个月左右才能显效。

5. 制剂与规格

片剂：

(1) 10mg。

(2) 25mg。

注射剂：20mg(附 2mL 磷酸氢二钠缓冲液)。

(三) 肌苷 [保(甲乙)]

1. 商品名或别名

5’- 肌苷酸钠，次黄嘌呤核苷，肌苷磷酸钠，Inosine Phosfhate Sodium。

2. 用药指征

用于治疗各种原因引起的白细胞或血小板减少症的辅助治疗，以及急慢性肝脏疾病的辅助治疗。

3. 用法与用量

(1) 口服：一次 0.1 ～ 0.2g，一日 3 次。

(2) 静脉滴注：一次 0.1 ～ 0.2g，一日 1 次。

4. 用药指导

(1) 对本品过敏者禁用。需要限钠患儿慎用。

(2) 盐酸多巴胺、酚磺乙胺和维生素 C 注射液与本品属配伍禁忌。

5. 制剂与规格

片剂：0.2g。

注射剂：

(1) 2mL∶0.1g。

(2) 10mL∶0.2g。

口服溶液剂：

(1) 1% (20mL∶0.2g)。

(2) 10mL∶0.1g。

(3) 10mL∶0.2g。

(4) 20mL∶0.4g。

(5) 5mL∶0.2g。

(四)氨肽素 [保(乙)]

1. 商品名或别名

Ampepitide Elemente。

2. 用药指征

用于原发性血小板减少性紫癜、再生障碍性贫血、白细胞减少症。亦可用于银屑病。

3. 用法与用量

口服：一次 20mg/kg，一日 3 次，1 个疗程 4 周。

4. 用药指导

(1) 当药品性状发生改变时禁止使用。

(2) 对本品过敏者禁用。

(3) 用药至少 4 周，有效者可连续使用。

5. 制剂与规格

片剂：0.2g。

(五)利血生 [保(乙)]

1. 商品名或别名

莱克，Leikogen，Leucogenum。

2. 用药指征

用于防治各种原因引起的白细胞减少、再生障碍性贫血等。

3. 用法与用量

口服：≤ 6 岁，一次 5 ～ 10mg；＞ 6 岁，一次 10 ～ 15mg，均一日 1 ～ 3 次。

4. 用药指导

(1) 使用本品剂量要适当，过高或过低均影响疗效。

(2) 对本品过敏者禁用。

5. 制剂与规格

片剂：

(1) 10mg。

(2) 20mg。

（六）重组人粒细胞集落刺激因子

1. 商品名或别名

非格司亭，惠尔血，赛格力，赛强，吉粒芬，吉赛欣，rhG-CSF。

2. 用药指征

用于预防及治疗多种原因引起的中性粒细胞减少症。

(1) 恶性肿瘤放疗与化疗等原因引起的粒细胞减少症、骨髓移植后髓系造血功能的恢复及延迟植活与移植排斥、外周造血干细胞移植前的干细胞动员等。

(2) 较大剂量亦可用于骨髓增生异常综合征与再生障碍性贫血中性粒细胞减少症以及先天性、周围性中性粒细胞减少症，但远期疗效不肯定。

(3) 尚可用于艾滋病及 HIV 感染或抗逆转录病毒制剂所引起的中性粒细胞减少。

3. 用法与用量

皮下注射。

(1) 造血干细胞移植后促进造血功能的恢复：移植后次口或第 5 日起使用本药，一日 2.5 ～ 5μg/kg，待白细胞数升至 2×10^9/L 以上即停药。

(2) 外周造血干细胞移植前的干细胞动员：自体移植于化疗后白细胞降至最低点时开始用药，一日 5 ～ 10μg/kg，至白细胞升至 5×10^9/L 以上时开始采集周围血干细胞，采集期间继续用药。异基因移植供者一日注射剂量同前，连续用药 3 日后，于第四日开始采集，采集期间亦持续用药。

(3) 肿瘤化疗引起的中性粒细胞减少症：化疗停止 1 日后开始使用，一次 5 ～ 10μg/kg，一日 1 次，待白细胞数升至 4×10^9/L 以上时即停药，停药后至少间隔 48h，方可进行下一疗程化疗。白血病化疗时，在停止化疗后 24h 开始预防性使用本药，一日 2.5 ～ 5μg/kg，待白细胞数升至 2×10^9/L 以上即停药；或待白细胞降至 1×10^9/L 以下时在开始使用，剂量同前。

(4) 再生障碍性贫血、骨髓增生异常综合征：一日 4μg/kg，根据白细胞数调整剂量。

4. 用药指导

(1) 有药物过敏史者，有过敏体质者，宜于使用本品前做皮肤敏感试验。

(2) 本品用于治疗急性髓细胞白血病化疗后粒细胞减少或缺乏时，应确定骨髓处于抑制状态。

(3) 与化疗药同用，可影响本药的疗效，因迅速分化的造血祖细胞对化疗药敏感。须于停用化疗药 1 ～ 3 日后开始使用本药。

(4) 对本品或其他基因重组制剂过敏者禁用。

5. 制剂与规格

注射剂：

(1) 75μg。

(2) 150μg。

(3) 300μg。

（七）重组人粒细胞巨噬细胞集落刺激因子 [保（乙）]

1. 商品名或别名

沙格司亭，吉姆欣，莫拉司亭，特尔立，重组人粒细胞巨噬细胞刺激因子，Leucomaxx、molgramastiumum，rhGM-CSF。

2. 用药指征

(1) 主要用于多种原因引起的白细胞或粒细胞减少，包括药物反应性引起的白细胞减少、慢性周期性减少、恶性肿瘤放疗和（或）化疗引起的白细胞减少及其并发的感染。

(2) 用于骨髓移植后造血功能的恢复及后期移植排斥的治疗，以及外周血造血干细胞移植前的干细胞动员。

(3) 用于再生障碍性贫血、骨髓增生异常综合征等骨髓衰竭性疾病。

(4) 可与抗逆转录病毒药合用，治疗艾滋病伴发的白细胞减少。

3. 用法与用量

(1) 静脉滴注：造血干细胞移植：在移植后 2 ～ 4h 即可给药，一日 250μg/m^2，约 2h 滴完，连续用药 21 日；或一日 5 ～ 10μg/kg，4 ～ 6h 滴完。

(2) 皮下注射

1) 再生障碍性贫血、骨髓增生异常综合征：一日 5μg/kg，根据白细胞计数调整用量。

2) 急性白血病化疗后粒细胞减少：一日 5 ～ 10μg/kg，根据白细胞计数决定疗程。

3) 肿瘤化疗：一日 5 ～ 10μg/kg，化疗停止 1 日后开始使用，持续 7 ～ 10 日。停药后至少间隔 48h，方可进行下一疗程化疗。

(4) 造血干细胞动员：化疗后白细胞降至最低点时开始用药，一日 5μg/kg，至白细胞升至 5×10^9/L 以上时开始采集干细胞，直至采集完毕。

4. 用药指导

(1) 对本品或其他基因重组制剂过敏者禁用。

(2) 对 GM-CSF 或该类制剂的其他制品过敏者、自身免疫性血小板减少性紫癜禁用。

(3) 用药过程中若出现严重过敏反应，应立即停药并及时处理。

(4) 由于迅速分化的造血细胞对放、化疗敏感，故本品不宜在化疗前后 24h 及放疗前后 12h 内应用。

(5) 本品静脉注射前先用无菌注射用水溶解，再以生理盐水稀释，其终浓度应不低于 7μg/mL。若低于此浓度，应在将本品加入生理盐水前先加入终浓度为 0.1% 的人血清蛋白，以避免输液系统对本药的吸附。本品滴注速度宜慢，每次剂量最好持续 4h 滴注。输液过快可能出现严重不良反应。配好的药物宜于 6h 内用完。

5. 制剂与规格

注射剂：

(1) 50μg。

(2) 75μg。

(3) 100μg。

(4) 150μg。

(5) 300μg。

第五章　小儿皮肤病的药物治疗

第一节　皮科用药的选择

皮科用药范围很广，给药方法亦多，根据病情选择适宜的药和剂型则是治疗的关键。根据皮科药物制剂的不同亦分为内服、注射和外用三类。外用制剂按剂型又分为溶液剂、洗剂、粉剂、乳剂、糊剂、软膏剂、硬膏剂、酊剂、油剂、涂膜剂等；按功能用途可分为清洁剂、保护剂、收敛剂、止痒剂、抗菌消炎剂、抗真菌药、抗病毒药、免疫抑制剂、抗过敏药、杀虫药、促角化药、角质脱落药、腐蚀药、防光药等。

一、剂型的选择

依皮肤病损类型的程度选择适当的剂型，可获得较为理想的效果。

在急性炎症阶段，皮肤主要表现为红斑、丘疹或水疱，甚至糜烂渗液。如果没有渗液可用洗剂或粉剂，如有大片糜烂或渗液则应用水溶液湿敷，以吸收和减少分泌物，保护创面清洁，防止继发感染和促进炎症消退。

在亚急性炎症阶段皮肤炎症有组织肿胀，血管充血、细胞浸润，皮层增厚，渗出减少，有散在丘疹，继发性损害开始出现。此时应促进消炎，保持干燥，避免干裂。创面有糜烂渗出的宜选用糊剂或粉剂，无糜烂渗出的宜选用乳化软膏。

在慢性炎症阶段，病理过程逐渐趋向增生，皮损浸润，皮层增厚，创面干燥，应选用软膏、酊剂，此时溶液和粉剂将不起作用。

二、药物的选择

根据病因不同选择有效的药物，及早地控制疾病以期迅速痊愈是用药的最终目的。在炎症进行期以消炎、减少浸润和渗出为主，选用浓度低刺激性小的抗菌消炎剂、抗过敏剂、保护剂和收敛剂，在病情好转的情况下，逐渐加大药量和浓度。若在恢复期宜选用性质温和及低浓度的药物，如促进愈合剂和角化促成剂等。

有些药物可因使用浓度不同而作用不一，如3%的水杨酸为角化促成剂，且有止痒作用；而6%～10%的浓度则有角质松解和角质剥脱以及杀真菌作用；20%以上则具有腐蚀作用。与此类同的药物很多，如间苯二酚、硫黄、煤焦油等。

三、其他情况

同一药物可因使用条件、环境、年龄、个体差异不同而疗效各异。某种药物对某些人疗效好而对另一些人则不显著，有的可发生过敏，病情反而恶化。有些人初用某药有效，在用药过程中药效明显下降，此时宜更换类似品种。不同年龄、性别、用药部位疗效也有差异，小儿对药物的吸收较成人快，女性较男性快。老年人的皮肤有不同程度的萎缩，用药浓度宜低。面部、外阴、四肢屈曲面的皮肤较柔嫩和敏感，应使用刺激性小、作用弱和浓度低的药物。

第二节　小儿皮肤病的全身用药

一、抗组胺类药

组胺是最早发现的参与炎症和过敏反应的化学递质，它主要存在于组织的肥大细胞和血液的嗜碱性粒细胞分泌颗粒中，系由组胺酸经脱羧基而获得。当这些细胞受到免疫性原因或其他理化因素刺激后，细胞中的颗粒及其内容物被排出，组胺被释放，同时也可能释放出 5- 羟色胺、慢反应物质、缓激肽和前列腺素等活性物质，这些递质或直接或通过激活其他炎症细胞间接参与由 IGE 介导的 I 型变应性炎症的调节。组胺与 I 型变态反应密切相关，是变态反应中的主要炎症递质。

组胺主要作用于靶细胞的两组受体，即 H1 受体和受体，前者主要存在于皮肤组织，与毛细血管扩张、通透性增加和支气管、细支气管平滑肌收缩有关；而后者存在于胃黏膜组织，与胃酸分泌亢进有关。

（一）H1 受体拮抗药

此类药物种类繁多，大多数在化学结构上具有类似于组胺分子的乙基氨基团(CH2CH2N ＝)，其作用是与组胺竞争靶细胞膜上的受体，使组胺不能发挥其致病作用，但它本身并不能中和或破坏组胺，也无减少组胺释放的作用。另外，多数药物尚有不同程度的抗胆碱作用、局部麻醉和中枢抑制作用，少数药物则有中枢兴奋和抗 5- 羟色胺作用。

在皮肤科，常利用 H1 受体拮抗药的抗组胺和中枢抑制作用来治疗疾病，主要适用于：

(1) 皮肤黏膜的变态反应性和非变态反应性疾病，如荨麻疹、血管性水肿、接触性皮炎、湿疹、神经性皮炎、药疹、虫咬皮炎、各种原因所致的皮肤瘙痒等。

(2) 过敏性休克的抢救，一般首先应用肾上腺素或糖皮质激素，同时或在症状缓解后应用抗组胺药物辅助治疗。

(3) 防治眩晕和呕吐，如晕车、晕船等所致的眩晕和呕吐。

(4) 镇静与催眠，如苯海拉明和异丙嗪具有较强的中枢抑制作用，因而可用于镇静、催眠等。

根据化学结构、起效速度、药代动力学特性、对H1受体的选择性和镇静作用的有无，可将抗组胺药分为第一代H1受体拮抗药和第二代受体拮抗药。第一代H1受体拮抗药具有脂溶性，能透过血脑屏障，故其有不同程度的中枢抑制作用，即镇静作用。另外，它们的受体选择性差，能阻断乙酰胆碱、α-肾上腺素和5-羟色胺受体，故能引起口干、便秘、排尿困难、咳嗽、恶心和呕吐等不良反应，且其半衰期较短，需每日多次服药。

自20世纪80年代以来问世的第二代受体拮抗药，较第一代对H1受体的亲和力更高，并与H1受体有较强的结合作用。这些药物的分子较大，有一长的侧链，脂溶性很差，故对血脑屏障的穿透性低，镇静作用也随之降低。镇静作用小的另一个原因是新型抗组胺药对外周H1受体的选择性比中枢高。大部分第二代H1受体拮抗药经肝脏代谢后形成具有活性的代谢产物，因此它们产生的疗效比较持久。

1. 第一代受体拮抗药

(1) 苯海拉明(可太敏、苯那君)：是最早的抗组胺药，镇静作用明显，亦有抗胆碱、止吐和局麻作用，是治疗婴儿特应性皮炎和湿疹的首选药。

口服，体重＞9千克的儿童为每次12.5～25毫克，每日2～3次。小儿每日0.2%糖浆1～2毫升/千克，分3～4次，口服。

苯海拉明糖浆，患儿＜6个月，每次1毫升，每日3次；＞6个月，每次1.5毫升，每日3次；1岁，每次2毫升，每日3表；2岁，每次3毫升，每日3次；3岁，每次4毫升，每日3次，口服。6岁以上儿童苯海拉明注射液肌内注射用量为每次20毫克，每日1～2次。

偶可引起皮疹及粒细胞减少，长期应用6个月以上可引起贫血。

(2) 氯马斯汀(吡咯醇胺)：口服后30min起效，抗组胺作用强且持久，可维持药效12h。口服，12岁以上儿童，每次1.34毫克，每日2次。可配成0.25%～0.5%糖浆供儿童服用，3～6岁，每次2.5～5毫升；6～12岁，每次5毫升，均为每日2次。

常见头昏、嗜睡，尚有轻度抗胆碱作用，新生儿和早产儿禁用。

(3) 氯苯那敏(扑尔敏)：抗组胺作用强，有镇静及抗胆碱作用。口服，小儿每日0.35毫克/千克，分3～4次，服。肌内注射，儿童每日皮下注射0.35毫克/千克，分4次给药。肝功能不全者不宜长期使用本药。忌用于1岁以下的儿童。

(4) 赛庚啶(安替根)：抗组胺作用较氯苯那敏强，且具有轻、中度的抗5-羟色胺作用及抗胆碱作用，是治疗急性荨麻疹的有效药物，尤其对寒冷性荨麻疹有较好的疗效。口服，儿童每日0.15～0.25毫克/千克，分3次服。2～6岁儿童单次剂量不超过1毫克，2岁以下儿童不宜使用本药，孕妇及哺乳期妇女慎用。

不良反应多以嗜睡为主。

(5) 异丙嗪(异丙嗪)：为氯丙嗪的衍生物，抗组胺作用强，兼有显著的中枢抑制作用和抗胆碱作用，其作用时间较苯海拉明长。口服，小儿每次0.125毫克/千克，每日1～3次；肌内注射，小儿每次0.125毫克/千克，每4～6h1次。

不良反应较多，如口干、恶心、嗜睡、光敏性皮炎、直立性低血压，偶见精神兴奋，肌内注射部位疼痛。肝、肾，肺功能减退者禁用，忌与碱性及生物碱类药物配伍。

(6) 曲普利啶 (吡咯吡胺、刻免、克敏)：高效抗组胺药，不良反应轻。口服，12 岁以上儿童，每次 2.5 毫克 (1 个胶囊)，每日 2 次；6 ～ 12 岁，每次 1/2 胶囊，每日 2 次；2 ～ 6 岁，每次 13 胶囊；2 岁以下按 0.05 毫克 / 千克计算，每日 2 次。

(7) 羟嗪 (安泰乐)：抗组胺及中枢镇静作用强且持久。对慢性荨麻疹、寒冷性荨麻疹及湿疹的瘙痒均有较好的疗效。口服，12 岁以上的儿童每次 25 ～ 50 毫克，每日 3 次～ 12 岁，每次 0.5 ～ 0.8 毫克 / 千克，每日 3 次；6 岁以下儿童慎用忌用。

不良反应主要为致畸，孕妇禁用。

(8) 去氯羟嗪 (克敏嗪) 抗组胺及支气管扩张作用较强，镇静作用轻微。口服，儿童用量不超过每日 2 毫克 / 千克，3 岁以下患儿忌用。

不良反应有嗜睡、口干和致畸等。

2. 第二代 H1 受体拮抗药

(1) 西替利嗪 (比特力、西可韦、斯特林、仙特敏、赛特赞)：能选择性拮抗 H1 受体，抑制组胺介导的早期变态反应及减少后期炎症递质释放，且可抑制嗜酸性粒细胞的趋化性，具有强大的抗嗜酸性粒细胞在风团内的浸润作用，故治疗慢性荨麻疹效果较显著。

口服，12 岁以上儿童每次 10 毫克，每日 1 次；6 ～ 12 岁儿童每次 5 毫克，2 ～ 5 岁儿童每次 2.5 毫克，每日 1 ～ 2 次。

不良反应少见，可有轻度镇静作用。2 岁以下儿童，孕妇、哺乳期妇女均慎用。

(2) 盐酸西替利嗪滴剂 (仙特明滴剂)：本品为选择性组胺 H1 受体拮抗药，无明显抗胆碱和抗 5- 羟色胺作用，中枢抑制作用较小。

口服，6 岁以上儿童，每次 1 毫升，每日 1 次；2 ～ 6 岁儿童，每次 0.5 毫升，每日 1 次；1 ～ 2 岁儿童，每次 0.25 毫升，每日 1 次，但 2 岁以下儿童慎用。

不良反应轻微，且为一过性，有困倦、嗜睡、头痛、眩晕、激动、口干及胃肠道不适等。

(3) 盐酸左西替利嗪 (迪皿)：是新一代高效非镇静抗组胺药，是盐酸西替利嗪的单一光学异构体，为高选择性外周 H1 受体拮抗药。盐酸左西替利嗪剂量为盐酸西替利嗪的一半时，对皮肤和鼻腔变态反应的抑制作用与西替利嗪类似。临床适用于荨麻疹、过敏性鼻炎、湿疹、皮炎等。

盐酸左西替利嗪片剂每片 5 毫克，6 岁以上儿童，每次 1 片，每日 1 次；2 ～ 6 岁儿童，每次 1/2 片，每日 1 次；2 周岁以下儿童使用本品的有效性和安全性尚未确定。

不良反应发生率为 15.1%，其中 91.6% 不良反应为轻到中度，主要表现为头痛、嗜睡、口干、疲劳。

(4) 氯雷他定 (开瑞坦)：能选择性拮抗受体，无中枢镇静作用和抗胆碱能作用。口服，12 岁以上儿童每次 10 毫克，每日 1 次；6 ～ 12 岁儿童每次 5 毫克，每日 1 次；6 岁以下儿童每次 2.5 ～ 5 毫克，每日 1 次。

不良反应少，罕有乏力、头痛和恶心。孕妇慎用。

(5) 地氯雷他定(恩里思、芙必叮、地恒赛、Dihengsai)：为非镇静性长效三环类抗组胺药，是氯雷他定的活性代谢物之一。本品不易通过血脑屏障，对中枢神经系统无抑制作用。适用于慢性特发性荨麻疹及过敏性鼻炎。

口服，12 岁以上儿童，每次 1 片 (5 毫克)，每日 1 次。12 岁以下儿童慎用。

不良反应为恶心、头晕、头痛、困倦、口干、乏力，偶见嗜睡、健忘和晨起面部、肢端水肿。

(6) 美喹他嗪(波丽玛朗)：既拮抗 H1 受体，又有阻止肥大细胞脱颗粒及调节迷走神经紧张性和抗胆碱能等多种作用，故可作为治疗胆碱能性荨麻疹的首选药。

口服，12 岁以上儿童及成人每次 5 毫克，每日 2 次；12 岁以下儿童每日 0.25 毫克 / 千克。

不良反应较小，但口渴症状较明显，中枢镇静作用稍强，青光眼、前列腺肥大患者慎用。

(7) 咪唑斯汀(皿治林)：是近几年新上市的新型抗组胺药物，具有独特的抗组胺和抗其他炎症递质的双重作用。除与 H1 组胺受体选择性结合较强外，尚可抑制 5- 脂氧合酶、抑制白三烯等的产生，阻断某些炎性递质释放。本品起效快、作用持续时间长、不良反应少。适用于成人或 12 岁以上儿童所患的季节性鼻炎、荨麻疹等。

口服，成人(包括老年人)和 12 岁以上儿童每次 10 毫克，每日 1 次。本品不能与咪唑类抗真菌药(如酮康唑)或大环内酯类抗生素(如红霉素、克拉霉素或交沙霉素)同时使用。儿童、孕妇、哺乳期妇女的安全性尚不清楚。

(8) 依巴斯汀(开思亭)：与组胺 H1 受体亲和力高，对其他参与变态反应的炎性递质具有抑制作用，血脑屏障通透性极低，无嗜睡作用，其疗效和安全性不受食物影响，因此饭前、饭后均可服用。临床上主要适用于过敏性鼻炎、瘙痒症及过敏引起的荨麻疹等。口服，12 岁以上儿童每次 10 毫克，每日 1 次，症状严重时可给予 20 毫克；6 ～ 11 岁儿童，每日 1 次 5 毫克；2 ～ 5 岁儿童每日 1 次 2.5 毫克，依巴斯汀与酮康唑或红霉素联合应用时应慎重，因 2 种药物均可延长心脏 QT 间期。

(9) 阿伐斯汀(新敏乐、新民立)：是一种新型的没有明显抗胆碱作用而竞争性强的第二代组胺 H1 受体拮抗药，为传统抗组胺药曲普利啶(吡咯吡胺)的衍生物。由于本品是在曲普利啶的吡啶环上加了一个极性的丙烯酸基，减弱了亲脂性，因此对中枢神经系统的抑制作用较轻。

12 岁以上儿童每次 8 毫克，每日 3 次，口服。

不良反应有困倦、口干、胃肠不适。对阿伐斯汀或曲普利啶过敏者忌用；肝肾功能不全者慎用；12 岁以下儿童和高血压、严重冠心病的患者禁用。

3. 其他 H1 抗组胺药或具有抗组胺样作用的药物

(1) 色甘酸钠：能稳定肥大细胞膜，阻止肥大细胞脱颗粒，从而阻止组胺和其他炎症递质的释放。可用于治疗肥大细胞增多症、色素性荨麻疹、特应性皮炎、食物过敏等。12 岁以上儿童每次 100 毫克，每日 3 ～ 4 次，口服～ 12 岁儿童剂量减半。

本品不良反应小，肝、肾功能不全者药量酌减；2 岁以下儿童不宜使用；孕妇及哺乳妇女慎用。

(2) 酮替芬 (噻哌酮)：其稳定肥大细胞膜、抑制组胺和慢反应物质释放的作用与色甘酸钠相似，并有拮抗 H1 受体和抗 5- 羟色胺及乙酰胆碱的作用，且为长效剂。皮肤科主要用于急性或慢性荨麻疹、湿疹、特应性皮炎、皮肤瘙痒症和肥大细胞增多症。口服，成人每次 1 毫克，每日 2 次；儿童每次 0.02 ～ 0.04 毫克 / 千克，分 2 次口服。临床常见的主要不良反应是嗜睡。

(3) 曲尼司特：为新型抗变态反应药物，体外能抑制 IGE 引起的皮肤变态反应、哮喘及过敏性鼻炎等。12 岁以上儿童及成人，每次 100 毫克，每日 2 ～ 3 次，口服；小儿每日 5 毫克 / 千克，分 3 次服用。

(4) 钙剂：钙离子能增强毛细血管致密性，降低其通透性，减少渗出，具有消炎、消肿作用，有助于控制或缓解变态反应。可用于荨麻疹、湿疹、接触性皮炎等。葡萄糖酸钙：口服，每次 0.5 ～ 1 克，每日 2 ～ 3 次；常用 10% 葡萄糖酸钙注射液静脉注射或加入 5% 葡萄糖溶液 250 毫升中静脉滴注，＜ 1 岁每次 0.5 毫升 / 千克；1 ～ 5 岁每次 5 ～ 10 毫升，每日 1 ～ 2 次；＞ 5 岁每次 10 毫升，每日 1 次，注射速度宜慢，防止发生心律失常和心搏骤停。钙剂能增加洋地黄毒性，故应用洋地黄期间禁用钙剂。

4. H1 受体拮抗药不良反应及使用注意事项

(1) 常见不良反应：有头晕、乏力、嗜睡、口干、胃肠道反应、排尿障碍，也可表现为兴奋、失眠、共济失调，过量可引起惊厥，尚可出现皮疹。高空作业、驾驶员、从事注意力高度集中和运动协调的患者应慎用第一代 H1 受体拮抗药；青光眼、前列腺肥大、急性支气管哮喘、严重心脏疾病等患者忌用。

(2) 禁忌：禁用于昏睡状态或已服用大量中枢神经系统抑制药或对抗组胺过敏者。对某一种抗组胺药物过敏者，很可能也对此类中的其他药物发生过敏，应引起重视。

(3) 联合用药：可利用联合用药的方法来加强疗效，但所选的几种药物应各属于不同类别，且白天最好应用无镇静作用的药物，晚饭或睡前可应用具有镇静安眠作用的药物。当用某种抗组胺药无效时，可选择其他类别抗组胺药，而不应选择同一类中的其他药物。

(4) 减少耐受性：本类药物长期应用可产生耐受性，故常需更换使用。需长时间用药者，见效后可逐渐减量维持，症状完全控制后再服一段时间，以减少复发。

(5) 服药时勿同时应用可引起组胺非免疫性释放的药物，如多黏菌素、鸦片制剂、肼屈嗪及维生素 B_1 等。勿食用可引起组胺释放的饮料及食物，如乙醇、水生贝壳动物、蛇毒及含蛋白水解酶的食物。

(6) 定期查肝肾功能：应用异丙嗪、酮替芬者，在服药期间应定期检查肝功能。

(7) 其他：为避免药物对心脏的毒性作用，在使用特非那丁或阿司咪唑时不应超量用药，避免同时服用咪唑类抗真菌药(酮康唑、伊曲康唑等)和大环内酯类抗生素(红霉素、克拉霉素等)；亦不应同时使用头孢克洛、环丙沙星和西咪替丁；对有严重肝功能受损、低血钾、严重心律失常，尤其是 QT 间期延长或房室传导阻滞者，应不用或慎用此类药物。

(二) H2 受体拮抗药

此类药物与 H2 受体有较强的结合力，使组胺不能与该受体相结合，从而对抗组胺的血管扩张、血压下降和胃液分泌增加等作用；有增加免疫的功能，并能增强吞噬细胞功能，使低下的免疫功能恢复正常；还有止痒、止痛和抗雄激素作用。皮肤科主要作用于：

(1) 慢性荨麻疹(需与受体拮抗药联合应用)。

(2) 色素性荨麻疹。

(3) 女性多毛、痤疮。

(4) 带状疱疹、水痘、扁平疣等病毒性皮肤病。

(5) 泛发性皮肤瘙痒症。

1. 制剂与用法

(1) 西咪替丁(甲氰咪胍)：口服，儿童每日 20 ～ 25 毫克 / 千克，分 2 次服用；静脉滴注，0.4 ～ 0.6 克加入 5% 葡萄糖溶液 500 ～ 1000 毫升中，每日 1 次。6 岁以下儿童不使用常规剂量，且较少使用本品。

(2) 雷尼替丁(呋喃硝胺、善胃得)：本品 H2 受体拮抗作用比西咪替丁强 4 ～ 10 倍，无抗雄激素作用。口服，肌内注射或静脉滴注，每次 0.15 克，每日 2 次。8 岁以下儿童禁用，8 岁以上儿童用量酌减。

2. 不良反应与注意事项

此类药物常有恶心、呕吐、腹泻等胃肠道反应，以及头晕、头痛、嗜睡、幻觉等。可引起肝损害及肌酐浓度升高，诱发肝性脑病，故肝肾功能不全者应慎用；也可出现白细胞减少及药疹。

二、糖皮质激素

糖皮质激素系由垂体前叶分泌的促肾上腺皮质激素 (ACTH) 刺激肾上腺皮质束状带合成并分泌的，能促进糖原异生，加速蛋白分解，促进皮下脂肪分解继而重新分布等，对水和电解质的代谢影响较小。临床上主要用其超生理剂量起抗感染、抗过敏、抗毒素、抗休克、免疫抑制及抗增生等药理作用来治疗皮肤病。

(一) 糖皮质激素在皮肤科的适应证

1. 自身免疫性疾病

如系统性红斑狼疮、皮肌炎、结节性多动脉炎、天疱疮、大疱性类天疱疮等。糖皮质激素可缓解症状。

2. 过敏性疾病

对急性荨麻疹和血管性水肿、过敏性休克、重症药疹、血清病、泛发性湿疹、严重的接触性皮炎、过敏性紫癜、变应性血管炎、重症多形红斑等有效。

3. 其他

如关节病型银屑病、各型红皮病、外源性光敏性皮炎、弥散性神经性皮炎、普秃、囊肿性痤疮、泛发性白癜风等，应用糖皮质激素可使病情得到控制。

(二)常用糖皮质激素的种类和效能

见表 5-1。

表 5-1 常用糖皮质激素的种类和效能

药名		抗感染效价	等效剂量	规格	儿童用量	用法
效类	氢化可的松	1	20	10mg 安瓿	8 ～ 10mg(kg·d)	静脉滴注
中效类	泼尼松龙	3.5	5	5mg/ 片	1 ～ 2mg/(kg·d)	口服
	泼尼松龙龙	4	5	5mg/ 片	1 ～ 2mg(kg·d)	口服
	甲基泼尼松龙龙	5	4	10mg/ 安瓿	1mg/(kg·d)	口服或静脉滴注
长效类	地塞米松	30	0.75	0.75mg/ 片	0.1 ～ 0.25mg/(kg·d)	口服
				2mg/ 安瓿	0.2 ～ 1mg	肌内注射或静脉滴注

(三)糖皮质激素的应用原则

1. 足量开始

开始使用时，根据病情轻重给予足量的糖皮质激素，而不要从小量开始逐渐增大至有效剂量。一般 14 岁以上儿童及成人，如病情轻者开始用量可相当于泼尼松龙 20 ～ 30 毫克 / 日，中度者 40 ～ 60 毫克 / 日，重度者 60 ～ 80 毫克 / 日，暴发型或病情危重时剂量可加大至 100 ～ 200 毫克 / 日，以能控制病情为宜。如使用 2 ～ 3d 症状未能控制，则可将剂量增加 25%～ 100%，以尽早控制病情。14 岁以下儿童按体重计算用量，并且需根据病情个体化用药。

2. 逐渐减量

凡用药超过 1 周者，均应逐渐减量，这对长期使用糖皮质激素治疗者尤为重要。每次减量均不宜超过原剂量的 1/6 ～ 1/4，原剂量大时可减得快些，反之则应缓慢地减量。如治疗急性疾病准备停药者，可减量快些，每 2 ～ 3d 或 3 ～ 4d 减量 1 次；需要应用维持量者，则减量要慢些，每周或每半个月减量 1 次。在减量过程中如出现“反跳”现象，可能是由于患者对糖皮质激素形成依赖性和(或)病情尚未被控制所致，常需增加剂量才能控制病情。

3. 最小维持量

对需长期使用糖皮质激素治疗的患者，应根据每一患者具体情况，寻求能控制症状的最小维持量，以便既发挥最有效作用，又使其不良反应减至最低限度。生理替代量一般为泼尼松龙每日 5 ～ 7.5 毫克。天然皮质激素 (可的松、皮质醇) 和含氟的激素 (如地塞米松) 均不宜长期应用。

(四) 糖皮质激素的应用方法

临床应用糖皮质激素时，应正确了解下丘脑 - 垂体 - 肾上腺轴 (简称 H-P-A 轴) 的作用，并在用药过程中遵循其规律。在正常情况下，下丘脑分泌 1 种激素称为促肾上腺皮质激素释放激素 (CRH)，CRH 刺激垂体前叶产生促肾上腺皮质激素 (ACTH)，后者又刺激肾上腺皮质产生皮质醇。皮质醇产生后又反馈抑制下丘脑、垂体甚至肾上腺本身，使 CRH 和 ACTH 的形成下降。血液中皮质醇浓度在早晨最高，此后逐渐消耗，至午夜最低，此时抑制 H-P-A 轴的能力减弱以致消失，CHR 和 ACTH 均升高，再次产生皮质醇，如此周而复始。

糖皮质激素的给药途径通常以口服为主，常使用半衰期短的如泼尼松龙，早晨一次给予或隔日早晨一次给予，这样可以使 H-P-A 轴的功能升降正常化，减轻对 H-P-A 轴的抑制和糖皮质激素的不良反应。抢救或不能口服者，可用糖皮质激素静脉滴注。供静脉注射的制剂一定为水溶性，混悬剂不能静脉注射，并且对同一折算剂量，静脉注射效价常大于口服。

1. 冲击疗法

主要用于抢救危重症疾病，如过敏性休克、感染中毒性休克、系统性红斑狼疮 (SLE) 伴有脑损害或严重肾脏损害等，以期迅速控制病情，然后快速减量，以减少长期常规使用糖皮质激素的不良反应。其他对常规糖皮质激素治疗效果不佳的皮肤病如 SLE、皮肌炎、寻常型天疱疮、大疱性类天疱疮、坏疽性脓皮病、角层下脓疱病、中毒性表皮松解症等也可采用冲击疗法。14 岁以上儿童使用方法是甲基泼尼松龙龙琥珀酸钠 1 克或 500 毫克或 300 毫克 (根据患者体重) 溶于 5% 葡萄糖溶液或生理盐水 250 ～ 500 毫升中静脉滴注，滴注时间一般不少于 2h，每日 1 次。一般疗法 3 ～ 5 日后，恢复至冲击前剂量。一般认为冲击疗法不良反应较小，但可发生一过性高血压、高血糖、急性胰腺炎、电解质紊乱、过敏性休克、严重的心律失常或心脏骤停。因此，应仔细观察病情变化，密切进行心脏监护和电解质测定。为安全起见，可采用常规冲击剂量的半量或 1/3 量。服用利尿药、肝肾功能不全及电解质紊乱者禁用。

2. 短程疗法

对于某些病情较重的急性自限性疾病，如重症多形红斑、重症药疹、中毒性表皮坏死松解症、急性放射性皮炎等，可采用短程疗法。经用糖皮质激素控制症状后，可较快地减量，如 12 岁以上儿童初始用氢化可的松 200 ～ 300 毫克 / 日静脉滴注，或地塞米松

10 ～ 15 毫克 / 日，静脉滴注，待症状控制后，每 3 ～ 5 日减量 1 次，每次减量 20% 左右，直至停药，疗程 1 个月左右。12 岁以下儿童按体重和病情个体化用药。

3. 中程疗法

适用于部分慢性疾病如 Behcet 病、Sweet 病、关节病型银屑病、红皮病型银屑病、疱疹样脓疱病、变应性血管炎等。12 岁以上儿童开始用氢化可的松 150 ～ 200 毫克 / 日，静脉滴注；或泼尼松龙 20 ～ 40 毫克 / 日，口服；根据病情，1 ～ 2 周后改为泼尼松龙 20 ～ 30 毫克 / 日，以后每 2 ～ 3 周减量 1/3 直至停药，整个疗程一般 2 ～ 3 个月。

4. 长程疗法

主要用于结缔组织病和大疱性皮肤病，一般开始用剂量较大，待症状控制后，再逐渐减量，其减量速度开始较快，以后减慢，逐渐减少至能控制症状的最小维持量，在减量过程中，如病情有“反跳”，须增加至比“反跳”前略大的剂量，一般疗程需半年或更长时间。

5. 局部注射疗法

全身应用糖皮质激素治疗无效时，采用皮损内注射可显著提高局部药物浓度，增强治疗效果，并可替代全身性糖皮质激素的应用。可用于囊肿性痤疮、斑秃、皮肤或黏膜盘状红斑狼疮 (DEL)、肥厚性瘢痕或瘢痕疙瘩、神经性皮炎、结节性痒疹、胫前黏液性水肿，黏液性囊肿、结节病、蕈样肉芽肿、肥厚性扁平苔藓、环状肉芽肿、硬斑病等。根据需治疗的皮损面积大小抽取 1% 曲安西龙 (去炎松) 混悬液或醋酸泼尼松龙 0.2 ～ 0.3 毫升，加入等量的 2% 利多卡因或 2% 普鲁卡因混合后，用 25 ～ 30 号针头在皮损内分点注射。当注射混悬液后局部皮肤轻微隆起，表示深度适当，每 1 ～ 2 周注射 1 次，但长期应用可致皮损处萎缩、色素改变和毛细血管扩张，且应警惕药物全身性吸收导致肾上腺皮质功能抑制的可能性。

(五) 不良反应与应用注意事项

长期大剂量应用糖皮质激素可出现许多不良反应，如并发或加重感染、消化道溃疡或并发出血及穿孔、骨质疏松、肌无力、肌萎缩、无菌性股骨头坏死、高血压、白内障、青光眼、精神障碍、阳痿、月经紊乱、低钾血症、高血糖、血栓形成和出血倾向、皮肤萎缩、紫癜、痤疮、多毛、延缓伤口愈合等。因此，在应用糖皮质激素时要严格掌握适应证，密切注意不良反应的发生，并及时处理。如加用制酸药、H2 受体拮抗药、限制钠摄入、补充钾和钙，定期应用蛋白同化激素，加用免疫增强药，警惕感染、糖尿病、高血压、白内障等的发生，并定期检查患者所用药量，出现明显不良反应时及时减量。另外，可的松和泼尼松龙活性低，进入体内后须先在肝内水解变为氢化可的松和泼尼松龙才有活性，如果有严重肝脏疾病或体内先天性缺乏此类药物水解酶者，则药物不能在肝内水解变为氢化可的松和泼尼松龙，使疗效降低，此时可直接使用氢化可的松或泼尼松龙。另外，在低蛋白血症时，部分泼尼松龙不能与清蛋白结合而呈游离状态，其作用增强，但同时不良反应也可增加 1 倍。

(六) 糖皮质激素应用的禁忌证

糖皮质激素应用的禁忌证主要有：消化性溃疡、糖尿病、严重高血压和心肾功能不全、骨质疏松、活动性结核病、严重精神疾病，以及抗菌药物不能控制的细菌或真菌等感染性疾病，妊娠早期和产褥期。

三、抗生素和抗菌药物

(一) 青霉素类

1. 作用与用途

本类药物对多数革兰阳性菌和部分革兰阴性菌、螺旋体及放线菌具有强大的抗菌作用。青霉素在皮肤科的适应证有脓疱疮、丹毒、蜂窝织炎、猩红热、败血症、梅毒、淋病、放线菌病、皮肤炭疽、气性坏疽等。此外，治疗由溶血性链球菌诱发的急性点滴状银屑病，以及治疗早期系统性硬皮病也有效。

2. 制剂与用法

(1) 青霉素 G(盘尼西林)：有钾盐和钠盐 2 种。肌内注射，每日 2.5 万～ 5 万单位 / 千克，分 2 ～ 4 次给药；静脉滴注，根据病情的轻重用药，一般患者每日 5 万～ 20 万单位 / 千克，每日 1 次。大剂量应用时应注意钾、钠离子对患者的影响。静脉滴注时速度不宜过快，也不与氯霉素、四环素、红霉素、庆大霉素、维生素 C 联合静脉滴注。

(2) 苄星青霉素 (长效西林)：属长效青霉素，成人及 12 岁以上儿童每次肌内注射 120 万单位，可使血中有效浓度维持 1 个月左右。治疗梅毒时用 240 万单位，分两侧臀部肌内注射，每周 1 次，共 2 ～ 3 次。小儿剂量每次 30 万～ 120 万单位，2 ～ 4 周 1 次。

(3) 氨苄西林 (氨苄青霉素)：广谱杀菌性抗生素。口服，每次 50 ～ 100 毫克 / 千克，分 4 次空腹服用。肌内注射，每日 50 ～ 150 毫克 / 千克，分 2 ～ 4 次给药。静脉滴注，每日 100 ～ 200 毫克 / 千克，分 2 ～ 4 次给药，最高剂量不能超过每日 300 毫克 / 千克。

本品大剂量口服可出现胃肠道反应，肌内注射后局部疼痛，故注射宜深，速度宜慢。

(4) 阿莫西林 (羟氨苄青霉素)：广谱杀菌性抗生素。口服吸收好，且尿液中的浓度很高，适用于尿路感染。口服，每日 40 ～ 80 毫克 / 千克，分 3 ～ 4 次；新生儿及早产儿每次 50 毫克 / 千克，每日 2 ～ 3 次；12 岁以上儿童每次 250 ～ 500 毫克，每日 2 ～ 3 次。

本品大剂量口服后可有胃肠道反应，偶有皮疹等过敏反应。

3. 不良反应与注意事项

青霉素类药物可引起过敏性休克、荨麻疹及其他各型药疹、二重感染、血栓性静脉炎、溶血性贫血等，其中以过敏性休克最为严重，常可导致死亡。所以，应用前必须询问患者有无过敏性疾病及青霉素过敏史，且须做青霉素皮试；以往对青霉素有过敏者应改用其他药物，不宜再做过敏试验 (因皮试本身也可引起过敏性休克)。本品易透过乳汁，乳母注射青霉素可以引起婴儿过敏反应。

(二)头孢菌素类

1. 作用与用途

此类药物系半合成抗生素，与青霉素同属β-内酰胺类，其化学结构和药理性质与青霉素相似。此类药物具有很强的抗菌活性，对β-内酰胺酶稳定，抗菌谱广，对多数革兰阳性菌和阴性菌、厌氧菌均有很强的活性。皮肤科常用于疖、痈、丹毒、蜂窝织炎、泌尿生殖系统感染、淋病等。

2. 制剂与用法

(1) 头孢唑啉(先锋Ⅴ)：属于第一代头孢菌素类抗生素。肌内注射或静脉滴注，儿童每日30～50毫克/千克，分3～4次；新生儿1次用药不超过20毫克/千克，每日2次。但亦有不主张用于新生儿、早产儿的报道。

(2) 头孢哌酮(先锋必)：属第三代头孢菌素类抗生素。肌内注射或静脉滴注，幼儿和儿童每日25～150毫克/千克，分2～3次。新生儿和婴儿用量尚未确定。

(3) 头孢曲松钠(泛生舒复、消可治、菌必治、罗氏芬)：属第三代头孢菌素类，其半衰期长，每日给药1次即可。肌内注射或静脉滴注，12岁以上儿童每日1～2克；小儿每日20～80毫克/千克，每日1～2次；早产儿每日不超过50毫克/千克。

不良反应有皮疹、胃肠道反应、血清转氨酶升高和静脉炎等，一般在停药后可自行消失。

(4) 头孢氨苄(先锋霉素Ⅳ、头孢立新)：本品耐酸，口服后易吸收，用于敏感菌所致的呼吸道、泌尿道、皮肤等轻中度感染。皮肤感染每次12.5～50毫克/千克，12h1次；新生儿每日25～50毫克，分2～3次，口服，宜空腹给药。肾功能减退患者有药物蓄积现象，应注意调整用量。

(5) 头孢羟氨苄：作用与头孢氨苄相似，对葡萄球菌、β溶血性链球菌、肺炎球菌、大肠埃希菌、奇异变形杆菌和克鲁伯杆菌有效，作用比头孢氨苄强3～4倍，对沙门菌和痢疾杆菌作用较头孢氨苄强2倍，对流感杆菌和淋球菌作用较弱。儿童每日30毫克/千克，分2次服用；一般不用于婴儿和新生儿；11岁以上及成人每日1～2克，分2次服用。

3. 不良反应

头孢菌素类药物可引起恶心、呕吐等胃肠道反应，以及头痛、头晕、药疹、药物热、白细胞减少、肝肾损伤。本类药物与青霉素有交叉过敏反应，对青霉素过敏和肝肾功能受损者忌用或慎用。

(三)氨基糖苷类

1. 庆大霉素(正泰霉素)

抗菌谱广，对金黄色葡萄球菌及革兰阴性杆菌(包括铜绿假单胞菌及各型变形杆菌)

都有抑菌或杀菌作用。用于敏感菌所致的新生儿脓毒血症、败血症、脑膜炎及泌尿道、呼吸道、胃肠道感染等。

肌内注射。小儿每日 3 ～ 5 毫克 / 千克，即每日 3000 ～ 5000 单位 / 千克，分 2 ～ 3 次。

不良反应主要是对第八对脑神经和肾脏的损害，不宜任意加大剂量或长期应用 (一般连续应用不超过 10d)，孕妇禁用，小儿慎用。

2. 大观霉素 (壮观霉素、淋必治)

对大多数奈瑟淋球菌菌株有效，适用于淋球菌引起的泌尿系感染、宫颈炎、直肠炎，但对淋菌性咽炎无效。

新生儿禁用。小儿体重 45 千克以下，每千克体重一次肌内注射 40 毫克；体重 45 千克以上者，1 次肌内注射 2 克。

不良反应有注射部位疼痛、眩晕、恶心、发热等。孕妇和新生儿禁用，对小儿也应慎用或禁用。

(四) 四环素类

1. 作用与用途

为广谱抗生素，可抑制多数革兰阴性和阳性菌，对螺旋体、放线菌、沙眼衣原体、支原体和阿米巴原虫均有抑制作用，但对革兰阳性菌的作用优于革兰阴性菌。适用于革兰阳性球菌引起的皮肤感染、痤疮、酒渣鼻、非淋菌性尿道炎、软下疳、炭疽、腹股沟肉芽肿等。

2. 制剂与用法

(1) 四环素：成人每次 0.25 ～ 0.5 克，每日 3 ～ 4 次，口服；9 岁以上儿童每日 30 ～ 40 毫克 / 千克，分 4 次，口服；8 岁以下儿童忌用。

(2) 多西环素 (多西环素)：口服，成人首剂 0.2 克，以后 0.1 克，每日 2 次；9 岁以上儿童，每次 2 毫克 / 千克，每日 2 次；8 岁以下儿童禁用。

3. 不良反应

常见胃肠道反应、药疹、肝肾功能受损，久用可致二重感染。可通过胎盘抑制胎儿骨骼生长或造成某些先天性异常，亦可沉积于牙组织中而致黄牙，故孕妇、哺乳期妇女及 8 岁以下儿童禁用。

(五) 大环内酯类

1. 作用与用途

抗菌谱广，主要作用于需氧革兰阳性和阴性球菌，某些厌氧菌、支原体、衣原体、螺旋体、军团菌属等。适用于链球菌、金黄色葡萄球菌所致各种感染，以及耐青霉素或四环素的金黄色葡萄球菌引起的感染，也用于治疗梅毒、淋病、非淋菌性尿道炎、前列腺炎、放线菌病、丹毒、毛囊炎、疖、炭疽等。

2. 制剂与用法

(1) 琥乙红霉素：口服，成人及12岁以上青少年每次0.25～0.5克，每日3～4次；小儿每日25～40毫克/千克，分3～4次。孕妇和哺乳期妇女慎用。

(2) 罗红霉素(罗力得、严迪、欣美罗)：口服，成人及12岁以上青少年每次0.15克，每日2次；婴儿与儿童每日2.5～5毫克/千克，分2次服。餐前15min服用。

(3) 阿奇霉素(希舒美、维宏、欣匹特)：口服，1～3岁每日0.1克；3～8岁每日0.2克；9～12岁每日0.3克；13～15岁每日0.4克；16岁以上每日0.5克，均连用3日后停药。

(4) 克拉霉素(克拉仙、利迈先、宜仁、锋锐)：有广泛的抑菌和杀菌作用，是治疗艾滋病患者鸟分枝杆菌感染的首选药物。口服，小儿每次5毫克/千克，重症感染可增至10毫克/千克；12岁以上儿童每次0.25克，每日2次；6个月以下儿童使用本药的安全性尚不清楚。肝肾功能不全者慎用，患有心肌病，水、电解质紊乱者禁用。

(5) 红霉素：属于抑菌药，抗菌谱与青霉素相近。小儿每日30～50毫克/千克，分3～4次，口服，静脉滴注剂量同口服剂量，以10毫升注射用水溶解后再加入5%葡萄糖溶液稀释后缓慢静脉滴注(浓度不超过0.1%)。

3. 不良反应

可引起胃肠道反应，尚有血清转氨酶升高、药疹等过敏反应。

(六)林可酰胺类

1. 林可霉素(洁霉素)

抑菌药，但在高浓度下，对高敏感的细菌也有杀菌作用。其抗菌特点是对各厌氧菌具有良好的抗菌作用，对革兰阳性的抗菌作用似红霉素。儿童每日30～50毫克千克，分3～4次，口服。注射剂，儿童每日10～20毫克/千克，每日1次，肌内注射。新生儿不宜用本药。

2. 克林霉素(氯洁霉素)

由林可霉素半合成制取，其抗菌活性比林可霉素强4～8倍，抗菌谱与抗菌特点与林可霉素相同。4周以上儿童用量每日为15～25毫克/千克，重症感染可增至每日25～40毫克/千克，分3～4次给药。新生儿不宜用本药。

不良反应有恶心、呕吐等消化道反应，偶可致伪膜性肠炎。

(七)尼立达唑(硝咪唑)类

1. 作用与用途

阻断病原RNA、DNA的合成，有强大的杀灭滴虫的作用，是治疗阴道滴虫病的首选药；同时具有抗厌氧菌的作用，可用于厌氧菌引起的各种感染。临床上常用于滴虫病、阿米巴病、酒渣鼻及厌氧菌引起的感染等。

2. 制剂与用法

(1) 甲硝唑(甲硝唑)：口服，12岁以上儿童，每次200毫克，每日3次。静脉滴注，

12 岁以上儿童每日 15 ～ 30 毫克 / 千克，分 3 次；儿童每日 15 ～ 25 毫克 / 千克，分 3 次。

(2) 替硝唑：口服，成人及 12 岁以上儿童每次 0.5 克，每日 2 次；儿童每日 30 ～ 50 毫克 / 千克，顿服。

3. 不良反应

可有胃肠道反应，偶见头痛、失眠、皮疹、白细胞减少等。幼儿、血液病患者禁用。

四、抗结核杆菌、麻风杆菌药

(一) 异烟肼 (雷米封)

合成抗结核病，为全效杀菌药，对结核杆菌有良好的杀菌作用，为第一线的抗结核药。与其他抗结核药联合用于治疗各种结核病、麻风等。口服，一般治疗量每日 8 ～ 10 毫克 / 千克；静脉滴注，每日 15 ～ 25 毫克 / 千克，分 1 ～ 2 次。新生儿＜ 7d 用量为每日 10 毫克 / 千克，＞ 7d 用量为每日 15 毫克 / 千克。

不良反应有胃肠道症状如恶心、呕吐、腹痛；变态反应引起的皮疹、药物热；中枢神经系统症状如头痛、失眠等；血液系统可引起贫血、白细胞减少、咯血等；肝损害；偶见周围神经炎。用维生素可防治神经系统反应，用量为每次 10 毫克，每日 2 次，口服。

(二) 利福平 (力复平)

为半合成的利福霉素衍生物，第一线抗结核药物，对宿主细胞内外结核杆菌和其他分枝杆菌 (包括麻风杆菌) 均有明显的杀菌作用。主要用于治疗各种结核病、麻风病，还可用于耐金黄色葡萄球菌引起的感染及厌氧菌的感染，也可外用于眼部感染。口服，1 个月以上儿童每日 10 ～ 15 毫克 / 千克，清晨空腹 1 次口服；新生儿每次 5 毫克 / 千克，每日 2 次，疗程半年左右。最大剂量每日 450 毫克。

不良反应有胃肠道症状如恶心、呕吐、腹痛；肝功能损害；白细胞减少、血小板减少；变态反应引起的皮疹、药物热、休克等。肝功能不全者及婴儿慎用。

(三) 氨苯砜 (DDS)

为抗麻风药物中的首选药物，也可治疗多种皮肤病。氨苯砜具有抗麻风杆菌、抗感染和免疫抑制作用，可用于大疱性皮肤病 (尤为疱疹样皮炎)、各种皮肤血管炎、无菌性脓疱性皮肤病、皮肤红斑狼疮、酒渣鼻、斑秃、结节性脂膜炎等。口服，12 岁以上儿童每日 50 ～ 100 毫克，待症状控制后逐渐减量；小儿每日 0.9 ～ 1.4 毫克 / 千克，一次顿服。6 ～ 12 个月为 1 个疗程，服药 6d 停 1d，每服 10 周停药 2 周。

不良反应有头痛、嗜睡、白细胞减少、溶血性贫血、胃肠道反应、肝肾损害。用药期间应注意检查血常规和肝功能，长期应用者宜补充铁剂、叶酸和维生素 B_{12}。

(四) 氯法齐明 (亚甲基酚嗪、克风敏)

用于对氨苯砜耐药者，对麻风病和麻风反应均有效。小儿开始剂量为每日 2 毫克 / 千克，每周 2 ～ 3 次；2 周后每日 2 毫克 / 千克，每周 6 次；4 周后每日 4 毫克 / 千克，每周 6 次。抗麻风反应，口服，小儿每日 4 ～ 6 毫克 / 千克，每周 6 次。

五、抗病毒药

(一) 利巴韦林 (三氮唑核苷、病毒唑)

为广谱抗病毒药，主要通过干扰病毒 DNA 合成而阻止病毒复制，对疱疹病毒、流感病毒、腺病毒、麻疹病毒等敏感，可用于疱疹性口炎、带状疱疹等。口服，每日 10 ～ 15 毫克 / 千克，分 3 ～ 4 次；肌内注射或静脉滴注每日 10 ～ 15 毫克 / 千克，分 2 次。用于 6 岁以上儿童。

不良反应有消化道症状，肝酶增高；用量过大可引起可逆性贫血、白细胞减少等。

(二) 阿昔洛韦 (无环鸟苷)

可选择性地被感染细胞摄取，并在细胞内经胸腺嘧啶激活酶而转化为三磷酸无环鸟苷，后者可抑制病毒 DNA 聚合酶，从而干扰疱疹病毒 DNA 的合成。适用于单纯疱疹、带状疱疹、EB 病毒感染等。口服，12 岁以上儿童，每次 800 毫克，每日 4 ～ 5 次，连用 7d；静脉滴注，每次 5 毫克 / 千克，8h1 次，疗程 7d。12 岁以下儿童，口服，每次 5 毫克 / 千克，每日 4 次；静脉滴注每日 2.5 毫克 / 千克。治疗单纯疱疹，2 岁以上使用成人剂量的 1/2，2 岁以下使用成人剂量的 1/4。治疗水痘可按每日 20 毫克 / 千克，总剂量不超过每次 800 毫克。

不良反应可有胃肠道反应、头晕、头痛，静脉用药偶有局部刺激现象。本药虽无致畸、致突变作用，但孕妇和哺乳期仍需慎用。大剂量应用可引起肾小管内结晶尿和肾功能减退，本品与氨基糖苷类、环孢素等合用会增加肾毒性，应避免同时应用。

少数患者有轻度胃肠道反应；可出现头痛、乏力、眩晕；引起贫血、白细胞减少等。2 岁以下儿童禁用。

(三) 齐多夫定 (奥贝齐、叠氮胸苷、维兹、AZT)

是一种有效的反转录酶抑制药，在体内酶的作用下，转化为三磷酸齐多夫定，通过与三磷酸二氧胸苷竞争和整合嵌入病毒 DNA 两种途径抑制 HIV 反转录酶的活性，终止 DNA 链增长，使病毒复制停止。故用于治疗 HIV 感染，也用于防止母婴 HIV 垂直传播。治疗 HIV 感染，3 个月至 12 岁儿童，每 6h 给予本品 180 毫克 / 米 2(每日 720 毫克 / 米 2)，每次剂量不应超过 200 毫克。防止母婴 HIV 垂直传播，如新生儿不能接受口服，可以每次 1.5 毫克 / 千克，静脉滴注，每 6h1 次，每次滴注超过 30min；口服，为 2 毫克 / 千克，每 6h1 次，出生后 12h 开始用药，并持续至 6 周岁。

(四) 斯坦夫定 (赛瑞特、司他夫定，D4T)

本品为合成的二脱氧胞嘧啶核苷类抗病毒药。通过非易化扩散进入细胞后被细胞激酶磷酸化为活性代谢物三磷酸司坦夫定，三磷酸司坦夫定通过选择性抑制 HIV 反转录酶而发挥抗病毒作用。口服，青少年和成人体重不低于60千克者，推荐剂量为每次40毫克，每日2次；体重小于60千克为每次30毫克，每日2次。儿童体重小于30千克者，每次每千克体重1毫克，每12h1次；体重大于30千克的患儿，可给予成人剂量。小于13d的新生儿，推荐剂量为每12h每千克体重给药0.5毫克；14d以上的新生儿，以及体重小于30千克的患儿，每12h每千克体重给药1毫克。

六、抗真菌药

（一）制霉菌素

为四烯类抗真菌抗生素，对白色念珠菌、隐球菌、孢子丝菌等均有抗菌作用，口服后不易吸收，几乎全部从大便中排泄，可用于口腔及肠道白色念珠菌引起的感染。口服，儿童每日5万～10万单位，分3～4次服用。可有轻微胃肠道反应。

（二）伊曲康唑（斯皮仁诺）

是一种三唑类高效光谱抗真菌药，有高度亲脂性、亲角质性的特点，对各种皮肤癣菌、酵母菌、真菌均有不同程度的抗菌作用。其作用机制是，该药作用在细胞色素P450固醇合成酶中羊毛固醇C-14α去甲基化酶，使真菌胞膜麦角固醇合成受阻，破坏胞膜结构，抑制真菌生长。

临床主要用于治疗皮肤癣菌病和内脏真菌感染，尤其是甲真菌病。国内采用短程、间歇、冲击疗法治疗甲真菌病，即每日午餐及晚餐后立即服本药0.2克，连服7d，停药3周为1个疗程，治疗指甲真菌病需2～3个疗程，治疗趾甲真菌病需3～4个疗程。治疗系统性真菌病时，可静脉滴注，每次200毫克，每日2次，静脉注射制剂只能用0.9%生理盐水稀释和制备。

不良反应轻微、常见有胃部不适、头痛、皮疹及可逆性血清转氨酶升高等。儿童慎用，因伊曲康唑用于儿童的临床资料有限，因此只有在利大于弊时，方可用于儿童。儿童口服给药每日剂量3～5毫克/千克。

（三）特比萘芬

属第二代丙烯胺类抗真菌药，是目前抗真菌药物中对皮肤癣菌唯一具有杀菌作用的抗真菌药，为皮肤癣菌病的一线用药。另一优点是对大多数经细胞色素P450系统代谢的药物无药物相互作用。对皮肤癣菌、丝状菌（如曲霉菌、毛霉菌）、双相型真菌（如申克孢子丝菌）等均有抑菌和杀菌双重活性，其作用机制是抑制真菌细胞膜上的麦角固醇的生物合成时所需要的角鲨烯环氧化酶，从而达到杀灭和抑制真菌的双重作用。

本品口服吸收良好，作用快，而且高浓度地进入角质层，弥散至甲板中，主要用于治疗由皮肤癣菌引起的甲真菌病，2岁以上的儿童可按每日5毫克/千克计算，也可按体重粗略计算，体重＜20千克，口服每日62.5毫克；体重20～40千克，口服%日125毫克；体重＞40千克，口服每日250毫克。对念珠菌属（如白色念珠菌）、暗色真菌、荚膜组织胞浆菌、地霉和其他酵母菌均有广泛的抗真菌活性，对于酵母菌，根据菌种的不同而具有杀菌效应或抑菌效应。

本品不良反应小且多为一过性，主要为胃肠道症状，肝毒性极少发生。儿童慎用，小于 2 岁儿童尚无治疗经验。

（四）氟康唑

本品为三唑类抗真菌药物，水溶性高，毒性小，能通过血脑屏障，抗菌谱广。已用于治疗多种浅部和深部真菌病，可口服、静脉给药，两途径效价相同。作用机制基本与唑类相同，主要通过其唑环上的第四位氮原子与含二价血红蛋白的细胞色素 P450 结合，从而抑制了 C-14 去甲基化酶活性，致麦角甾醇合成受阻。

青少年及成人，每周给药 150 毫克单剂，也可连续给药。婴幼儿浅部真菌感染一般不推荐使用，大龄儿应慎用，若必须使用，则儿童可按每日 3 ～ 6 毫克 / 千克，顿服，或每日 3 ～ 6 毫克 / 千克，缓慢滴入。

（五）两性霉素 B

该药对绝大部分真菌均有抗菌活性，对念珠菌、隐球菌、曲霉菌、双相真菌等均有较强的抑制作用，临床治疗深部真菌病，疗效确切，耐药菌株少。用量通常为每日 0.1 ～ 0.6 毫克 / 千克，但需视病情而定，口服，念珠菌可用每日 0.5 ～ 0.2 毫克 / 千克，而侵袭性曲霉病则要用每日 1 ～ 1.2 毫克 / 千克，疗程同样视病情而定。

应用两性霉素 B 时，宜从小剂量开始。儿童常规剂量，静脉滴注开始为每日每千克体重 0.1 ～ 0.25 毫克，均先以灭菌注射用水 5 毫升配制本药 25 毫克，然后用 5% 葡萄糖溶液稀释，避光缓慢滴注，时间不少于 6 ～ 8h。以后缓慢增加剂量至每日 1 毫克 / 千克，每日或隔日 1 次。缓慢滴注。鞘内注射：0.1 ～ 0.25 毫克 / 次，必要时加地塞米松，隔日 1 次，共约 30 次。

本药毒性较大，可有发热、寒战、头痛、恶心、呕吐等；对肝、肾、心脏有损伤作用；也可导致白细胞下降、贫血、血压下降、皮疹等。

（六）两性霉素 B 脂质体

本品有效成分为两性霉素 B。两性霉素 B 属多烯类抗真菌抗生素，其作用机制是通过与真菌细胞膜上的麦角固醇结合，使膜通透性增加，细胞内重要物质（如钾离子、核苷酸和氨基酸等）外漏，导致真菌细胞死亡。

两性霉素 B 脂质体既保留两性霉素 B 的高效抗菌活性，又降低了其毒性，用药后患者耐受性好，肾毒性、低血钾及代谢紊乱均较两性霉素 B 少。适用于敏感真菌所致全身性深部真菌感染的治疗，包括隐球菌性脑瞋炎、念珠菌病、球孢子菌病弥散性脑膜炎或慢性球孢子菌病等；还可用于治疗组织胞浆菌病、曲霉病、皮炎芽生菌病和内脏利什曼原虫病等。

治疗系统性真菌感染，对 1 个月至 16 岁的儿童，每日两性霉素 B 脂质体注射液用量为 3 ～ 5 毫克 / 千克，静脉滴注。

不良反应包括：舌尖麻木感、寒战、发热、头痛、关节痛、低钾血症、恶心、呕吐、肝功能异常、血尿、脱发、皮疹、血糖升高、心悸、耳鸣及血管炎等。

（七）伏立康唑

剂型分口服片剂 (50 毫克 / 片、200 毫克 / 片) 和注射粉针剂 (200 毫克 / 瓶)。其抗真菌活性较氟康唑强 16 倍，抗菌谱对曲霉菌、隐球菌、念珠菌属，以及对氟康唑耐药的克柔念珠菌和光滑念珠菌均有杀菌活性。另外，对一些少见的尖端赛多孢酶和链格孢酶亦有杀菌活性。但对部分红酵母、茄病镰刀菌、申克孢子丝菌和宛氏拟青霉作用欠佳。

本品口服后吸收迅速且完全，给药后 1 ～ 2h 达血药峰浓度，口服后绝对生物利用度约为 96%，推荐口服。

口服，2 ～ 12 岁，负荷剂量 (开始 24h)6 毫克千克，每日 2 次，维持剂量 (24h 后)4 毫克 / 千克，每日 2 次。13 岁以上至成人体重＞ 40 千克，负荷剂量 400 毫克，每日 2 次，维持剂量 200 毫克，每日 2 次；体重＜ 40 千克，负荷剂量 200 毫克，每日 2 次，维持剂量 100 毫克，每日 2 次。静脉注射，2 ～ 12 岁，负荷剂量 6 毫克 / 千克，每日 2 次，维持剂量 4 毫克 / 千克，每日 2 次。血肌酐＞ 2.5 毫克或肌酐清除率＜ 30 毫升 /min 者不宜用，疗程中应监测肝功能。本品不推荐用于 2 岁以下儿童。

最常见不良反应有视觉障碍、肝功能异常、皮疹，其他尚有发热、头痛、幻觉、恶心、呕吐、腹泻、腹痛、外周水肿等。极少数出现严重肝肾损害、Stevens-Johnson 综合征、中毒性表皮坏死松解症 (TEN)。

（八）氟胞嘧啶 (5- 氟胞嘧啶)

本品可进入真菌细胞内转变为具有代谢作用的 5- 氟胞嘧啶，后者可取代尿嘧啶进入真菌的脱氧核糖核酸，从而阻断核酸和蛋白质的合成。适用于治疗念珠菌病和隐球菌等敏感菌株所致的全身性真菌感染。

口服，成人每次 1000 ～ 1500 毫克，每日 4 次；如胃肠道反应大亦可每日 50 ～ 150 毫克 / 千克，分 3 ～ 4 次服，以后再逐渐加量。静脉滴注，每日 100 ～ 150 毫克 / 千克，分 2 ～ 3 次给药。口服，儿童体重超过 50 千克按成人剂量服用；体重不足 50 千克的儿童每日剂量按体表面积 1.5 ～ 4.5 克 / 米 ^{2} 计算。

不良反应胃肠道常见恶心、呕吐、腹泻等；可引起肝功能改变，血清转氨酶增高。针剂禁用于小儿。

（九）碘化钾

为治疗淋巴管型孢子丝菌病的首选药物，常用 10% 碘化钾溶液口服，12 岁以上每次 5 ～ 10 毫升，每日 2 ～ 3 次，疗程 1 个月以上。小儿每日 20 ～ 50 毫克 / 千克。

不良反应有流泪、头痛、咽喉炎等感冒症状。孕妇禁用，有结核病及活动性溃疡病患者忌用。

七、维 A 酸类

维 A 酸类是维生素 A 的衍生物，其分子结构与天然维生素 A 结构类似。维 A 酸类药物有多种药理作用，不同种类的维 A 酸的作用机制和适用范围也有所不同，其药理作用主要有：

(1) 对较重形成细胞有抗角化作用。

(2) 抑制酪氨酸酶活性，减少黑素形成。

(3) 抑制皮脂产生和影响皮脂腺上皮细胞分化。

(4) 改善皮肤光老化。

(5) 抑制致癌物质对鸟氧酸脱氢酶的活性，防治皮肤肿瘤。

(6) 增强体液免疫和细胞免疫。

维 A 酸类药物包括天然和化学合成的两大类。主要为人工合成，即通过改变侧链结构降低毒性。目前，已合成的维 A 酸类药物可分为以下 3 代：

第一代维 A 酸即非芳香维 A 酸，包括维生素 A 及其代谢中的衍生成分，如维 A 酸、异维 A 酸 (泰乐丝)、维胺脂。这些药物不良反应较多，仅限用于囊肿性痤疮，严重痤疮、银屑病及角化异常性皮肤病。异维 A 酸每日 0.5 毫克 / 千克，6 ～ 8 周为 1 个疗程，停药后药效仍可持续一段时间，故进行下 1 个疗程前必须停药 8 周。维胺脂儿童每日 1 ～ 2 毫克 / 千克，分次口服。

第二代维 A 酸，即单芳香维 A 酸，有一个芳香分子环，如阿维 A 酯 (依曲替酯、体卡松、银屑灵)、依曲替酸 (Acitmin、阿维 A、新体卡松)。主要用于治疗严重型银屑病 (如红皮病型、脓疱型、关节病型) 及其他角化不良性皮肤病。阿维 A 酯开始剂量为每日 0.5 毫克 / 千克，分次口服，疗程一般为 1 ～ 2 个月，达最佳疗效后即可减量维持或停药，维持量通常为每日 0.1 毫克 / 千克。依曲替酸是阿维 A 酯在体内的代谢产物，生物活性强，疗效与阿维 A 酯相当。13 岁以上儿童及成人常用量为每日 10 ～ 50 毫克，疗程一般 3 个月，第一个月每日 10 ～ 20 毫克，第二个月每日 20 ～ 50 毫克，第三个月每日 10 ～ 20 毫克。小儿剂量为每日 0.3 ～ 0.75/ 千克。

第三代维 A 酸，即多芳香维 A 酸，甲磺基维 A 酸、乙炔维 A 酸 (他扎罗汀、块维)、阿达帕林等。0.05%～ 0.1%他扎罗汀主要用于银屑病的局部治疗。0.1%阿达帕林局部应用刺激性小，有抗脂、溶解角质等作用，用于痤疮的治疗。儿童慎用。

维 A 酸的不良反应比较多，可有唇炎、脱发、皮肤黏膜干燥、色素沉着斑、瘀斑、血脂升高、胃肠道反应、肌肉和关节疼痛及致畸。这类药可影响儿童骨骺的闭合，故 8 岁以下儿童禁用；第一代的维 A 酸类药物 13 岁以下儿童尽量不用或慎用。一般而言，维 A 酸的不良反应的发生率与剂量大小有关。因此，在治疗过程中应严格观察，定期随访。

八、免疫抑制药

（一）免疫抑制药的作用机制

免疫抑制药的作用机制主要是直接或间接干扰免疫活性细胞和肿瘤细胞的 DNA、RNA 及蛋白质合成。根据细胞增生动力学研究，细胞从上一次分裂结束到下一次分裂结束所需时间称为细胞周期，细胞周期又分为 4 期：G1 期 (DNA 合成前期)、S 期 (DNA 合成期)、G2 期 (分裂前期)、M 期 (分裂期)。

由于细胞在各期中对免疫抑制药的敏感性不同，故将免疫抑制药分为：

1. 细胞周期特异性药

此类药物能选择于细胞周期中的某一期，如作用于 S 期的有硫唑嘌呤、氨甲蝶呤；作用于 M 期的有长春新碱、秋水仙碱等。

2. 细胞周期非特异性药

此类药物对增生细胞和非增生细胞均敏感，甚至对正常细胞也有作用，可作用于细胞周期中的任何时期，常用的药物有环磷酰胺、博来霉素、放线菌素 D 等。

（二）免疫抑制药的应用

免疫抑制药能抑制 T、B 细胞的免疫反应，降低免疫球蛋白，抑制超敏反应发生，并具有非特异性抗感染作用。在皮肤科中主要用于自身免疫性疾病，也用于 Behcet 病、坏疽性脓皮病、结节性多动脉炎、Sweet 病、银屑病、白癜风、扁平苔藓及皮肤恶性肿瘤等。

1. 适应证

由于免疫抑制药有一定的毒性和不良反应，对非肿瘤性皮肤病使用时应按下列条件选用：

(1) 常规用药疗效不佳时。

(2) 大剂量糖皮质激素应用未能控制病情或不能减量时。

(3) 合并有糖尿病、高血压、精神病患者，以及使用糖皮质激素有困难时。

(4) 用大剂量糖皮质激素出现不良反应需减量或停用时。

2. 应用禁忌

但有以下情况则要慎用或禁用：

(1) 年老体弱、恶病质者。

(2) 白细胞低于 (2 ～ 3)×10^9/ 升者。

(3) 肝肾功能严重损伤者。

(4) 感染、发热 38℃以上者。

(5) 心血管功能严重度损害者。

(6) 肝肾功能不全者。

（三）皮肤科常用的免疫抑制药及其用法

1. 硫唑嘌呤 (AZP，依木兰)

能抑制细胞免疫，降低 IGG、IGM，并有较强的抗感染作用，用于自身免疫性疾病、血管炎性疾病、毛发红糠疹、扁平苔藓及皮肤恶性淋巴瘤等。小儿用量每日 1.5 ～ 3 毫克 / 千克，分 2 次口服，用药 8 周无效即停用，维持量为每日 0.5 毫克 / 千克。白细胞减少、肝肾功能损害者忌用。儿童慎用。

2. 环磷酰胺 (CTX)

CTX 本身无细胞毒性和免疫抑制作用，只有在肝脏经肝微粒体混合物功能氧化酶 P450 的作用，在体内形成活性代谢产物，并与核酸发生交叉联结，损伤 DNA，产生细胞毒性，杀伤免疫细胞，从而抑制免疫反应。用于自身免疫性疾病、血管炎性疾病、皮肤肿瘤等。口服，儿童每日 2 ～ 3 毫克 / 千克，1 ～ 2 日 1 次；冲击量每次 10 ～ 15 毫克 / 千克，加生理盐水 20 毫升稀释后静脉注射，每周 1 次，连用 2 次，休息 1 ～ 2 周重复给药。本药一般不用于儿童皮肤病。

3. 甲氨蝶呤 (MTX)

甲氨蝶呤是一种叶酸代谢拮抗药。二氢叶酸还原酶是 NDA 合成中重要的酶，本品对此酶起竞争性抑制而发挥作用。用于银屑病 (红皮病型、脓疱型和关节病型)、角化棘皮瘤、蕈样肉芽肿、寻常型天疱疮、Behcet 病、结节病、皮肤白血病等。口服，小儿每次 0.1 ～ 0.2 毫克 / 千克，每日 1 次，见效后改为隔日 1 次给药，每疗程总剂量 1 ～ 2 毫克 / 千克；肌内注射或静脉滴注，每周 0.3 毫克 / 千克。儿童慎用。

4. 雷公藤总甙

雷公藤为卫矛科雷公藤属植物，含有多种药理活性物质，包括生物碱、二萜、三萜和苷类等。

雷公藤总甙 (总苷) 为一组混合苷，是雷公藤去皮根的粗糙物。其药理作用：

(1) 抗感染作用：对急性炎症效果较好。雷公藤总甙可使血浆环磷酸鸟苷 (cGMP) 含量下降，并能阻断组胺、5- 羟色胺，从而抑制炎症时毛细血管通透性的增加，减少渗出和抑制增生。

(2) 免疫抑制作用：可抑制抗原抗体反应及产生特异性抗体。

(3) 抑制细胞免疫。

(4) 抗生育及影响性激素水平。动物实验发现，雷公藤总甙使雄性小鼠精子活力显著降低，睾丸精子细胞及精子发生明显蜕变及减少，但对雌性大鼠生殖器官及性激素水平的影响远比雄性大鼠要轻。

(5) 镇痛和退热作用。

(6) 改善微循环和抗凝作用。

雷公藤总甙具有与糖皮质激素及细胞毒药物相似的药理作用，故临床上可用于结缔组织病、自身免疫性疾病、血管炎类皮肤病、红斑鳞屑性皮肤病及过敏性皮肤病。用法与用量：12 岁以上及成人常用量为每日 0.5 ～ 1 毫克 / 千克，分 2 ～ 3 次，口服；3 ～ 12 岁儿童，剂量从 1.2 毫克开始，根据病情改善情况逐渐减少用量，疗程视病情而定。本药婴幼儿忌用，儿童慎用。

5. 环孢素 A(山地明、田可、塞斯平)

环孢素 A 是一种强效细胞免疫抑制药。其免疫抑制作用具有选择性，仅作用于 T 淋巴细胞，不影响骨髓中性粒细胞和红系细胞，故无其他传统免疫抑制药的抑制骨髓及性腺的不良反应，继发感染的机会也较低。近年来，已广泛应用于各种自身免疫性疾病和多种皮肤病的治疗。儿童一般不用或慎用。

药理作用：

(1) 抑制 T 淋巴细胞活化。

(2) 抑制淋巴细胞分泌 IL-2、IL-3、IL-4、GM-CSF 生物活性及其 mRNA 的表达，对 IFN-rmRNA 和 IL-10mRNA 也有部分抑制作用，还能部分抑制白细胞介素 -2 受体 (IL-2R)mRNA 的表达。

(3) 对体液免疫有抑制作用。

小儿用法与用量：一般起始剂量每日 2.5 毫克 / 千克，个别每日可用 1.5 ～ 3 毫克 / 千克 (治疗复发性肾性综合征)，最高至每日 8.5 毫克 / 千克，分 2 次，口服。治疗类风湿关节炎，用药 2 周，症状改善后减至 5 毫克 / 千克，疗程 30 ～ 60d；治疗小儿硬皮病每日 7 毫克 / 千克。也可静脉给药 (浓度 50 毫克 / 毫升)，剂量同口服给药。

不良反应：

(1) 肾毒性：可使肾血管收缩而致急性肾功能减退，长期用药可发生肾间质、肾小管组织结构变化，出现不可逆的慢性肾功能减退。

(2) 高血压：常于用药数周内发生，发生率与年龄有关 (小儿 4.6%，成人 10.1%)。

(3) 肝毒性：表现为胆汁淤积、血胆红素升高及血清转氨酶、碱性磷酸酶轻度升高。

(4) 其他：如高血钾、高氯性代谢性酸中毒，低镁血症、高尿酸症，感觉异常，震颤、抽搐、多毛、胃肠不适、头痛及牙龈增生等。

6. 酶酚酸酯 (吗替麦考酚酸酯、麦考酚酸莫酯、骁悉)

酶酚酸酯是酶酚酸的 2- 乙基酯类衍生物，是新一代高效、选择性、非竞争性免疫抑制药。儿童用药的安全性尚未确定。

药理作用：

(1) 特异性干扰 DNA 合成，可逆性抑制 T、B 淋巴细胞增生。毫米 F 在体内代谢转化为酶酚酸 (MPA)，MPA 抑制鸟嘌呤核苷酸脱氢酶的活性，阻断嘌呤核苷酸的从头合成，使鸟嘌呤核苷酸耗竭，进而阻断 DNA 的合成。

(2) 抑制淋巴细胞表面黏附分子形成而发挥免疫抑制作用，从而抑制淋巴细胞与内皮细胞及靶细胞的黏附，阻止淋巴细胞在慢性炎症部位的聚集。

(3) 抑制血管平滑肌细胞和系膜细胞增生：其抑制增生的机制尚不清楚，有的学者认为与抑制嘌呤合成作用无关。

(4) 阻断人 S 期 T 淋巴细胞和单核细胞分化，增强 T 淋巴细胞和单核细胞的凋亡。

本品主要用于器官移植患者预防异体移植排斥反应、系统性红斑狼疮等自身免疫皮肤病。亦可用于银屑病、天疱疮、特应性皮炎、皮肌炎。用于器官移植患者预防异体移植排斥反应，儿童剂量为 600 毫克 / 米 ^{2}。治疗 SLE 的初始量为每日 0.5 ～ 2 克，最大剂量为每日 1 ～ 2.5 克，疗程为 3 ～ 4 个月。本药治疗儿童 SLE 用量每日 22 毫克 / 千克，可联合泼尼松龙和羟氯喹应用。

不良反应：

(1) 胃肠道反应。

(2) 骨髓抑制，通常在停药 1 周内得到改善。

(3) 感染，最常见是巨细胞病毒感染。

(4) 长期应用有发生恶性肿瘤的报道。

(5) 偶见有皮疹、高血尿酸、高血钾、肌痛及一过性肝酶升高。

（四）免疫抑制药的不良反应

1. 骨髓抑制

较常见的有白细胞和血小板减少，但多数于停药后 1 ～ 2 周可恢复。故用药期间应定期检查血常规。

2. 感染

由于免疫功能低下，极易伴发真菌、细菌、病毒等感染或使已有感染扩散，严重者可致死。

3. 胃肠道反应

常见有食欲下降、恶心呕吐、腹泻、口腔炎和溃疡等。

4. 肝肾功能损害

甲氮蝶呤对肝脏损害较大，可出现血清转氨酶升高，反应性肝炎和肝硬化；环磷酰胺常易引起脱发和出血性膀胱炎。服用时大量饮水叫预防膀胱炎的发生，用药期间应定期查肝肾功能等。

5. 常见皮肤反应

脱发、色素沉着、荨麻疹、瘙痒症，严重者可发生中毒性表皮坏死松解症等。

6. 其他

精神症状、不育、致畸，以及诱发肿瘤等。肝肾、功能不全者和孕妇忌用。

九、免疫增强药

（一）转移因子

系由于正常人末梢血的淋巴细胞或动物脾脏中提取的一种多核苷酸肽（分子量小于

5000)，不宜被 RNA 酶、DNA 酶及胰蛋白酶破坏，是细胞免疫反应中的重要因子。能特异性地将供体某一特定的多种抗原的细胞免疫反应性转移给受体。本品无毒、无抗原性，不引起过敏反应。

皮肤科主要用于原发性或继发性免疫缺陷病、扁平疣、带状疱疹、复发性单纯疱疹、Behcet 病、皮肤结核、麻风、SLE、硬皮病、异位性皮炎及恶性黑素瘤等。小儿皮下注射，每次 0.5 ～ 1 单位 (1 ～ 2 毫升)，每周 1 ～ 2 次，4 周后可改为每 2 周 1 次，通常注射于淋巴回流丰富的上臂内侧或股内侧邻近淋巴结处。一般无不良反应，偶见皮疹及注射部位疼痛。

(二) 干扰素 (IFM)

系一类由病毒、细菌、真菌等微生物和干扰素诱导剂刺激机体产生的具有生物活性的糖蛋白，具有抗病毒作用，对 DNA 病毒和 RNA 病毒均有抑制作用。此外，还有抗肿瘤作用和免疫调节作用。适用于病毒性皮肤病、免疫功能低下的自身免疫性疾病和肿瘤的辅助治疗。

小儿剂量：肌内注射，5×10^5 ～ 1×10^9 单位，每日 1 次，疗程按不同病种而定。不良反应主要有发热、流感样症状、白细胞减少、血小板减少、血清转氨酶升高，停药后可恢复。值得注意的是，IFN 对免疫应答的影响与剂量有关，通常小剂量使用能增强免疫功能，而大剂量则有免疫抑制作用。

近年基因工程干扰素有 3 种：

(1) 干扰素 α-2a，亦称奥平、罗扰素、因特芬。

(2) 干扰素 α-1b，亦称赛若金、运德素。

(3) 干扰素 α-2b，亦称安达芬、干扰素、万复因等。

干扰素 α-2a，儿童慎用；干扰素 α-1b 可用于小儿呼吸道合胞病毒性肺炎等病毒性疾病，以及慢性粒细胞性白血病、黑素瘤、淋巴瘤、多发性骨髓瘤等恶性肿瘤；干扰素 α-2b，18 岁以下患者用药的安全性尚未确定。

(三) 胸腺素

又称胸腺肽，系由胸腺上皮细胞分泌的一种能增强机体细胞免疫功能、调节机体免疫应答的小分子多肽。适用于细胞免疫缺陷病，也用于恶性肿瘤和病毒性皮肤病。小儿剂量，肌内注射每次 2.5 ～ 5 毫克，每日或隔日 1 次，一般 1 个月为 1 个疗程。

不良反应可有注射部位红肿、硬结、瘙痒，偶见发热、肌痛等。人工合成的高纯度胸腺素 α1(迈普新、日达仙)18 岁以下患者用药的安全性尚未确定。

(四) 左旋咪唑

为驱肠虫药，具有免疫调节功能，可增强巨噬细胞的吞噬作用。临床上用于小儿反复呼吸道感染、肿瘤的辅助治疗及类风湿关节炎等自身免疫疾病。口服，每日 1 ～ 1.5 毫

克 / 千克，连服 3d，停药 11d，或连服 2d，停药 5d。

不良反应偶有头晕、恶心、腹痛、兴奋、出汗，停药后可自行缓解。个别可有白细胞、血小板减少及肝功能损害。大剂量可抑制免疫反应。

（五）聚肌胞

为干扰素诱导药，具有增强或调节机体免疫、抗病毒及抗肿瘤作用，适用于单纯疱疹、带状疱疹、扁平疣、寻常疣等病毒性疾病。小儿剂量肌内注射，每次 2 毫克，每周 2 次。

不良反应可有轻度发热、需注意变态反应。

十、维生素类药物

（一）维生素 A（视黄醇）

能调节人体皮肤的角化过程，且在维持体液免疫和细胞免疫方面发挥重要作用。临床上常用于治疗维生素 A 缺乏症，如夜盲症、眼干燥症、角膜软化和皮肤粗糙、皮肤角化。严重毕生素 A 缺乏症：口服，1 ～ 8 岁，每日 0.5 万～ 1.5 万单位；婴儿每日 0.5 万～ 1 万单位，分 3 次服。口服维生素 A 过量可出现中毒反应，如头痛、恶心、毛发脱落、皮肤干燥、肌痛、肝大和血清转氨酶升高等。因此在使用时应掌握剂量和疗程。

（二）维生素 B_1（盐酸硫胺）

在糖代谢中起重要作用，缺乏时可出现糖代谢障碍，导致丙酮酸、乳酸堆积，影响体内能量的供给，临床主要表现为神经和心血管系统的症状。适用于神经炎、带状疱疹、脂溢性皮炎、唇炎及口腔溃疡。口服，儿童每次 5 ～ 10 毫克，每日 3 次；肌内注射，每次 25 ～ 50 毫克，每日 1 ～ 2 次。

（三）维生素 B_2（核黄素）

为体内黄素酶类辅基的组成部分，在氧化还原过程中起氢的传递作用，缺乏时可发生代谢障碍，临床表现为口角炎、舌炎、眼结膜炎和阴囊炎等。口服，婴幼儿每日 0.5 ～ 1 毫克；儿童每日 1 ～ 2 毫克；青少年每次口服 2.5 ～ 5 毫克，每日 3 次。

（四）维生素 B_6（吡多辛）

包括吡多醇、吡多醛和吡多胺 3 种形式，三者可以互相转化。维生素 B_6 在体内与 ATP 生成具有生理活性的磷酸吡多胺。临床上主要用于治疗脂溢性皮炎、酒渣鼻、痤疮。口服，每次 5 ～ 10 毫克，每日 3 次；静脉注射，12.5 ～ 21 毫克，每日 1 次。

（五）维生素 C（抗坏血酸）

具有降低毛细血管通透性、减少渗出的作用，并参与体内氧化还原反应、细胞间质的形成、胶原蛋白的合成及背上腺激素的合成，还具有增强机体抗病能力和解毒作用，常用于变态反应性疾病。口服，每次 0.05 ～ 0.1 克，每日 3 次，亦可加入 5% 葡萄糖溶液或生理盐水 250 毫升中静脉滴注，每日 0.3 ～ 3 克。

（六）维生素 D 剂（钙化醇）

对皮肤的增生和分化过程有影响，还对免疫系统有作用，可抑制 T 细胞的增生，同时抑制 B 淋巴细胞的功能。临床上主要适用于副银屑病、大斑块状银屑病、寻常狼疮、着色性真菌病和疱疹样脓疱疮。口服，儿童每日 0.5 万～ 1 万单位 (125 ～ 500 微克)，可分 2～3 次服用。长期大量服用可出现食欲缺乏、呕吐、腹泻等消化道症状，还可致高血钙、软组织骨化、肾钙化、多尿、蛋白尿等。

（七）维生素 E(生育酚)

有抗氧化作用，可使维生素 A 不被氧化破坏，还可抑制生物膜中脂质氧化过程而有抗衰老作用。维生素 E 能改善结缔组织的代谢，减轻毛细血管通透性，改善微循环。用于红斑狼疮、皮肌炎、硬皮病的辅助治疗，也用于冻疮、多形红斑、血管炎等。口服，儿童每日 1 毫克 / 千克，早产儿每日 5 ～ 10 毫克。不良反应可有轻度恶心、大量长期应用可致血脂升高。

（八）维生素 K_4

维生素 K 是在肝脏中合成凝血酶原的必须物质，并参与其他凝血因子的合成，若机体缺乏维生素 K，则影响体内的凝血过程，导致出血。临床上主要用于治疗紫癜性皮疹病。口服或肌内注射，每次 2 ～ 4 毫克，每日 2 ～ 4 次。可有恶心、呕吐等胃肠道反应。

（九）叶酸

叶酸是细胞分裂和生长所必须的物质，在体内被叶酸还原酶及二氢叶酸还原酶还原为四氢叶酸，进而参与核酸和氨基酸的生物合成，共同促进红细胞的发育、成熟。缺乏可引起腹泻、舌炎、牙龈炎。口服，每次 1 ～ 5 毫克，每日 3 次。

（十）芦丁

降低毛细血管的通透性、减少细胞的聚集，有较轻微的扩血管的作用，还有抑制变态反应和抗感染的作用。临床上主要用于治疗色素性紫癜性皮肤病、皮肤变应性血管炎、静脉曲张综合征等疾病。口服，成人及 12 岁以上儿童 20 ～ 30 毫克，每日 3 次；小儿每次 10 ～ 20 毫克，每日 3 次。

十一、其他药物

（一）氯喹

氯喹是一种抗疟药，可对许多皮肤病进行治疗，主要药理学作用为：

(1) 抗感染作用：可稳定溶酶体膜，减少前列腺素合成。

(2) 免疫抑制作用：可抑制淋巴细胞转化、抑制 DNA 和蛋白质合成，减少细胞复制。

(3) 防光作用：有阻断紫外线穿透皮肤的功能，并能降低紫外线照射所致的红斑反应和致癌作用。

(4) 抑制补体活性。

(5) 抗乙酰胆碱效应和抗组胺作用：主要用于治疗 DLE、SLE、多形性日光疹、日光性荨麻疹、皮肌炎、干燥综合征、结节病、多形红斑、结节性红斑、扁平苔藓、掌跖脓疱病等。口服，儿童首次 16 毫克 / 千克，6 ～ 8h 后及第 2 ～ 3d 各服 8 毫克 / 千克。

本品不良反应较多，可出现恶心、呕吐、腹痛、腹泻、中毒性肝炎、头痛、耳鸣、癫痫大发作、皮肤瘙痒、脱发、白细胞减少、血小板减少、视物模糊或复视等，故要定期复查血常规、肝肾功能，以及视野和眼底。

（二）吲哚美辛（吲哚美辛）

为最强的环氧酶抑制药，通过抑制体内前列腺素合成而产生较强消炎、解热及镇痛作用。临床上用于急慢性风湿性关节炎、滑膜炎、腱鞘炎及带状疱疹的神经痛。口服，每日 0.5 ～ 1 毫克 / 千克，分 2 ～ 3 次，饭后服用。常见的不良反应有胃肠道反应，头痛、头晕等中枢神经系统症状，抑制造血系统，引起粒细胞减少，变态反应及肝损害。儿童对本品较敏感，应慎用。

（三）螺内酯（螺内酯）

为醛固酮的拮抗药，保钾排钠，同时具有调节内分泌的功能。皮肤科常用于治疗水肿、渗出较重疾病或因内分泌紊乱而引起的皮肤病。口服，每次 0.6 毫克 / 千克，每日 3 次，连服 3 ～ 5d。不良反应有头痛、嗜睡、皮疹、精神异常、运动失调，并可引起低钠、高钾等电解质紊乱；长期大量应用可引起月经失调、乳房不适。血钾偏高、肾衰竭患者忌用。

（四）沙利度胺（反应停）

本品为谷氨酸衍化物，具有抗感染、免疫调节、抗肿瘤的作用。其作用机制：

(1) 镇静止痒。

(2) 免疫调节及抗感染作用，沙利度胺可调节 TNF-α 诱发的其他细胞因子的分泌，从而调节机体免疫状态。

(3) 抑制血管生成及抗肿瘤作用，能减少整合素亚基的合成。此外，可通过换氧化酶Ⅱ途径，而非抑制血管生成的途径来降低瘤内微血管的密度，起到抗肿瘤增生的作用。

临床上适用于各种麻风反应如发热、结节红斑、关节痛、淋巴结肿大等，对结合样型麻风反应疗效较差；可用于骨髓移植；尚可治疗白塞病、红斑狼疮、非化脓性脂膜炎、日光性皮炎痒疹、带状疱疹、扁平苔藓、多形红斑、家族性良性慢性天疱疮。儿童口服剂量为，每日 50 ～ 200 毫克或者每日 2.3 ～ 9 毫克 / 千克。不良反应主要有口干、恶心、呕吐、便秘、食欲下降、头昏、嗜睡、面部四肢水肿、闭经、性欲减退，中毒性神经炎、心率减慢和皮疹等。

（五）人血丙种球蛋白

本品是从健康人血液中提取的一种被动免疫抑制药，含丙种球蛋白 10% 以上，能提高机体丙种球蛋白水平，增强机体抗病能力，且具有中和细菌毒素、抗病毒等作用。

临床应用主要有两种制剂：

(1) 静脉注射丙种球蛋白 (IVIG)，含有健康人血清中所含各种抗体，其作用机制主要与阻断 Fc 受体、中和补体及受体、加速受体代谢、提供抗病毒抗体和抗毒素、调控细胞因子、影响黏附、调控细胞凋亡及细胞周期。临床上用于治疗 SLE、皮肌炎、硬皮病、天疱疮、特应性皮炎、坏疽性脓皮病、骨髓移植、寻产儿和新生儿严重感染、过敏性紫癜，重症药疹、大面积烧伤、川崎病等。小儿静脉滴注 0.2 克 / 千克，连用 3 ～ 5d。川崎病、特发性血小板减少性紫癜，静脉滴注每日 0.4 克 / 千克，连用 5d 或一次 1 克 / 千克，缓慢静脉滴注 (6h 以上)。

(2) 肌内注射液，主要用于预防麻疹、水痘、乙肝等传染病。每支 0.3 克 /(3 毫升)。

IVIG 的不良反应：多轻微且有自限性，多发生于用药 30 ～ 60min 内，包括面红、肌痛、头痛、发热、寒战、下背痛、恶心、呕吐、血压升高、心动过速等。这些不良反应被认为与凝聚性免疫球蛋白、抗原抗体复合物及补体激活有关。处理方法：于治疗前 30min 应用氢化可的松 50 ～ 100 毫克、抗组胺药，减慢滴速或暂停。偶见有严重的不良反应如血栓形成、变态反应 (特别是 IgA 缺乏而又伴有抗 IgA 抗体者，遇到这种情况应采取分 5 次注射)，溶血 (可能是 ABO/Rh 血型系统反应造成，在治疗早期应检测血常规)，心血管及肝肾功能损害 (对此类患者应密切观察，检测生命体征)。

IVIG 治疗前准备：

(1) 查肝肾功能及血常规。急性进行性肾脏疾病者勿用。

(2) 监测免疫球蛋白水平以排除 IgA 缺陷。若未发现 IgA，则监测抗 IgA 抗体。

(3) 排除高滴度的类风湿因子和冷球蛋白血症。

第三节　小儿皮肤局部外用药

在小儿皮肤病的防治中，外用药占很重要的地位。有的小儿皮肤病不用全身用药，仅单用外用药即可治愈，例如，单纯糠疹、小面积白癣、体癣和婴儿头部念珠菌病。儿童的外用药与成人的外用药在使用上有许多不同之处。

一、儿童外用药的特殊性

（一）经皮肤吸收较成人强

由于新生儿和婴幼儿的皮肤、黏膜面积相对较大，皮肤角质层薄、黏膜薄嫩、血管丰富，故外用药通过皮肤黏膜吸收比成人多，易引起中毒反应。例如，硼酸溶液大面积外用可致硼酸中毒，甚至死亡，所以婴幼儿禁用：婴儿高热时，采用乙醇擦浴实行物理降温应预防乙醇中毒。

（二）外用药不宜长期和大面积使用

一些可用于儿童的糖皮质激素制剂，如卤米松（适确得）局部使用经皮肤吸水率为1.4%（霜剂）、7%（软膏）；糠酸莫米松（艾洛松）局部使用经皮肤吸水率仅为0.4%（乳霜）、0.7%（软膏），虽然全身不良反应发生率极低，但曾有报道儿童出现下丘脑－垂体－肾上腺轴抑制和库欣征的概率高于成人，故应尽可能小剂量短期使用，以免影响儿童的生长发育。

（三）外用药浓度应比成人低

小儿的皮肤比成人薄嫩，外用药浓度若接近成人浓度易引起红斑、脱屑、烧灼感、疼痛等局部刺激反应。例如，维A酸类外用药浓度不宜过高，一般小于0.03%为宜；治疗疥疮的硫黄软膏，成人用10%，儿童用5%浓度。

（四）对人体有害的药物小儿慎用或忌用

如中药的雄黄、朱砂、磁石、蟾酥，西药的病体－666等。

（五）容易致敏的药物小儿不宜外用或忌用

因儿童过敏性疾病占皮肤病的比率比成人高，所以一些易致敏的药物也尽量避免使用，如磺胺类和常用抗生素原则上不能配制成外用药。

正确合理地使用外用药，必须掌握常用外用药的性能、剂型，了解药物经皮肤吸收的过程和外用药的治疗原则等。下面分别予以介绍。

二、外用药的性能

（一）清洁药

常用的有生理盐水、1:8000高锰酸钾溶液、1%～3%硼酸溶液（婴幼儿禁用）、植物油、液状石蜡、中性肥皂、乙醇等。用于清除皮损部位的渗出物、鳞屑、痂皮和残留的药物。

（二）保护药

常用的有滑石粉、氧化锌油、炉甘石、淀粉、植物油等，具有保护皮肤，减少摩擦和防止外来刺激的作用。苯西卤铵（保英）是一种具有典型阳离子表面活性剂的药物，可抑制一定环境下产胺微生物的生长，用药预防和缓解婴儿尿布疹，也用于轻微烫伤、局限性日光灼伤等。

（三）止痒药

通过局部皮肤清凉、表面麻醉或血管收缩等作用来减轻痒感。常用的有0.5%～1%薄荷脑、0.5%～1%苯酚（小儿慎用，尤勿大面积及大剂量应用，以免经皮肤吸收引起中毒），1%盐酸达克罗宁、0.025%～0.3%辣椒辣素、1.5%苯海拉明、黑豆馏油、煤焦油、糠馏油、中药苦参、蛇床子、牡丹皮等，均有止痒作用。

（四）抗菌药

有杀灭或抑制细菌作用的药物很多，但一般常用抗生素易致敏而不宜外用。常用的有0.1%依沙吖啶，5%～10%过氧化苯甲酰，0.5%～3%红霉素，0.1%小檗碱，2%莫匹罗星（适用于多种细菌尤其是革兰阳性球菌引起的皮肤感染，如脓疱疮、疖病、毛囊炎等原发性感染，对湿疹、皮炎、糜烂、溃疡等继发细菌感染亦可起到抗菌及防止原发病加重作用），1%克林霉素，克林霉素磷酸酯凝胶，夫西地酸乳膏等。

（五）抗真菌药

常用的有唑类，如2%克霉唑、1%益康唑、2%咪康唑、2%酮康唑、1%联苯苄唑、舍他霉唑；丙烯胺类，如1%特比萘芬、布替萘芬(8岁以下儿童不宜使用)；多烯类，如制霉菌素、两性霉素B；合成药，如十一烯酸、3%～6%水杨酸、3%～6%苯甲酸、10%～30%冰醋酸、2.5%硫化硒、5%硫黄乳膏、1%环吡酮胺等。

（六）抗病毒药

3%～5%阿昔洛韦、5%～10%碘苷（疱疹净）、喷昔洛韦，主要用于单纯疱疹、带状疱疹、水痘、手足口病等。0.5%酞丁安、干扰素和咪喹莫特等可用于扁平疣、尖锐湿疣等。

（七）杀虫药

有杀灭疥螨、虱、蠕形螨等寄生虫的作用。常用的有硫黄、甲硝唑、苯甲酸苄酯、百部酊、过氧化苯甲酰、优力肤、马拉硫磷、扑灭司林和克罗米通等。

（八）角质促成药

促进表皮角化过程正常化，伴有收缩血管、减轻真皮炎性细胞浸润等作用。常用的有煤焦油、黑豆馏油、水杨酸、硫黄、蒽林、钙泊三醇软膏、0.1%阿达帕林凝胶（达芙文）、他扎罗丁和异维A酸凝胶（安素丝）等，后2种主要用于治疗寻常痤疮。

（九）角质剥脱药

又称角质松解药，能使过度角化的角质层细胞松解脱落，常用的有5%～10%水杨酸、硫黄、冰醋酸、尿素、维A酸。其中，维A酸可用于婴儿痤疮、寻常痤疮，也可用于角化异常性疾病，如鱼鳞病、毛囊角化病，还可用于银屑病、扁平疣、毛发红糠疹等。如外用于面部应晚上外涂，对日光敏感的儿童不应使用。

（十）甾体抗感染药

即糖皮质激素，外用可降低毛细血管通透性、减少渗出，有抗感染和止痒的作用。按其作用可分为低、中、强、特强效4类。儿童一般选用低效和中效两类，如低效的醋酸氢化可的松、甲基泼尼松龙龙；中效的丁酸氢化可的松、地塞米松、曲安西龙、糠酸莫米松。外用糖皮质激素只能按说明书短期使用，婴儿不宜长期外用（面部连续使用不超过1周，躯干和四肢连续使用不超过2周)，并严格限制用量，一般不超过体表面积10%。唯一可用于儿童面部的超强效糖皮质激素是卤米松。

(十一)收敛药

能凝固蛋白质，减少渗出，促进炎症消退，抑制皮脂腺和汗腺分泌。常用的制剂有硝酸银溶液、明矾溶液、甲醛，主要用于多汗症，但对皮肤有一定刺激性。

(十二)腐蚀药

用于破坏和去除增生的肉芽组织和赘生物。常用的有三氯醋酸、水晶膏、硝酸银棒、乳酸。

(十三)光敏药

本类药物能增加皮肤对光线的敏感性，促进皮肤黑素的生成。用于治疗白癜风、银屑病等。常用的有补骨脂素的衍生物。

(十四)遮光药

常用的有对氨基苯甲酸乳膏、二氧化钛乳剂、水杨酸苯酯软膏和乳膏。

(十五)脱色药

氢醌乳剂或软膏，壬二酸(杜鹃花酸)可配成10%霜剂，用于治疗黄褐斑和中毒性黑变病。

(十六)免疫抑制药

本制剂能降低或抑制一种或一种以上免疫反应的化合物，包括钙调磷酸酶抑制药。吡美莫司(爱宁达)乳膏，每日2次，国外有报道本药可用于治疗成人、儿童甚至3个月以上的婴儿的特应性皮炎，可短期和长期外用治疗，耐受性好，亦可用于面部、颈部等皮肤敏感部位。他克莫司软膏可用于2岁以上儿童及成人。

三、外用药剂型的选择

治疗小儿皮肤病应根据不同的病因及损害的特点，选择合适的剂型。剂型选择不当，不仅不能获得理想疗效，有时还能引起不良反应，加重病情。常用的剂型如下。

(一)溶液

由药物溶解于水而成，主要用于清洁、坐浴和湿敷。常用作湿敷的溶液为略带酸性、收敛性和杀菌性的水溶液，如高锰酸钾、硼酸溶液、小檗碱溶液、雷弗诺尔。还有一些单味中药，如龙胆草30克，加水1000毫升，煮沸20min，过滤取汁冷却后湿敷患处；甘草50克，加水1000毫升，煮沸过滤取汁，搽洗或湿敷患处；龙葵30克，加水1000毫升，煮沸20min，过滤取汁或搽洗患处。上述药物中，硼酸溶液容易吸收中毒，新生儿和婴儿忌用。需注意的是，湿敷的面积不应超过体表面积的30%。

(二)酊剂和醑剂

酊剂是不挥发药物的乙醇溶液，醑剂是挥发性有机药物的乙醇溶液。常用的有樟脑醑、碘酊、百部可等。适用于慢性皮炎、瘙痒性皮肤病和皮肤癣菌病。忌用于急性炎症、糜烂渗出，干燥皲裂性皮肤也不宜使用。

(三)粉剂

粉刺是由无刺激性的矿物质或植物性粉末状物所组成，有干燥、保护、散热的作用。适用于没有糜烂、渗出的皮损。常用的有滑石粉、氧化锌粉、炉甘石粉、淀粉等。

(四)振荡剂

振荡剂也称洗剂，是由不溶性药物与水混合而成。常用的有炉甘石洗剂、复方硫黄洗剂。可用于潮红、肿胀、瘙痒而无渗出糜烂的急性皮肤损害，复方硫黄洗剂用于痤疮、酒渣鼻。有毛发的部位不宜使用。

(五)油剂

由一般植物油溶解或混入固体药物而成。药粉成分占30%～50%，具有润滑、保护、收敛和消炎作用，适用于急性或亚急性炎症有少量渗出者。常用的有氧化锌油、黑豆溜油。

(六)乳剂

乳剂是由油和水加入乳化剂而制成的一种均匀乳状膏剂，分为油包水型乳剂(称为脂)和水包油型乳剂(称为霜)。乳剂具有保护、润滑皮肤作用，且可直接涂搽于患处，不污染衣物，易于除去，无油腻感，适用于亚急性和慢性皮炎。儿童常用的有丁酸氢化可的松霜(尤卓尔)、糠酸莫米松、硫黄霜等。

(七)软膏

系以油脂类为基质，加入治疗用药而制成的膏剂。软膏中药物成分含量在25%以下，常用的基质有凡士林、动物脂肪、植物油等。软膏具有保护、润滑、软化痂皮作用，且渗透性强。适用于慢性皮肤病有干燥、肥厚、浸润处。常用的有红霉素软膏，复方苯甲酸软膏，10%鱼石脂软膏。软膏可阻碍局部皮肤水分蒸发而影响散热，故不宜用于急性皮炎和湿疹。

(八)糊膏

又称泥膏，是药物成分占25%～50%的软膏，其作用类似软膏，但因所含药粉较多，故有一定的收敛作用。适用于亚急性皮炎与湿疹有少量渗出时。常用的有氧化锌糊剂。糊剂的穿透性比软膏差，对深部炎症作用不大，且毛发处不宜使用。

(九)硬膏

将药物溶于或混合于黏着性基质中，并涂布于裱被材料如布纸上而成。硬膏粘贴于皮肤表面后，可阻止水分蒸发，使角质层软化，有利于药物渗透吸收，且作用深入持久。

适用于慢性局限性、浸润肥厚性皮肤病，但急性皮炎禁用。常用的有肤疾宁硬膏、氧化锌橡皮硬膏、中药硬膏等。

(十)气雾剂

气雾剂是在特制的容器中注入药物和压缩气体或液化气体，当掀动阀门时，药液借助容器内的压力而成雾状喷出。适用于感染性和变态反应性皮肤病。

四、影响外用药疗效的因素

外用药附着于皮肤表面后，需经过药物从基质中释放出来，经吸附、渗透、代谢和吸收的过程，才能发挥对疾病的治疗作用。药物经皮肤吸收程度，与药物和赋形剂之间的分配系数、药物在角质层内的扩散系数，以及涂于表皮上药物浓度成正比，与角质层的厚度成反比。除角质层外，皮脂腺、汗腺和毛囊是经皮肤吸收的另一个通道，一些脂溶性药物可以通过这一通道透入皮肤，但不是经皮肤吸收的主要途径。影响外用药疗效的因素主要有以下几种：

(一)角质层

儿童尤其是新生儿、婴幼儿角质层薄，经皮肤吸收较成人强，如果体表大面积、高浓度用药可发生全身性吸收。

(二)皮损部位

不同部位经皮肤吸收能力有很大的区别，这主要是由于角质层厚度的差异所致，以氢化可的松为例，各部位的吸收系数为：前臂、后背、头皮、前额、面部、阴囊。

(三)水合程度

正常角质层含有的水分和增加角质层的含水量，即提高角质层的水合程度可大大提高药物的经皮肤吸收。封包疗法可提高药物疗效就是基于此原理。

(四)损伤及病变

搔抓、机械刺激、日晒伤等造成的皮肤损伤、皮炎湿疹、银屑病、剥脱性皮炎等病变均可破坏角质层的结构，使皮肤的屏障受损，增加药物的吸收。

(五)药物的理化性质

有亲水性和较好亲脂性的药物具有较好经皮肤吸收的能力。解离的药物比不能解离的药物易于透入皮肤。药物浓度越高，经皮肤吸收量越多。

(六)不同的剂型吸收不同

经皮肤吸收率的高低依次为硬膏＞软膏＞乳膏剂(油包水)＞乳膏剂(水包油)＞溶液。

(七)经皮肤吸收促进剂

又称增渗剂，能影响亲水层和亲油层及连续通道，促进穿透和吸收。

（八）其他用药

方式、剂量、温度、湿度等均可影响药物的吸收。

五、外用药物的应用原则和注意事项

（一）正确选用剂型

不同的剂型可发挥不同的作用，可直接影响治疗效果。剂型的选择主要根据皮损的性质。急性炎症性皮损，如仅有红斑、丘疹、水疱而无糜烂渗出时，可选用洗剂或粉剂；如炎症较重，出现糜烂渗出时则用溶液湿敷。亚急性炎症性皮损，渗出较少时可用糊膏或油剂。若皮损已干燥脱屑，则用乳剂较合适。慢性炎症性皮损可选用软膏、硬膏、涂膜剂、乳剂、酊剂。单纯瘙痒而无皮损者，可用酊剂、醑剂或乳剂。

（二）正确选用药物

应根据不同的病因、自觉症状和病理变化，选择相应的药物。例如，真菌性皮肤病选用抗真菌药；脓皮病选用抗菌药；瘙痒性皮肤病选用止痒药；角化不全性皮肤病选用角质促成药等。

（三）使用方法得当

1. 粉剂的应用

先将局部皮损洗净，晾干，用粉扑将药粉扑撒在皮损上或将药粉包于纱布内，轻轻扑在皮损处，每日 1 ～ 3 次。

2. 水粉剂的应用

水粉剂即振荡剂，如炉甘石洗剂。用前先清洁处理局部皮损，再将药液摇匀，然后将药液用毛刷均匀地涂在皮损上，每日数次。一般不用于表皮糜烂及渗液处。

3. 霜剂的应用

先将局部彻底清洁后将药物涂于皮损处轻轻揉擦，增加药物的透入，直至药物看不到为止。

4. 糊剂的应用

将糊剂先涂于纱布上，约 3 毫米厚，然后贴在皮损处，外加绷带包扎，毛发部位应先剪去毛发，然后再敷药。

5. 酊剂或醑剂的应用

用毛笔或棉签蘸少量酊剂或醑剂，轻涂在皮损处，每日 1 次为宜。但不要用在皮肤破损处、口腔周围及黏膜上。

（四）注意事项

(1) 外用药物浓度要适当，特别是有刺激性的药物，应从低浓度开始，然后根据病情和患者耐受程度而逐渐增加药物浓度，以防出现药物吸收中毒。一般不宜大面积使用，如湿敷面积应不超过体表面积的 30%，糖皮质激素外用一般不超过体表面积的 10%。

(2) 用药时要考虑到患儿年龄、性别和患病部位，刺激性强的药物不宜用于婴幼儿，以及面部、口腔周围和黏膜。

(3) 注意用药方法和用量：例如，外用乳剂或软膏时，一般挤出 1/4 克 (约绿豆粒大) 的药物可涂一个手掌大小面积。对浅表性皮损，可单纯涂搽；如皮肤浸润肥厚、苔藓化，可局部涂纱布上加塑料薄膜封包，以促进药物渗透，提高疗效。但封包法易继发细菌和真菌感染，不宜久用。

(4) 随时注意药物不良反应的发生，如有刺激、过敏或中毒现象，应立即停药并做适当处理。

第四节　常见小儿皮肤病的治疗

一、儿童特应性皮炎

(一) 病因

特应性皮炎发生于儿童期为儿童特应性皮炎，又称遗传过敏性皮炎、遗传过敏性湿疹。与遗传、过敏、免疫、环境因素及皮肤屏障等相关，是慢性、复发性、伴剧烈瘙痒，有特殊部位分布的炎症性皮肤病。该病常伴发哮喘、过敏性鼻炎、过敏性眼结膜炎、食物过敏及血清 IgE 水平增高，又为过敏性变态反应性疾病，是一个炎症性的全身疾病。

病因复杂，与遗传因素、免疫因素及环境因素等有关。特应性皮炎患者免疫异常表现为外周血中 IgE 水平增高及血液中 Th2 水平增高，自身免疫在特应性皮炎发病过程中可有致病作用。

儿童特应性皮炎常见的过敏因素为变应原，包括吸入、接触、添加剂等因素。

1. 吸入变应原

常见的有花粉、尘螨、霉菌、动物毛和皮屑是导致学龄前期至青少年期儿童特应性皮炎的重要环境因素，特别是花粉和尘螨是常见的过敏性变应原。

2. 食入变应原

食物变应原种类繁多，食物过敏及食物不耐受在儿童特应性皮炎患者中，有相当高的致敏性。

3. 其他

如接触羊毛、化纤衣物、玩具及动物包括宠物的毛及皮屑，玩沙土、水，被动吸烟、不良洗涤卫生习惯，护理不当，室内湿度，季节尤其冬秋干燥季节等均可为与发病有关的变应原。

4. 微生物

环境中细菌、真菌、病毒等微生物，均可成为与发病有关的变应原。金黄色葡萄球菌、糠秕孢子菌及白色念珠菌为常见的变应原。

发病机制：有变态反应及非变态反应发病机制两种。

（二）治疗

治疗旨在控制、缓解病情，减少、延长复发间隔，缓解和减轻瘙痒，提高患者及其家庭的生活质量。

治疗原则是综合治疗，即结合个体因素，采用一般治疗、局部治疗和系统治疗。

1. 一般治疗

(1) 主要尽量寻找病因，减少诱发因素避免过热、过晒、室内清洁、温度适宜，少玩、少用毛绒玩具，及布艺家具，把本病知识教给家长，注意卫生宣教。

(2) 生活护理：尽量穿丝、棉制品，避免化纤、毛制品，衣服要尽量宽松柔软，减少或防止摩擦。避免过度清洗皮肤，选择无致敏的浴液洗澡，常用温水洗澡。避免不耐受和过敏的奶制品及饮食，适当调整消化功能，保持大便通畅。

(3) 保湿润肤剂的应用：保湿润肤剂可修复皮肤屏障，明显缓解皮肤干燥及减轻瘙痒，从而减少了儿童特应性皮炎的反复发作。还可以增强局部外用激素的疗效和减少不良反应。

2. 局部治疗

(1) 局部糖皮质激素：为一线用药，尤其是治疗急性发作的重要手段。选择疗效高、起效快、不良反应小的外用糖皮质类固醇。常选中强效外用糖皮质类固醇，短期使用可迅速控制病情，缓解症状后改用弱中效外用糖皮质类固醇或免疫调剂剂（钙调神经磷酸酶抑制剂吡美莫司）及与保湿润肤剂联合用药。

0.1％糠酸莫米松（艾洛松）适用于轻至中重度儿童特应性皮炎患者的治疗。每日 1 次，连用 5 ～ 10 日。1％丁酸氢化可的松软膏（尤卓尔）适用于轻度至中度儿童及小婴儿特应性皮炎，每日 2 次，连用 7 ～ 10 日；0.25％丙酸倍氯美松也适用小婴儿轻度儿童特应性皮炎，每日 2 次，连用 5 ～ 7 日。

联合用药：外用糖皮质类固醇常与保湿润肤剂、抗菌药、收敛安抚剂、中药等。

(2) 局部外用免疫调节剂：局部钙调神经磷酸酶抑制剂，常用：吡美莫司 (10mg/1g) 乳膏 (10mg/1g)，商品名爱宁达。适用于 2 岁以上，全身皮肤包括头面及其他较敏感部分的轻、中度儿童特应性皮炎，每日 2 次，0.03％他克莫司（普特彼）用于儿童中、重度儿童特应性皮炎。

(3) 抗生素类药物：局部联合常用莫匹罗星（百多邦）、盐酸环丙沙星凝胶（达维邦）、曲安奈德益康唑（派瑞松）等复合制剂。

3. 系统治疗

外用治疗无效或控制病情不满意，反复发学者可用系统治疗。少数个别严重儿童特应性皮炎患者，可住院治疗。

(1) 抗组胺类药的应用：一代抗组胺药氯苯那敏 (扑尔敏)、苯海拉明糖浆多用于婴儿。二代抗组胺药小于 2 岁选用滴剂，3 ～ 5 岁选用糖浆，大于 5 岁选用片剂。常用：盐酸西替利嗪片剂 / 滴剂 (商品名仙特明滴剂)；或氯雷他定 (开瑞坦) 糖装 / 片剂、氯马斯汀 (泰威) 口服液、左旋西替利嗪片等。

(2) 糖皮质激素：原则上不用。

(3) 免疫调节剂：转移因子，甘露聚糖肽可调解 Th1 与 Th2 水平的偏移。控制不满意可选卡介菌多糖核酸 (斯奇康) 肌内注射。环孢素、白三烯拮抗剂、静脉注射免疫球蛋白及窄谱中波紫外线疗法在儿童特应性皮炎治疗尚无广泛应用经验。

(4) 中医治疗重在调理脾胃、健脾除湿、清热凉血，选用中成药及辨证后因人而异。

综上所述需重视儿童特应性皮炎。目前以症状和体征为主要诊断依据，结合诱发加重因素及参考实验室检查综合诊断。采用综合治疗，以局部治疗为主，修复皮肤屏障的保湿润肤剂应用于治疗全过程。局部短期外用糖皮质激素为一线药，钙调神经磷酸酶抑制剂为二线药或与一线药交替使用。有继发感染时用复合制剂及抗生素药类。早期综合治疗儿童特应性皮炎，可以控制症状，延缓复发及减少变态反应性气道疾病的威胁。

二、痤疮

(一) 病因

皮脂腺除掌跖外，布满全身皮肤，数量及大小因部位不同而异，以头、面、胸、背部为多。分泌皮脂有润滑皮肤、毛发和防水抑菌等作用。皮脂腺开口于毛囊，与毛囊关系密切。

从出生开始，受母体激素的刺激，有微青春期，即腺体发育良好期，随年龄增大，腺体活动逐渐减弱，至青春期腺体活动又开始活跃。

皮脂腺发育受性激素特别是男性激素控制，还与内分泌、代谢、神经精神因素、消化道功能等有关。受细菌或其他微生物感染 (如毛囊内寄生的痤疮丙酸杆菌、白色葡萄球菌、卵圆形糠秕孢子菌) 及体内因素作用导致皮脂腺功能障碍，可引发皮脂腺疾病。此外，遗传因素也影响损害分布、病程及临床类型。某些食物如糖类、脂肪、花生、干酪等可增加皮脂分泌，改变表面脂类成分，辛辣、油腻食物、海产品、酒类及不当的化妆品、护肤品、外用糖皮质激素霜均可加重本病，睡眠障碍、疲劳、心情抑郁、焦虑也可使本病恶化。

痤疮是皮脂腺功能障碍性常见病，寻常痤疮和婴儿痤疮为儿童及青少年常见病。

(二) 治疗

儿童期寻常痤疮多为轻症，以局部治疗为主，适当给予多种维生素及微量元素口服，必要时对症、止痒治疗。少食甜食、多脂及辛辣刺激食物，多喝水、多吃新鲜蔬菜及水果、保持大便通畅，减少某些药物致痤疮因素，劳逸结食，解除烦恼，正确使用外用药物，忌用手挤压及抓破损害处，以防继发感染及瘢痕。

局部治疗原则为清洁皮面过多油脂、去除毛孔堵塞物，消炎、杀菌、外用轻度剥脱剂去除粉刺，预防和治疗继发感染。

(1) 洁面：每日先用清水清洗或湿敷，外用含有硫黄药物的肥皂为宜。

(2) 硫黄水杨酸制剂，常用 3%硫黄洗剂，复方硫黄洗剂。

(3) 1%甲硝唑霜或凝胶剂，外用，每日 2 次。

(4) 5%过氧苯甲酰溶液，或 2.5%～10%的凝胶。应从低浓度开始以防接触性皮炎。

(5) 抗生素：1%红霉素制成乙醇溶液或明胶剂外用，干燥皮肤可用霜剂，适当配合糖皮质激素可增加抗感染和提高疗效。

(6) 0.025%～0.1%的维 A 酸外用，对粉刺有剥脱作用。

婴儿痤疮因可自愈，原则上不用药。

三、银屑病

(一) 病因

银屑病是常见的慢性复发性有特征性红斑、丘疹、鳞屑性皮肤病。病因和发病机制至今仍不十分明确，本病与多种基因遗传、内外环境因素、免疫功能紊乱等有关。其发生、加重、缓解及复发与精神、心理压力、外伤、手术、饮食、内分泌代谢、感染有关，尤其儿童银屑病因感染因素诱发尤其常见，表现为应用抗生素或清热解毒的中药治疗感染灶后皮损随之好转，其中与链球菌感染及携带更为密切相关，以致反复发作，儿童扁桃体炎常可诱发本病，扁桃体切除后临床皮损明显好转。

中国医学中早有论述，称之为“干癣”、“风癣”、“白疕”和“松皮癣”，俗称牛皮癣。

(二) 治疗

1. 一般治疗

(1) 病因和发病机制不清，目前尚无有效根治和预防的方法。

(2)治疗的全过程要注意患儿身心健康指导，解除精神压力，宣传有关本病的科普知识。

(3) 避免过度治疗，因人而异的减少、回避各种诱发因素。

2. 局部治疗

急性期不用刺激性强的药物，泛发全身可分区域治疗。在使用外用药前最好先用温水、肥皂水清洗、去屑。常用局部外用药：5%水杨酸软膏，尿素及乳酸霜或软膏，可与焦油类合用，也可与糖皮质激素合用。糖皮质激素，常选单一激素，外用不超过体表面积的 10%，以中效糖皮质激素为首选，如糠酸莫米松。较厚皮损可用中强效霜或软膏或硬膏，如卤米松（澳能）、曲安奈德（肤疾宁）；也可用焦油类，如煤焦油、松馏油、糠馏油及黑豆馏油等外用，每日 1～2 次。维 A 酸是维生素 A 的衍生物。常用维 A 酸霜剂和凝胶（迪维霜），外用浓度为 0.025%～0.4%，高浓度可有局部刺激而发生接触皮炎的可能。维生素 D_3 衍生物卡泊三醇软膏(达力士)也常用于儿童，外用2周即可起效。一般用6～8周后可逐渐减量。0.1%他克莫司(普特彼)，属子囊霉素衍生物，是钙调磷酸酶抑制剂，可外用于儿童，好转后改用吡美莫司(艾宁达)。中药制剂如冰磺肤乐等外用治疗静止期或消退期银屑病。

3. 全身治疗

寻常型银屑病可选用中成药如青黛胶囊及清热凉血解毒药。脓疱型银屑病，多泛发较重，常需住皖综合治疗，包括静脉给药，保持水电解质平衡，适量补充热量及蛋白质。必要时口服雷公藤抗感染和免疫抑制剂及维A酸、阿维A治疗。

光化学疗法、窄谱中波紫外线治疗、激光疗法及光动力疗法等对儿童银屑病的治疗，有待进一步深入临床研究。

第六章　小儿感染性休克的临床用药

小儿感染性休克是由多种感染因素引起的一种复杂的综合征。其涉及面广泛，在小儿传染科、内科、外科等各科疾病中均可发生。易发生感染性休克的常见病是：细菌性痢疾，流行性脑脊髓膜炎、大叶肺炎及各种细菌引起的肠炎、败血症等。对于休克发生机制的认识，经过几十年来的实践研究在不断地深入，但至今尚未完全阐明。目前公认的休克发病机制是由于致病微生物，包括革兰阴性或阳性细菌、病毒、霉菌、螺旋体或立克次体等的感染及其产生的毒素，特别是内毒素作用于机体，使机体出现全身广泛的微循环障碍，使组织缺氧，产生了全身水、电解质和酸碱平衡紊乱，致细胞损害，可出现一系列器官衰竭表现，严重者可危及生命，因而必须积极抢救治疗。在治疗方法上，因对休克认识在很多方面不完全统一，各人经历不同，经验总结各有侧重，故治疗方法在很多方面也有争议。本章是综合抢救各种感染性体克上千例的实践经验，来探讨小儿感染性休克的用药治疗问题的。

第一节　小儿感染性休克的治疗原则

小儿感染性休克是复杂的综合征，故在治疗上必须采取综合的治疗方法。其主要临床表现有感染中毒症状及休克症状。

1. 感染中毒症状

休克患儿多有感染灶存在，但不易马上找到。起病常见寒战，高热40℃以上或体温不升。烦躁或嗜睡，重者惊厥，昏迷，皮肤苍白或灰暗、心音钝弱、心率增快。有时吐咖啡色物、腹胀等。

2. 体克症状

主要表现为神志模糊、嗜睡、烦躁不安，血压下降或测不出，脉搏细弱、心音低钝，心率增快；皮肤冷湿、发花、苍白或发绀，少尿或无尿等。

一、综合治疗用药的理论基础

按照微循环障碍的发病机制学说，休克早期是微循环痉挛期。此时毛细血管灌注不足，血流缓慢，组织缺氧，机体表现交感神经兴奋；皮肤苍白变冷，心动过速，血压多维持正常或轻度下降。如此时未得到及时正确的治疗，病情即可进入微循环扩张期。此期全身大多数毛细血管开放，即使此时血容量正常，亦不足以灌注，故出现血压明显下降、尿量明显减少，血流缓慢，无氧代谢增加，产生过多的酸性产物，使血 pH 下降，血液具有高度的凝固性，为弥散性血管内凝血 (DIC) 创造条件。此外毛细血管本身受缺氧及毒素的损伤，通透性增加。加之毛细血管内压增高，血浆外渗，可引起组织水肿。临床常见为脑水肿、肺水肿等。如此时仍未得到正确及时治疗，休克即可发展到微循环衰竭期，即产生广泛的弥散性血管内凝血。此期体内各种凝血因素被广泛凝血消耗而减少，可发生毛细血管渗血、出血不凝的现象。由于凝血，许多毛细血管被血块阻塞，妨碍了它们的灌注使休克不易恢复。此时代谢紊乱、乳酸堆积增加，产生了严重的酸中毒。因此妨碍了各种细胞酶的活力，使细胞趋于死亡。因而临床上除严重的休克表现外，常出现心、脑、肾、肝、肺等多系统器官衰竭 (MSOF)。此时机体为了对抗血管内凝血，产生了多量的纤维蛋白溶酶和内源性肝素，引起纤维蛋白溶解亢进。因而出血加重、细胞自溶、生命危机。即临床上称之的“不可逆休克”现象。DIC 和纤维蛋白溶解亢进，在重症感染性休克常同时存在。不同的机体，在休克的某一阶段可能有轻重主次之分，故在临床上常在应用肝素抢救治疗 DIC 的同时，也必须同时应用氨基己酸治疗纤溶亢进，才能使抢救成功。

二、治疗休克原则

按照微循环障碍发展的休克机制，在抢救感染性休克上总结出：扩充血容量、纠正酸中毒、增强心脏功能，应用血管活性药物及治疗 DIC 纤溶亢进，共五大方面，缺一不可。

三、抓住重点突出预防性治疗

小儿感染性休克起病急骤、病情发展变化迅速，多数原发病未显示出来时，休克已经很严重，甚至已发展到 DIC 阶段或已出现多脏器衰竭。故抢救小儿感染性休克必须分秒必争，严密观察病情变化。在病情发展的苗头阶段治疗用药，或者说要预防性治疗。例如治疗休克，为扩充血容量，在首次快速输液后，常规给一次洋地黄，原因是由于休克早期，微循环障碍，心肌本身就缺血缺氧，心肌功能差，再加上毛细血管痉挛，外周阻力增加，再快速输入大批液体，很可能发生心功能障碍。又如患暴发型流脑的婴幼儿，也不一定按照微循环障碍理论发展的不同阶段而发展，在临床实践上，常由于细菌内毒素的不同作用及机体反应不同等复杂因素，有的患儿发病时间不长，但已进入 DIC 阶段。故抢救时在扩容、纠酸、强心、血管活性药物应用的同时，抢救治疗 DIC 必须放在首位。早期应用肝素及氨基已酸，就成为抢救成功的关键。

每个休克患儿，其脑床表现侧重点不同，治疗的方法、重点也各不相同。如有的以扩充血容量为关键。有的患儿重点应增强心脏功能。另一些患儿重点治疗可能应在血管活性药物的选择上等。故抢救休克时要严密观察患儿病情的变化。注意心、脑、肾、肝、肺等多系统器官衰竭的发生。

第二节 抗感染治疗

治疗感染性休克时，不能只想到和忙于治疗休克本身，而抗感染即清除病因则是抢救感染性休克成功的根本措施。及时控制感染有助于休克的纠正和抗休克疗效的巩固。不然，即使一时性的血压回升，微循环障碍暂时得到改善，因发生休克的病因未清除，还会再次出现休克而失去抢救时机。即抗感染为治“本”、而抗休克是治“表”，必须表里兼治，才能使抢救感染性休克获得成功。

一、抗菌药物的选择方法

针对不同的病因，选择不同的抗感染药物。小儿感染性休克多为细菌感染引起，以革兰阴性细菌感染更为多见。如能根据血培养及敏感试验，有针对性地选择抗生素比较理想。但病情变化快，大多不允许。只能根据患儿的临床表现，参考发病季节及流行病学历史等特点来初步判断病因选择使用抗菌药物。如夏秋季以细菌性痢疾中毒型多见，冬春季以大叶肺炎休克等多见。因病原菌不明确，临床上多采用抗革兰阴性及阳性、抗杆菌也抗球菌药物联合应用，或采用第三代头孢菌素较为有力的抗菌药物治疗。

二、使用抗菌药物的注意事项

(1) 足量早期联合用药：首先使用抗菌药物的剂量要充足。药物使用一般均有一个范围，如头孢哌酮钠用药范围在 50 ～ 100mg/(kg·d)，首先应选择 100mg/(kg·d)(总量不超过成人量 2.0g/ 次)，应用 3 ～ 4 日待休克恢复、病情平稳后可减少用量。不要先选用 50mg/(kg·d)，待病情控制不住时，第 2 日再加量到 100mg/(kg·d)，这样就有可能使病程延长。早期用药是指从抢救休克一开始，同时给患儿应用抗菌药物。联合用药，即指二、三种抗菌药物同时应用，曾以青霉素＋氯霉素，红霉素＋氯霉素，青霉素＋头孢菌素等联合应用，治愈了不少感染性休克患儿。

(2) 通过静脉途径给药：在休克时很多患儿不能口服进药，只能通过静脉给药。有时医嘱一种药物静脉点滴，一种药物口服，实际上口服药大部分用不上，因此在抢救休克的关键时期，实际上只应用了一种抗感染药物，这样容易延误治疗。除此之外，应注意维持药物在血中的浓度，应按照药物的半衰期 ($t_{1/2}$) 多次给药，绝不能仅一次给药，以免影响疗效。

(3) 不要更换药物过快：选择抗菌药物后，最好坚持应用 1 ～ 2 日，如果疗效确实不好再改药。不要更换药物过快，否则易使抢救失败。

(4) 注意抗菌药物的不良反应：有肝、肾损害的患儿，应选择对肝、肾无损害或损害少的抗菌药物。

(5) 目前由于各种抗菌药物在不断地创新发展，以头孢菌素为例，现已出现一代、二代、三代、四代头孢菌素。各种抗感染药已在大城市、人口密集的各城市中被广泛应用。故在大部分人体中均会产生了一定的抗药性。所以对来自人口密集大城市的患者，应首选抗菌作用强、抗菌谱广的抗感染药物。如果在农村或边远山区等医疗条件较差的地方可按上述原则选用比较早期的抗感染药如青霉素等。

也应注意个人用药历史，如患儿经常生病使用抗菌药物，也应首选二代或三代头孢菌素广谱抗菌药物。

三、常用抗感染药物

（一）青霉素

（盘尼西林、PenicillinG、苄西林）

1. 作用与用途

为β- 内酰胺类抗生素，对革兰阳性球菌作用强，对螺旋体、革兰阳性杆菌也有作用。主要用于败血症休克、大叶肺炎休克、暴发型流脑、细菌性心内膜炎及猩红热等感染性休克。

2. 用法与用量

5 万～ 20 万 U/(kg·d)，或 400 万～ 800 万 U/d，分 2 ～ 4 次。以使用钠盐为好，加 5%葡萄糖注射液、葡萄糖盐水或维持液中静脉点滴。浓度以每 100mL160 万 U 为好，最大浓度不超过每 100mL240 万 U，静脉滴注速度不宜过快。

3. 注意事项

用前详细询问过敏史。如 3 日之内未用过本品，需做过敏试验。小儿用 1∶200U 皮试液，皮内注射 0.1mL，15min 后为阴性反应时，才能应用。如出现过敏性休克反应，应及时停药。如大剂量应用时注意电解质紊乱、二重感染，药物热和神经毒性反应。

（二）氨苄西林

（氧苄青霉素、Penbritins、Polycillin-N、Alpen-N)

1. 作用与用途

本品对革兰阳性菌作用不如青霉素，但对大部分革兰阴性杆菌敏感，如大肠埃希菌、流感杆菌、沙门菌，志贺菌及一些变形杆菌的抗菌作用较强。可用于以上敏感菌株所致的败血症休克、中毒型菌痢等的治疗。在病原菌不明确时，可与青霉素联合应用。

2. 用法与用量

100 ～ 150mg/(kg·d)，分 2 ～ 4 次静脉点滴。载体溶液、稀释浓度及速度与青霉素相同。与头孢菌素合用也可用氨苄西林 1g 溶于 20mL 液体加入输液器小壶中，待滴完后，再静脉滴注头孢菌素。

3. 注意事项

注意过敏反应，使用前应先用青霉素做皮试。因其在溶液中不稳定，溶解后应立即使用。使用后出现皮疹应停用。

(三)哌拉西林

(氧哌嗪青霉素)

1. 作用与用途

为广谱半合成青霉素，对革兰阳性菌作用弱些，但对铜绿假单胞菌、大肠埃希菌、变形杆菌、肺炎杆菌、克雷白菌等作用较强。用于上述敏感菌株引起的败血症休克。

2. 用法与用量

100 ~ 200mg/(kg·d)，分 2 ~ 3 次静脉滴入。应用的静脉滴注液体及浓度同青霉素。

3. 注意事项

用前做皮试，注意过敏性休克、过敏性皮疹，静脉滴注速度不宜过快。与庆大霉素及阿米卡星有协同作用，但不能置于同一容器中。

(四)舒巴坦—氨苄西林

(优立新、青霉烷砜 - 氨苄青霉素、Unasyn)

1. 作用与用途

舒巴坦(青霉烷砜)为酶抑制剂，可与 β- 内酰胺酶呈不可逆性结合，因而可保护氨苄西林免遭酶解，加强了杀菌作用。用于大肠埃希菌、肺炎杆菌和流感杆菌所致之感染性休克。

3. 用法与用量

100 ~ 150mg/(kg·d)，可分 2 ~ 4 次静脉滴注。可应用的静脉滴注液体同青霉素。

3. 注意事项

对青霉素过敏者禁用，用前做皮试，注意对肝肾功能损害，在碳水化合物中不稳定，不能长时间与此种液体混合应用。

(五)头孢哌酮

(先锋必、Cefobid、氧哌羟苯唑头孢菌素、头孢氧哌唑)

1. 作用与用途

为第三代头孢菌素类抗菌药物，系半合成 β- 内酰胺类抗菌药物。其抗菌谱广、抗菌作用强，耐青霉素酶和其他 β- 内酰胺酶。过敏反应比青霉素发生率低。本品对革兰阳性菌有一般的杀菌作用，但对革兰阴性菌(包括铜绿假单胞菌)如痢疾杆菌、伤寒沙门菌、肺炎球菌、克雷白、肺炎杆菌，特别是对金黄色葡萄球菌、大肠埃希菌、变形杆菌等都有较好的抗菌效果。可用于上述敏感细菌所致之感染性休克患儿，如中毒性菌痢、鼠伤寒沙门菌及大肠埃希菌所致感染性休克单纯应用本药，即可收到良好的抗菌效果。

2. 用法与用量

50 ~ 200mg/(kg·d)，分 2 次静脉滴注。所用静脉滴注液体与青霉素相同。要缓慢静脉注射。

3. 注意事项

对青霉素及头孢菌素过敏者禁用。用药后注意转氨酶升高、维生素 K 缺乏、胃肠道反应及肾功能情况。6 个月以下及新生儿慎用。本品应在使用前溶解，水溶液置冰箱内不应超过 24h。

（六）头孢曲松

（菌必治、头孢噻肟三嗪、Rocephin）

1. 作用与用途

为半合成第三代头孢菌素，其抗菌谱广、毒性低。每日一次，可维持 24h 杀菌浓度。对革兰阳性菌有中度抗菌作用，对革兰阴性菌作用强。对耐药金黄色葡萄球菌、流感杆菌、肺炎双球菌、铜绿假单胞菌、奇异变形杆菌等均有良好的抗菌作用。故可用于上述敏感菌引起的败血症休克及脑膜炎。对中毒性菌痢、大肠埃希菌、沙门菌所致休克，单独应用本药也可收到好的抗菌效果。

2. 用法与用量

80 ～ 100mg/(kg·d)，每日只静脉滴注一次即可。最高浓度 50mg/mL。

3. 注意事项

对青霉素及头孢菌素过敏者禁用。使用前先做皮肤过敏试验。偶见有皮疹反应，注意胃肠道及肝肾损害。不得与钙剂同时应用。

（七）头孢他啶

（复达欣、头孢塔齐定、头孢噻甲羧肟、Fortum）

1. 作用与用途

为半合成新的第三代头孢菌素，对革兰阳性及阴性菌都有杀灭作用。对阴性菌作用更强，对铜绿假单胞菌、大肠埃希菌、沙门菌、脑膜炎双球菌感染疗效均好，可单独使用此一种药抗感染。

2. 用法与用量

100 ～ 150mg/(kg·d)，分 2 ～ 3 次静脉滴注。

3. 注意事项

同头孢曲松。

（八）头孢噻肟

（凯福隆、Claforan）

1. 作用与用途

本品为第三代头孢菌素，其抗菌谱广、毒性低，对革兰阳性菌作用差，但对革兰阴性菌作用强，对痢疾杆菌、伤寒沙门菌、大肠埃希菌、肺炎球菌、克雷白肺炎杆菌、枸橼酸杆菌等均有效。可用于上述细菌感染所至的败血症休克及心内膜炎、脑膜炎等。

2. 用法与用量

80 ～ 120mg/(kg·d)，分 2 ～ 3 次静脉滴注，浓度为 20mg/mL。

3. 注意事项

同头孢曲松。

（九）头孢呋

（头孢呋肟、西力欣、达力新）

1. 作用与用途

为半合成第二代头孢菌素。其作用机制是抑制细菌细胞壁的合成，使细菌不能生长繁殖。对金黄色葡萄球菌、化脓性及肺炎链球菌、流感嗜血杆菌、大肠埃希菌、肺炎奇异变形杆菌、淋病及脑膜炎链球菌有效。

2. 用法与用量

60 ～ 100mg/(kg·d)，分 2 ～ 4 次静脉滴注。

3. 注意事项

对青霉素过敏者慎用。不可与氨基苷类抗生素置同一容器注射。应缓慢静脉滴注。其不良反应为皮肤瘙痒、胃肠反应、血红蛋白降低、血胆红素升高、肾功能改变等。

（十）头孢孟多

（头孢羟唑）

1. 作用与用途

为半合成二代头孢菌素，对革兰阳性及阴性菌均有效，尤其对阴性细菌作用优于第一代头孢菌素。

2. 用法与剂量

50 ～ 100mg/(kg·d)，分 2 ～ 4 次静脉滴注。

3. 注意事项

对青霉素过敏者慎用。大剂量可致出血倾向。新生儿不用。

（十一）头孢唑肟钠

1. 作用与用途

为半合成第三代头孢菌素。对革兰阳性菌有较强的抗菌活性，如大肠埃希菌、克雷白菌属、奇异变形杆菌、流感杆菌。对多种头孢菌素类耐药的枸橼酸菌属、肠杆菌属、沙雷菌属、拟杆菌属等厌氧菌也有很好的抗菌活性。另对革兰阳性菌中的葡萄球菌、肺炎球菌、链球菌也有较强的活力。另对 β- 内酰胺酶稳定，对产 β- 内酰胺酶的菌也有抗菌活性。

2. 用法与用量

6 个月以上小儿 50mg/(kg· 次)，每间隔 6 ～ 8h 可应用一次。静脉点滴。

3. 注意事项

其不良反应为少数人出现皮疹、药热，偶见血常规改变、肝肾功能异常、腹泻。罕见过敏性休克、头痛、二重感染及维生素 B、K 缺乏症。对青霉素、头孢菌素类及麻醉药有过敏者及 6 个月以下小儿禁用。

（十二）红霉素

1. 作用与用途

本品为大环内酯类抗生素，特点是有较强的抑菌作用，抗菌谱窄，与青霉素相似。与其他抗生素之间无交叉耐药性，毒性低，很少有不良反应。对葡萄球菌、溶血性链球菌、肺炎球菌、白喉杆菌、炭疽杆菌、流感杆菌、布氏感菌、脑膜炎双球菌、某些分枝杆菌、放线菌、立克次体、某些螺旋体、病毒、阿米巴原虫、滴虫等均有抑制作用。对以上敏感细菌微生物感染引起的败血症休克，金黄色葡萄球菌引起的毒血症等疗效好，如猩红热。

2. 用法与用量

20 ～ 30mg/(kg·d)，分 2 ～ 3 次静脉滴注。静脉滴注液体可应用葡萄糖溶液溶解，忌用盐水溶解。

3. 注意事项

用药后有恶心、腹痛、皮疹及对肝的毒性作用。静脉滴注浓度应≤ 1mg/mL；浓度过高可引起静脉炎。

（十三）阿奇霉素

(泰力特、阿红霉素、希舒美、Sumamed、Zithromax)

1. 作用与用途

本品目前在临床上应用广泛，它与红霉素有着相似的抗菌谱和不完全的交叉耐药性。用于敏感菌引起的呼吸道感染，如咽炎、扁桃体炎、中耳炎、鼻窦炎、气管炎、肺炎；皮肤软组织感染、非多重耐药淋球菌、衣原体所致单纯性泌尿生殖系统感染，特别是对目前流行广泛的支原体所致的呼吸道感染可快速起到良好的抑制作用。

2. 用法与用量

10mg/(kg·d)，每日 1 次，用葡萄糖溶液静脉滴注，忌用盐水。使用最高浓度为 1mg/1mL。

3. 注意事项

用药时及用药后常有恶心、呕吐、腹痛。部分患儿用药后有腹泻、消化不良等胃肠道反应。此时应降低药物浓度，同时减慢输液速度。也可同时应用维生素 B_6(50 ～ 100mg/ 次) 静脉输入止呕吐。过敏反应极为少见，偶有转氨酶增高。如患儿有大环内酯类药物过敏史者禁用，有严重肝肾功能不全者慎用。

(十四)氯霉素

1. 作用与用途

为广谱抗生素，对革兰阴性菌作用强于革兰阳性菌。主要用于脑膜炎双球菌、沙门菌、立克次体等引起的感染性休克。可与青霉素联合应用。

2. 用法与用量

30 ～ 50mg/(kg·d)，分 2 次静脉点滴。新生儿用量 20mg/(kg·d)，可用葡萄糖或葡萄糖维持液静脉滴注。

3. 注意事项

(1) 新生儿、早产儿慎用，因可引发灰婴综合征。

(2) 用后注意粒细胞及血小板减少及再生障碍性贫血及溶血性贫血的发生，应每周查末梢血 2 次。

(3) 注意消化道及过敏反应。

(4) 静脉滴注时浓度不能过浓，应为 2.5mg/mL，药物充分溶解后再应用。

(5) 与青霉素联合应用时，宜先用青霉素，过 2 ～ 3h 后再给氯霉素，以防降效。

第三节　抗休克治疗

抗休克治疗的中心是扩充血容量、纠正酸中毒、增强心脏功能、使用血管活性药物、治疗 DIC 及激素的使用等方面。

一、抗休克的液体疗法

感染性休克时，常有电解质及酸碱紊乱，如低钠、高钾和代谢性酸中毒，故纠正水、电解质和酸碱紊乱是治疗感染性休克的重要环节。目前治疗休克在补液及纠酸等问题上，各学者之间，存在着不同的看法，但对补液常分为快速补液、继续输液及维持输液三步进行，补液要遵循一早、二快、三适量的补液原则看法较为一致。下面介绍抢救小儿感染性休克时的习惯补液方法。

(一)扩充血容量、纠正酸中毒

1. 扩充血容量

感染性休克患儿由于细菌内毒素及异常代谢产物的作用，血管壁通透性增加，血浆渗出，使有效循环血量减少，同时由于血液中促血管收缩的血管活性物质，如儿茶酚胺等浓度增高，使全身毛细血管痉挛，导致血液重新分布，致使有效循环血量减少，无尿时间延长和代谢酸中毒发生。所以适当和及时补充有效循环血量，不但能迅速有效地扩充血容量、纠正酸中毒，也是改善微循环，预防 DIC，保证组织器官有效血液灌注，防止肾脏功能不全的重要手段。休克补液最好在中心静脉压或肺楔压的监测下进行，以免心脏负荷过重，但在无上述条件下，可参考患儿的症状、体征及尿量来掌握输液量。

扩充血容量常用的液体种类如下：

(1) 5%葡萄糖氯化钠注射液

1) 作用与用途：可用于急症脱水，补充氯、钠及热量。

2) 注意事项：慎用于心、肾疾患者。

(2) 2:1 液：用两份生理盐水及一份 1/6mol 乳酸钠或 1.4%碳酸氢钠配成。作用为纠正脱水引起的酸中毒。

忌与酸性药物配伍。

(3) 1.4%碳酸氢钠

能增加机体碱贮备，用于防治和纠正代谢性酸血症。用两份注射用水加一份 5%碳酸氢钠即可配成。

对局部组织有刺激作用，注射时勿外漏。过量可产生碱血症，加重水钠潴留及低钾血症。不能与钙、镁盐及酸性有机药物配伍。心、肾功能不好、低钾血症或伴有 CO_2 潴留患者慎用。

(4) 低分子右旋糖酐

1) 作用与用途：本品为脱水葡萄糖的高分子聚合物，其分子量为 40000。能提高血浆胶体渗透压、吸收血管外的水分而扩充血容量，维持血压、降低血液黏滞性，从而改善微循环，防止休克各期的血管内凝血，并可防止血栓形成。尚有渗透性利尿作用。用于休克及血栓栓塞病。

2) 用法与用量：5 ～ 10mL/(kg· 次)，静脉滴注。

3) 注意事项：注意发热、寒战、胸闷、呼吸困难等过敏反应及休克发生，有反应要及时停药。出血性疾病、充血性心力衰竭和有出血性疾病患者禁用、肝肾疾病者慎用。

以上扩充血容量液体均为等张不含钾液体。

扩充血容量液体的选用及用量一般休克均可选择 2:1 液或葡萄糖生理盐水。如开始抢救时临床酸中毒症状就已很突出，即可首批选用 1.4%碳酸氢钠扩容。小婴儿暴发流脑早期 DIC 就已发生，即可应用低分子右旋糖酐扩容，低分子右旋糖酐用量为 10mL/(kg· 次)，其他首批扩容液量以 $400mL/m^2$ 体表面积计算 [体重 (kg)×0.035 ＋ 0.1，即为体表面积 (m^2)]。首批输液速度为 1 ～ 1.5h 内快速输入 (如年龄较大，患儿液量较多，可静脉推注一部分液体)。如为轻型休克，首批液体进入后，休克即可恢复。

2. 纠正酸中毒

比较重症的休克，在首批输液后，就要继续输入碱性液，以纠正代谢性酸中毒。原因是休克时，体内缺氧，糖按无氧代谢进行，因而产生大量乳酸，ATP 生成减少，磷酸释出。再加上肾功能不良，排酸障碍等因素产生代谢性酸中毒。临床常见酸中毒的程度与休克的严重程度成正比。不纠正酸中毒休克也不易恢复。因为酸中毒的存在，可降低机体抵抗休克的能力，如可使心肌收缩无力、心肌弛缓，对体内各种酶的活性有抑制作用，使肝素灭活、血液黏滞、促进 DIC 的形成，也可使肺小动脉痉挛，促使肺水肿发生；严重时可使细胞的溶酶体破裂，引起细胞分解坏死；且可使机体对血管活性药物不敏感，故纠正酸中毒，是抢救休克的重要环节。

具体纠酸办法是：常规在首批快速输液后，即给 5％碳酸氢钠 5mL/(kg· 次)(可不用稀释) 静脉输入，可提高二氧化碳结合力 (CO_2CP)4.49mmol/L(10 个容积％)，以使血浆中 HCO_3^- 增高，血 pH 上升。如酸中毒严重，可于 4 ～ 6h 后，根据血 CO_2CP 的检测结果，再输入上述等量或半量碳酸氢钠一次。此时根据休克时对液体的需要量及心肾功能情况，可稀释成等张液 (即 1.4％碳酸氢钠液) 静脉输入。

(二) 继续输液

在首批扩容及纠酸之后，要继续输液至休克完全恢复。此时患儿如已有尿，可选用等张或半张含钾之液体，如低钠及休克严重可选用等张含钾液。反之可用半张含钾液。

常用液体：

1. 改良达鲁液

配方为每 100mL 内含氯化钠 0.377g，乳酸钠 0.6g，氯化钾 0.3g。

(1) 作用与用途：为等张含钾液，可补充累积丢失，用于代谢性酸中毒及低血钾。

(2) 注意事项：心肾衰竭竭者禁用，脱水性无尿或少尿者忌用。

2. 复方电解质葡萄糖

(1) 作用与用途：为半张液，补充生理消耗，纠正脱水酸中毒。

(2) 注意事项：速度不可过快，防脑、肺水肿及高血钾。乳酸血症、高钾血症、少尿，肾上腺皮质功能不全、重症灼伤、高氯血症者禁用。心、肝、肾功能障碍＞糖尿病患者慎用。

以上液体用量第一批仍为 400mL/m^2，静脉滴注速度放慢在 3 ～ 4h 内输入。如在首批输液及纠酸后仍无尿，可给 25％高张葡萄糖 20 ～ 40mL 一次。用高张葡萄糖后仍无尿，继续输液只能使用与扩容相同的等张或半张不含钾液。一批量也为 400mL/m^2，速度为 3 ～ 4h。或者输入低分子右旋糖酐 10mL/(kg· 次) 一次。右旋糖酐作为胶体，可提高渗透压，增加并维持有效循环血量，以疏通微循环，恢复组织灌注，以达到使休克恢复的目的。

在继续输液阶段，如已输入了第一、二批液体，休克纠正仍不太理想，此时可一次输入血浆 25 ～ 100mL(根据年龄大小可每次选择 100mL ＞ 75mL、50mL 或 25mL)，用以维持胶体渗透压，提高血压。或一次输入新鲜全血 50 ～ 100mL，可取患儿家长或成人同型血，交叉配血后，即刻输入，用以增加心肌收缩力、提高血管张力、刺激肾上腺皮质的分泌，可较快纠正休克。

抗休克期间到底应补充多少液量很难具体规定。根据经验统计抗休克时间如是在 8 ～ 12h 内，补液量约 800 ～ 1200mL/m^2，给钠量约为 90 ～ 120mmol/m^2；重症休克补液量约 1200 ～ 1600mL/m²，补充钠量约为 120 ～ 150mmol/m²。少数重症休克患儿，补液时间长达 16 ～ 18h 或更长些，抗休克补液量可达 2000mL/m²，供给钠量约 200mmol/m²。抗休克期间，输入液体的平均张力为 2/3 张、3/4 张、4/5 张等。总之不能低于 1/2 张，因张力过低的液体，不能有效扩充血容量，甚至可发生低钠血症。总之，在无客观监护条件情况下，要参考休克患儿的症状、体征及尿量等方面情况，合理的掌握输液量、液体张力及输液速度。

（三）关于尿量、尿相对密度在补液中的监护作用

在补液中尿量可作为调节输液量的主要监护指标之一。正常小儿尿量应在 30 ～ 40mL/(m²·h) 左右，如超过 60 ～ 80mL/(m²·h)，说明补液量过多，应减少输液量及减慢输液速度。如尿量少于 20mL/(m²·h)，可能为补液不足，应加快补液速度及增加补液量。在注意尿量的同时也应随时测尿相对密度 (正常尿相对密度为 1.010 ～ 1.025)。如尿量少、尿相对密度同时减低，可能有早期肾衰竭竭的发生。有时虽然尿量不少，值连续测尿相对密度均低也提示有早期肾衰竭竭发生。应及时抽血检测肾功能，同时即应按肾衰竭竭处理。故抢救重症休克患儿，要插导尿每小时记尿量一次。每次均测尿相对密度及尿 pH，尿 PH 应在 4.5 ～ 5.5。用尿 pH 监测是否有酸中毒发生，以提示及时查血 pH，及时补充碳酸氢钠纠正。

（四）掌握有关补液量的临床表现

在补液过程中，要不断正确估计是否有血容量不足，除根据尿量外，可根据临床表现观测循环血量的正常或不足 (表 6-1)。

表 6-1　根据临床表现对循环血量的判断

	循环血量正常	循环血量不足
精神状态	安静、神志清楚	兴奋，烦躁
脉搏	正常而有力	快而弱
血压	接近正常、平稳	下降、波动
脉压	接近正常	小
肢体温度	温暖、干燥、红润	寒冷、潮湿、青紫
尿量	多于 30mL/(m²·h)	少于 20mL/(m²·h)

中心静脉压 (CVP) 指右心房及胸腔段上下腔静脉的压力。它在一定程度上反映血容量、心功能、血管张力状况。休克患儿动态观察、测中心静脉压，对及时决定补液量和速度有指导意义。中心静脉压低于正常者，表示血容量不足，应积极补液，高于正常者，表示心功能不全，应及时停止快速补液，采用强心措施以改善心功能。

中心静脉压的正常值为 0.588 ～ 1.176kPa(6 ～ 12cmH_2O)，小于 0.588 ～ 0.784kPa (6 ～ 8cmH_2O) 为偏低，1.176 ～ 1.47kPa(12 ～ 15cmH_2O) 为偏高，1.47 ～ 1.96kPa(15 ～ 20cmH_2O) 为明显升高。中心静脉压与动脉血压异常的原因及治疗见表 6-2。

表 6-2　中心静脉压与动脉血压异常的原因及治疗

中心静脉压	动脉血压	原因	治疗
低	低	有效血容量不足	放手补充血容量
高	高	血容量过剩	停止补液，加利尿剂
低	正常	心脏功能健全、有效血容量轻度不足	适当量补液
高	低	心功能不全、血容量相对过多	使用强心剂
高	正常	容量血管过度收缩，肺循环阻力增加	使用血管扩张剂
正常	低	心排血能力下降，血容量不足，或已够	增强心功能，冲击试验 *

* 注冲击试验：指在 5 ～ 10min 内，快速输液 100 ～ 200mL，如中心静脉压不升或下降，则可输液，如立即上升 0.294 ～ 0.49kPa(3 ～ 5cmH_2O)，说明容量已够，要强心、加强心排血量。

中心静脉压测定方法，要将测定管从大隐静脉插到下腔静脉。观察测压管数字的管道位置应与卧位时心脏平行。难度较大，易感染，用于有设备条件下，难以用临床表现估计补液量时及外院转来的休克患儿，前面治疗已补液的量及性质不明的重症感染性休克患儿。

（五）维持输液

在休克纠正后的 24h 内，要控制输液量，只能输入维持机体正常生理需要量的 70% 左右的液体。因感染性休克发生时引起了体液重新分布，并非机体丢失了大量液体，所有为抗休克补充的液体，在休克恢复后，均要排出体外。正常生理需要的液体量按每平方米体表面积，每 1000cal(418U) 热量，供给 1500mL 液体计算。所应用的溶液性质，为 1/3 张含钾维持液，也称生理维持液。

1. 生理维持液（葡萄糖氯化钾注射液）

本品为 1/3 张，可补充生理消耗。

若有酸中毒可用 l/6mol/L 乳酸钠或 1.4% 碳酸氢钠代替乳酸钠，或改用复方电解质葡萄糖。心肾功能不全者禁用。患者若能口服，应即改口服补液。

总之，抗休克的补液原则还是遵循先快、后慢、先浓、后淡、见尿给钾的补液原则进行。在整个补液过程中，还应注意钾及钙的补充。

电解质溶液简易配制及其电解质含量，见表 6-3，常用的钠、钾、碳酸氢钠含量的单位换算，见表 6-4。

表 6-3　电解质溶液简易配制及其电解质含量

液体名称	5%～10% G.S.(mL)	10% N.S.(mL)	5% $NaHCO_3$(mL)	15% KCl(mL)	电解质 (mmol/L)			mOsm/L
					Na^+	Cl^-	HCO_3^-	
2∶1 液	100	6.4	10	0	158.5	98.5	60	317
肋液	100		10	2	121.6	101.6	60	323
维持液	100	2	5	1	30	50		100

表 6-4　常用的钾、钠、碳酸氢钠含量的单位的换算

单位换算	
1g 氯化钠＝ 17mmol 纳	1mmol 钠＝ 58.5mg 氯化钠
1g 碳酸氢钠＝ 12.1 钠	1mmol 钠＝ 84mg 碳酸氢钠
1g 乳酸钠＝ 9mmol 钠	1mmol 钠＝ 112mg 乳酸钠
1g 氯化钾＝ 13.4mmol 钠	1mmol 钠＝ 74.5mg 氯化钠

二、增强心脏功能的治疗

（一）发生心功能障碍的原因

感染性休克患儿心功能多受影响，重度休克患儿更为明显。产生心功能障碍的原因很多，现分析如下：

(1) 休克时心肌本身存在有微循环障碍，心肌缺血、缺氧。

(2) 细菌内毒素直接侵犯心肌，导致不同程度的心肌损伤，抑制心肌收缩。

(3) 休克时产生心肌抑制因子 (MDF) 的作用。

(4) 休克时存在心肌水肿、心肌顺应性减弱，影响了心肌舒缩功能。

(5) 肿瘤坏死因子 (TNF-α) 直接作用于心肌，使心肌细胞损伤。

(6) 随着休克的发展，酸中毒、血清钾及钙离子浓度改变、严重低血压、DIC 等均影响心肌收缩功能。

（二）心功能障碍的临床表现

心肌受损后，使心肌收缩无力，心排血量进一步降低，回心血量进一步减少，引起心功能不全。临床表现为心率增快、奔马率、心音低钝、脉搏细数、精神萎靡、烦躁不安、反应迟钝、口唇稍暗、呼吸增快等。重症可出现下肢水肿、肝增大、静脉压增高至 1.372kPa($14cmH_2O$) 或更高，心脏增大，X 线片肺部淤血，心电图可出现 ST-T 改变。心

功能不全往往成为不可逆休克的主要原因之一。有时临床症状不太明显，心功能不全已存在。故必须及时给药控制其发展，要以预防为主，早发现、早治疗。

（三）增强心功能的方法

1. 洋地黄类强心药物的使用

目的是加强心肌收缩力及减慢心率，要选择起作用快、排泄迅速的洋地黄类药物。临床上习惯应用毒毛花苷 K 或毛花苷丙。

(1) 毒毛花苷 (毒毛旋花苷 K、毒毛苷)

1) 作用与用途：本品可抑制心肌和血管平滑肌细胞膜上的 Na^+，K^+-ATP 酶，减少细胞的 Na^+ 外流及 K^+ 内流，导致细胞内 Na^+ 增加，通过 Na^+-Ca^{2+} 交换，使细胞内 Ca^{2+} 增加，而增强心肌收缩力。此外还能反射性兴奋迷走神经，降低窦房结及心房的自律性而减慢心率，抑制心脏的传导系统，使心搏量增加。本药起作用快、排泄快、不易蓄积中毒，可反复应用。

2) 用法与用量：0.007 ～ 0.01mg/(kg· 次)，以 10% 葡萄糖注射液 20mL 稀释混匀后，缓慢静脉注射。

3) 注意事项：不能与钙剂合用，如必须同时应用钙剂的患儿，在使用洋地黄时要注意间隔开，禁止合用。

(2) 毛花苷丙 (毛花苷丙、Cedilanid、Digilanid C)

1) 作用与用途：作用原理同毒毛花苷 K，有快速强心作用，排泄也快，蓄积性较少，不易产生中毒。

2) 用法与用量：其饱和量，2 岁以下为 0.03 ～ 0.04mg/kg；2 岁以上为 0.02 ～ 0.03mg/kg，分 3 ～ 4 次，静脉注射或肌内注射。

3) 注意事项：同时禁用毒毛花苷 K。

洋地黄类制剂的用法、用量及效力见表 6-5。

表 6-5　洋地黄类制剂的用法、用量及效力

洋地黄类制剂	给药途径	用量 (mg/kg)	开始有效力	效力最大	效力开始消失	力完全消失
毛花苷丙	静脉分次注射	2 岁以下 0.03 ～ 0.04 2 岁以上 0.02 ～ 0.03	10 ～ 30min	1 ～ 2h	1d	2 ～ 4d
毒毛花苷	静脉一次注射	0.007 ～ 0.01	3 ～ 5min	0.5 ～ 1h	6h	1d

洋地黄类药物的使用方法是：在首批快速输液后 (首批扩容液进入后)，即常规应用毒毛花苷 K 一次。如在用药后 6 ～ 8h，心功能仍未恢复正常，可重复用药一次，直到心脏功能完全恢复为止 (可反复应用 5 ～ 6 次)。如选用毛花苷丙，常在首批扩容液进入后，给毛花苷丙饱和量的 1/2 量，把余量再分成两或三等份，过 4 ～ 6h 后如心功能恢复不理

想，即应用一等份。这样把饱和量在 12 ～ 18h 内应用完 (心功能何时恢复，何时即停止应用，不一定全部用完)。如全量用完后仍未完全恢复，待第 2 日给维持量。剂量为饱和量的 1/4 ～ 1/3。

2. 控制输液量

为减轻心脏负荷量，发现患儿有心功能不全后，应控制 24h 内输入液量，应为 800 ～ 1200mL/m^2 左右。补液张力要适当降低，最好给 1/3 张含钾维持液。每日总入量应为上述液量再加上前 1 日出量 (便量、尿量等) 的一半。此部分液体可用 1/2 张改良达鲁液 (MD 液) 补充。

3. 使用利尿药物

用来减轻水肿，减少心脏负荷，常用呋塞米。

(1) 呋塞米

1) 作用与用途：本品为强效利尿药。能抑制髓袢升支的髓质部对钠、氯的重吸收，促进钠、氯、钾的排泄和影响肾髓质高渗透压的形成，从而干扰尿的浓缩过程。半小时内可起利尿作用。

2) 用法与用量 1 ～ 2mg/(kg· 次)，肌内注射或缓慢静脉注入，每日可用 1 ～ 4 次，每次间隔 6 ～ 8h。

3) 注意事项：①注意脱水、电解质失衡，特别是低血钾症状、直立性低血压等反应。不能长期使用。急性肾小球肾炎、超量使用洋地黄期间、低钾血症、肝昏迷患者忌用。注意与氨基苷类抗生素合用，可加重肾及耳毒性。②使用血管扩张药物如多巴胺、酚苄明、山莨菪碱等，详见后述，目的是降低心脏后负荷，增强心肌功能，增加心排血量，有助于改善循环。③应用改善心肌代谢药物能量合剂：成分为 25% 葡萄糖注射液 40mL、ATP20mg，辅酶 A50 ～ 100U。细胞色素 C15mg(对本药过敏者较多，应慎用、用前要做皮试)。

葡萄糖注射液：可供给热能、补充液体、解毒、利尿、治疗脑水肿。与胰岛素合用治疗高钾血症。

4) 注意事项：高渗液漏出血管外，可致局部坏死。心肾功能不全及糖尿病患者慎用。

(2) 三磷酸腺苷

1) 作用与用途：本品为体内能量代谢的主要来源，参与脂肪、蛋白质、糖、核苷酸的代谢，改善细胞营养、恢复脏器损伤。可用于肝炎、心肌炎、营养不良、贫血的治疗。

2) 用法与用量：＜ 5 岁，10mg/ 次，＞ 5 岁，20mg/ 次，以葡萄糖注射稀释缓慢静脉注射或静脉滴注。

3) 注意事项：应缓慢静脉注射，以免引起低血压；脑出血初期忌用；不得与氯丙嗪、万古霉素、磺胺嘧啶钠、毒毛花苷 K、碳酸氢钠、促皮质素、硫喷妥钠、异丙嗪、氨茶碱等伍用，应低温干燥贮存。

(3) 辅酶 A

1) 作用与用途：本品为体内乙酰化反应的辅酶，对糖、蛋白质、脂肪代谢起重要作用。可用于肝炎、冠心病、白细胞或血小板减少，亦可用于肾病综合征和尿毒症的辅助治疗。

2) 用法与用量：50～100U/ 次，每日 1 次，用葡萄糖溶液 250mL 稀释后静脉滴注用，或作为能量合剂使用。

(4) 细胞色素 C

1) 作用与用途：本品为细胞呼吸激活剂，当组织缺氧时，可进入细胞内矫正细胞呼吸，促进物质代谢。用于组织缺氧时的各种疾病，如心肌炎、脑炎、肺炎、一氧化碳中毒等。

2) 用法与用量：8 岁以下小儿 15mg/ 次，8 岁以上小儿 15 ～ 30mg/ 次，每日一次静脉滴注。

3) 注意事项：用前皮试。防止少数过敏发生。如发生过敏反应，可用肾上腺皮质激素及抗组胺药抢救。

能量合剂能有效改善心肌代谢是因为高张糖为心肌代谢必备的能量需要。三磷酸腺苷 (ATP) 为能量代谢的主要来源，参与脂肪、蛋白质、糖、核苷酸代谢以改善心肌细胞营养、恢复心肌损伤。辅酶 A 是体内乙酰化反应的辅酶，可促进糖、蛋白质、脂肪代谢而营养心肌。细胞色素 C 是呼吸酶，为细胞呼吸激活剂，心肌缺氧时可进入细胞内，矫正心肌细胞呼吸，促进心肌代谢。

极化液：在上述能量合剂中加入普通胰岛素，按每 4g 糖加入 1U 普通胰岛素的比例计算，用以加强心肌代谢。

(5) 普通胰岛素

1) 作用与用途：有调节糖代谢、减少糖原分解及异生、增加糖原形成、加速组织对糖的利用，可使血糖下降。也可增进脂肪合成和贮存、增加葡萄糖转变为脂肪、减少脂肪分解、使酮体生成减少，纠正酮症、酸血症的各种症状。也可促进蛋白质合成、抑制蛋白分解。本品与葡萄糖、氯化钾静脉滴注，可纠正细胞内缺 K^+。主要用于各型糖尿病、糖尿病昏迷、糖尿病合并酮症酸中毒、感染、大型手术。大剂量疗法致休克可用于治疗精神分裂症。

2) 用法与用量：糖尿病患儿根据血糖、尿糖决定剂量。轻度 4 ～ 10U/ 次，中度 10 ～ 20U/ 次，重度 20 ～ 30U/ 次。在餐前 15min 皮下注射。3 ～ 4 次 /d，总量为 30～100U/d。

3) 注意事项：可致低血糖，出现心动过速、心悸、饥饿感、出汗、震颤，甚至惊厥、昏迷、死亡。症状出现后应迅速补糖至清醒。偶见过敏性休克。注射部位应注意更换。有急性肝炎、肝硬化、溶血性黄疸、胰腺炎及肾炎患者忌用。贮存时避免冰冻，有混浊即不能使用。静脉注射应用粉针剂。

(6) 泛癸利酮

(辅酶 Q10、Coenzyme、Q10、癸烯醌、Ubiquinone-10、CO-Q10)

1) 作用与用途：在呼吸链中质子移位及电子传递中起作用，为细胞代谢及细胞呼吸的激活剂，对一系列酶均有激活作用。用以改善心肌、脑细胞代谢、促进免疫功能，可治疗心肌炎、脑血管疾病。

2) 用法与用量：> 3 岁，小儿 5 ～ 10mg/ 次，每日 3 次口服。

3) 注意事项：可有恶心、胃不适、食欲减退，偶有荨麻疹及一过性心悸。

在感染性休克心功能不全时应用本品是因它是一种类脂，可视为脂溶性维生素。本品来源于日常饮食中，可在人体组织细胞中进行生物合成。本品也是一种氧化还原酶，在电子转移和氧化磷酸化的耦联机制中起作用，此机制称为“生物能量学”，以支持生命功能，包括心肌功能。本品存在于人体心肌中，应用本品治疗心功能不全，是由于它纠正了心肌病生物能量转化过程中本品的缺乏，故能改善心功能、提高生存率。

(7) 维生素 C

1) 作用与用途：参与糖代谢及氧化还原系统，在生物氧化及还原作用和细胞呼吸中起重要作用。维生素 C 参与氨基酸代谢、神经递质的合成、胶原蛋白和组织细胞间质的合成，具有降低毛细血管的通透性、加速血液凝固、刺激造血功能、降低血脂、增强免疫力和解毒功能，且有抗组胺与致癌物质生成的作用。用于各种急慢性感染、紫癜及防治坏血病。大剂量静脉注射可治疗肝炎、心肌炎、急性心源性休克。

2) 用法与用量：50 ～ 100mg/ 次，1 ～ 2 次 /d，肌内注射或 200 ～ 400mg/ 次，1 次 /d，静脉注射。心肌炎：2 ～ 4g/ 次，1 次 /d，静脉滴注。心肌收缩无力时，可使用维生素 C 2 ～ 4g/ 次，不稀释，缓慢静脉推注，每日 1 ～ 2 次。可增强心脏功能。

3) 注意事项：大剂量应用注意引起腹泻、皮疹、胃酸过多、泌尿道结石、血管内凝血、溶血、血栓形成。不能与碱类药物、氧化、还原性药物 (如核黄素、含金属离子药物、维生素 K) 配伍。如长期应用不能骤停，以防止出现坏血病症状，且应注意铜锌缺乏症。

(8) 复方丹参注射液

1) 作用与用途：本品为中药制剂，可扩张末梢血管，有活血化瘀作用。可改善心肌缺血、营养心肌，使其恢复功能。

2) 用法与用量：1 次，加入 5% 葡萄糖溶液 100 ～ 200mL 中，静脉滴注。

三、心血管活性药物的应用

使用心血管活性药物是抗休克综合疗法中的重要环节。用来调节血管舒缩功能，缓解改善微循环障碍，保证生命器官有足够的灌流量。但应注意要在综合治疗措施的基础上进行使用，才能使抢救休克成功。如使用血管扩张药物就一定要在充分扩充血容量的基础上进行，不然本来在早期休克时，有效循环血量就不足，再使用扩张血管药物，相对使有效循环血量就更少、血压会更降低，加重休克进展。

在使用血管活性药物的观点上，各家有不同的经验和方法，学者经验是：心血管药物应用首先要在治疗病因的基础上，在补充血容量、纠正酸中毒、改善细胞代谢等同时，根据休克发展的不同阶段及患者不同的表现来选择应用血管活性药物。

(一) 血管扩张药的应用

早期休克患儿，毛细血管处于痉挛状态，其临床表现为面色苍白、口唇发绀、皮肤发花，手足凉、血压正常或轻度下降。即低排高阻型感染性休克均可选用血管扩张药。

1. 山莨菪碱

(1) 作用与用途：为 M 胆碱受体阻断药，小剂量能阻断迷走神经对心脏的抑制作用，因而能加快心率和房室传导速度，但对正常血压无明显影响。大剂量具有扩张血管作用，能解除微血管痉挛、降低外周血管阻力、改善微循环、增加组织血液灌注量。对感染性休克有良好的疗效，特别是早期更有效。

(2) 用法与用量：0.5 ～ 1mg/(kg· 次)，可直接静脉推入，每 15min 一次。可应用 4 ～ 6 次。如效果不好，应停止应用。

(3) 注意事项：用药后有效指标为面色红润、周围循环改善、四肢变温、血压回升、呼吸平稳。但应注意用药后可有口干、视力模糊、瞳孔散大、心率加快、躁动不安等反应。

莨菪碱类药还有阿托品、东莨菪碱等。

2. 多巴胺

(1) 作用与用途：为 α、β 肾上腺素受体兴奋剂。能直接兴奋心脏的 β 受体，促进去甲肾上腺素的释放，使血管收缩、心肌收缩力加强、心排血量增加，但增加心率的作用不大，很少发生心律失常，故很适用于感染性休克心功能不全时应用。

多巴胺对皮肤、肌肉等组织血管 α 受体起兴奋作用，能使其收缩和血流供应减少。但对肾、肠系膜等重要脏器血管的多巴胺受体有兴奋作用，使其扩张、血流供应增加。因而可改善休克时体液分配的不合理现象，有利于休克恢复。多巴胺不但使肾血流量增加、肾小球滤过率增加，同时还干扰醛固酮的合成与释放，产生排钠、利尿作用。临床常见应用多巴胺后，患儿很快尿量增加，使用多巴胺的患儿很少见在治疗后期出现肾功能不全者。故常为首选血管扩张药物。

(2) 用量与用法：2.5 ～ 10μg(kg·min)，为适宜剂量，静脉滴注。具体掌握可每 100mL 葡萄糖或葡萄糖维持液中，加入多巴胺 10 ～ 30mg。开始以每分钟 20 滴的速度滴注。待血压平稳，休克症状好转后，再逐渐稀释浓度，减慢静脉滴注速度，直至休克完全恢复为止再停药。

(3) 注意事项：一定要在扩充血容量的基础上应用，使用过程中要密切观察血压、心率及尿量，而随时调节多巴胺的浓度及速度。注意恶心、呕吐、胸痛、心悸、呼吸困难、头痛等反应。

可参考应用的血管扩张药有以下药物。

3. 酚妥拉明

(1) 作用与用途：为短效 α 受体阻断药，可显著扩张周围小动脉、降低血管阻力，改善微循环，并可降低肺动脉阻力，防止肺水肿的发生，还能增强心肌收缩力，增加心排血量。对低排高阻型休克，在充分扩容纠酸的基础上应用效果最好。此外酚妥拉明还有拟胆碱作用，可解除明显的肠胀气。

(2) 用法与用量：0.2 ～ 0.3mg/(kg· 次)，每 4 ～ 6h 一次，静脉滴注。

(3) 注意事项：要在扩充血容量的基础上应用，注意低血压、心动过速及恶心、呕吐等消化道反应。

4. 酚苄明

(1) 作用与用途：为长效的受体阻断剂。能扩张血管、降低外周阻力，比酚妥拉明起效慢，3 ～ 4h 后可达高峰，作用持久，用于血管闭塞性脉管炎、周围循环障碍、抗休克。

(2) 用量与用法：0.5 ～ 1mg/(kg· 次)，加 5% 葡萄糖溶液 250mL 中静脉点滴，2h 滴完。

(3) 注意事项：一定在充分扩容的基础上应用。注意直立性低血压、心动过速、口干、瞳孔缩小等反应。

5. 异丙肾上腺素

(喘息定、治喘灵、Isovon、Euspiran、Isuprel、Isoproterenol、Medihaler-Iso、Aludrine)

(1) 作用与用途：对心血管的 β 受体有较强兴奋作用，能兴奋心脏、加强心肌收缩，使心率加快、传导加速、心排血量增加，使收缩压增高。也能扩张小动脉、降低外周阻力，使舒张压下降，脉压加大。由于小动脉扩张、组织血液灌注量增加，微循环改善。因对静脉也有舒张作用，能使中心静脉压下降。故特别适用于低排高阻型感染性休克。但因本品主要激动血管的 β2 受体，故结果使全身大部分血管均扩张，全身血液分配不合理，用药后心排血量虽增加而肾血流量并不增加，甚至可减少，故对肾功能不全的患者，疗效较差。此外，由于本药激动 β1 受体，能使心肌耗氧量增加，且由于舒张压下降，能使冠脉供血不足，造成心肌缺血，甚至引起心律失常。以上缺陷，对小儿感染性休克均不利。只有低排高阻型休克伴心功能不全，而强心药多巴胺均无效时，可短期使用。

(2) 用法与用量：0.5 ～ 1mg/ 次，加葡萄糖溶液 250 ～ 500mL 中静脉滴注，控制使心率不超过 120 次 /min.

(3) 注意事项：心肌炎、甲亢患者禁用；肾病患者慎用；勿与碱性药物配伍。注意恶心、呕吐、头痛、眩晕、震颤等，也可引起心动过速、室性心律失常、心悸等。

(二) 血管收缩药的应用

对于某些重症感染性休克患儿，在充分扩充血容量的基础上，经过纠正酸中毒及血管扩张药的应用后，休克纠正的效果仍不明显，此时可应用血管收缩药物。或者在开始抢救时，患儿血压就很低，休克症状严重，已进入晚期休克时，可在应用血管扩张药的同时，应用血管收缩药物。

1. 间羟胺

(1) 作用与用途：为抗感染性休克首选血管收缩药，可直接作用于 α 受体及 β 受体，以兴奋 α 受体为主，产生与去甲肾上腺素相似作用。可使血管收缩，血压升高。升压作用比去甲肾上腺素弱而持久。因可少量兴奋 β 受体，故有中度加强心肌收缩的作用，使心排血量增加。同时也能增加脑、肾、冠状动脉的血流量，很少引起心动过速、心律失常及少尿、肾衰竭竭等。临床上与扩血管药同时应用，可治疗重症休克。

(2) 用法与用量：0.3 ～ 2mg/(kg· 次)，加葡萄糖溶液 100mL 稀释后静脉滴注。

(3) 注意事项：如有血压过高、头痛、恶心、心动过速等反应，减量可缓解。如有高血压、心脏病、甲状腺功能亢进者忌用。本品有蓄积作用，用药后若血压上升不明显，须待 10min 以上，才能根据血压调整滴速和用量。不能与碱性药物配伍。勿溢出血管外，否则可引起组织坏死。

在抢救重症感染性休克时，多与多巴胺合用，多巴胺剂量减半使用 (5 ～ 15mg)；加入 100mL 萄葡糖溶液中静脉滴注，根据患儿的血压来调节浓度及速度。如血压上升平稳后，休克症状恢复时，先停用间羟胺。如血压仍平稳，再逐渐停用多巴胺。

2. 去甲肾上腺素

(1) 作用与用途：本药主要兴奋 α 受体，对受体作用弱，具有很强的血管收缩作用，可使血压上升。因对 β 受体也有作用，故可加强心肌收缩力，增强心排血量。故可选择性地用于休克治疗。

(2) 用法与用量：1 ～ 2mg/ 次，溶于 250mL 葡萄糖注射液内静脉滴注，滴速为 0.02 ～ 0.1μg/(kg·min)，可根据血压调整静脉滴注浓度及速度。

(3) 注意事项：用后注意少尿及急性肾衰竭竭的发生。为防止停药后血压突然下降，病情好转后，要逐渐稀释本品浓度及减低速度，不宜突然停药。应防止药物漏出血管外，引起注射局部组织坏死。忌与碱性药物配伍。

在临床上，应用去甲肾上腺素抢救成功了许多所谓“不可逆休克”、“难治性休克”的患儿。在具体应用上，要选择那些经过扩充血容量 (即血容量已充足)，已纠正了酸中毒，并已使用过上述增强心脏功能的药物，使用了血管扩张药及血管收缩药，如多巴胺及间羟胺后，患儿仍表现血压偏低、心率快、心音钝弱、肢端温或稍凉，但尿量很多，说明此时心功能仍有不全，外周阻力也不高，所谓“低排低阻型”休克时，可应用去甲肾上腺素，利用其兴奋 β 受体的作用，以加强心肌收缩力，增强心排血量；利用其对外周血管有强烈的收缩作用，以达到升高血压，改善休克的目的。

第四节　弥散性血管内凝血及纤维蛋白溶解亢进治疗

一、肝素及氨基己酸的应用

重症感染性休克，特别是暴发流脑年龄较小的婴幼儿，常易发生弥散性血管内凝血和纤维蛋白溶解亢进。应特别注意早期发现、早期治疗。

(一) 选择应用肝素及氨基己酸的条件

1. 暴发型流脑

年龄较小的婴幼儿，特别是 1 岁以下的小婴儿暴发流脑，常早期发生 DIC。临床上常见皮肤出血点很快增加，相互融合成片。休克严重不易控制，在扩容、纠酸抗感染等措施的同时，即应早期应用肝素及氨基己酸。首次应用时，可不用等实验室检查凝血相的结果，如后期反复应用，即应根据凝血相的结果用药。

2. 其他重症感染性休克

临床上除重症休克症状外，出现患儿呕吐物、尿、便为暗红色或有其他出血现象，如取耳血、静脉滴注等穿刺后，有出血不凝等现象，均应急查凝血相；如果血小板有进行性减少，凝血酶原时间延长 (比正常对照＞ 3s 以上)，纤维蛋白原在 200mg/dl 以下 (正常值为 200 ～ 400mg/dl) 时，应即刻应用肝素及氨基己酸治疗。

(二) 肝素的应用

1. 作用与用途

本品能抑制血浆中凝血活素的活性，可阻止凝血酶原变为凝血酶，使纤维蛋白原不能转变为纤维蛋白，可阻止血小板聚集，防止血小板破坏，故具有抗凝血作用，可防止血栓形成。

2. 用法与用量

100U/(kg· 次)，溶于葡萄糖注射液或氯化钠注射液 50 ～ 100mL 中，在 4h 内缓慢滴入。

3. 注意事项

过量可致自发性出血，故每次注射前应测定凝血时间。出血性疾病患儿和有凝血迟缓的各种患儿禁用。应避免与双嘧达莫 (潘生丁) 合用。肌内注射刺激性大，最好选用静脉注射。

(三) 氨基己酸的应用

因 DIC 及纤维蛋白溶解亢进，在体内常同时发生，故在应用肝素的同时也应应用氨基己酸。

1. 作用与用途

本品能抑制纤维蛋白溶酶原的激活酶，使纤维蛋白溶酶原不能被激活为纤维蛋白溶酶，因而可抑制纤维蛋白的溶解，达到止血作用。如为高浓度可直接抑制纤维蛋白溶酶，因而可抑制超出当时所需要的纤维蛋白溶解和凝血因子的溶解，而制止因纤维蛋白溶解亢进的出血现象。

2. 用法与用量

1 ～ 2g/ 次，溶解于葡萄糖注射液或氯化钠注射液 50 ～ 100mL 中，每 4 ～ 6h 一次静脉滴注。

3. 注意事项

有肾损害者慎用。偶有腹泻、直立性低血压、眩晕、红斑、皮疹、恶心等胃肠道反应。应缓慢静脉注射，如过快注射可有低血压、心搏徐缓或心律失常。

(四) 肝素和氨基己酸联合应用

首次给肝素 1 次，剂量为 100U/kg，加入 5% 葡萄糖注射液 20mL 中，缓慢静脉推入。接着即给氨基己酸一次 1 ～ 2g(5 岁以上一次用 2g)，加入 5% 葡萄糖注射液 20mL 中静脉滴注。用后如休克好转、出血停止，流脑患儿的皮肤出血点不再增加即可停用。如病情未控制，即可应用第二步肝素，仍取肝素 100U/kg，加入 5% 葡萄糖注射液 40 ～ 60mL 中，维持 4 ～ 6h 内均匀静脉输入。此时可用输液泵，控制速度。如无输液泵，可在无菌操作下，在静脉滴注容器小壶内插腰穿用针，静脉滴注瓶上标计 1h 应输入量 (约 10 ～ 15mL)，由人工控制静脉滴注速度。在第 2 次肝素滴完后，即用第 2 次氨基己酸，剂量仍为 1 ～ 2g，加入葡萄糖注射液 20mL 中静脉滴注。如此往复应用至病情恢复，血压平稳为止。根据病情及凝血化验结果，可使用二步、三步至四步肝素及氨基己酸。如为每 6h 使用一次，即可维持 24h 内使用肝素。根据临床经验，应用 4 ～ 5 步肝素及氨基己酸未见有大出血现象。如果遇到使用肝素过量，有大出血时，可使用鱼精蛋白中和。

二、鱼精蛋白的应用

(一) 作用与用途

本品能与肝素结合，使之失去抗凝血能力。用于因注射肝素过量而引起的出血，以及自发性出血，如咯血等。

(二) 用法与用量

抗肝素过量，本品 1mg 可中和肝素 1mg(约 130U)。以最后一次使用肝素的剂量计算鱼精蛋白的应用计量。总用量不超过 25mg。可加入 0.9% 氯化钠注射液 50 ～ 100mL 中缓慢静脉滴注。

（三）注意事项

应缓慢静脉滴注，过快注射可致热感、皮肤发红、低血压、心搏徐缓、呼吸困难等。忌与碱类物质接触。

三、盐酸川芎嗪的应用

本品为中药制剂。实验结果证明，川芎具有扩张血管、增加冠状动脉血流量、降低心肌耗氧量，降低血管阻力，抗血小板聚集作用，可增强人体血液内纤维蛋白的溶解活性，故可用于预防 DIC 的发生及 DIC 发生后的早期应用。

用法与用量：40mg(2mL) 加入 25％葡萄糖注射液 40mL 中，静脉滴注。每日可应用 2 次。

四、糖皮质激素的应用

（一）糖皮质激素在抗休克中的作用

1. 抗休克作用

大剂量激素对缺氧细胞有保护作用，能增强细胞膜及细胞器膜，特别是溶酶体膜的稳定性，使之不易破裂。可阻止溶酶体释出多种水解酶，故能防止休克病情的恶化，且能阻止血小板、白细胞和毛细血管内皮细胞之间的相互作用，防止它们凝聚而形成凝块阻塞微循环，防止 DIC 的发生，防止休克恶化。增强机体对休克的耐受性。

2. 增强心脏功能

激素可阻止形成心肌抑制因子 (MDF) 有关的酸性蛋白水解酶的释出。MDF 的产生因而减少，由 MDF 引起的心肌收缩力减弱，心排血量降低和内脏血管收缩等作用也被解除，从而可帮助休克恢复。

3. 激素有抗感染抗毒作用

激素可通过诱导丙酮酸羧化酶的合成、促进乳酸的糖原异生作用，缓解细胞内乳酸盐酸中毒，且可减轻血管扩张及降低毛细血管通透性，增加血管张力，减少炎症部位的液体渗出和细胞集聚，从而减轻炎症肿胀。激素还能提高机体对细菌内毒素的耐受力，减轻细菌内毒素对机体细胞的损害，减轻毒血症，降低毒素对重要器官的损害，因而可迅速缓解患儿的中毒症状。

4. 激素有抗过敏作用

激素能增加肥大细胞膜的稳定性，减少组胺的释放，故对病原体或其毒素所致的变态反应有抑制作用。

5. 使用激素是外源性激素的补充

在严重感染后，机体可发生不同程度的肾上腺皮质功能不全，为保护机体、对抗感染，就必须适当补充外源性激素，故对感染性休克患儿，常规使用激素治疗。

（二）应用激素的方法

要早期、大剂量、短疗程。早期指的是在发生休克的早期阶段就应使用，到休克晚期使用效果很差。

开始时即要用大量，不要从小量开始，效果不好时再逐渐加量。严重休克患儿，可不用稀释直接静脉推入，待血压上升后再稀释静脉滴注。短疗程是指使用激素后，一旦休克恢复、血压平稳、患儿一般情况好转，即应立即停药，不用减量后再停用，一般用药约 24 ～ 72h，最长不超过 1 周。短期用药很少发生抑制皮质功能等情况。

（三）应用激素应注意的问题

(1) 使用足量有效的抗菌药物为防止激素使感染扩散情况发生，在使用激素的同时，要使用足量有效的抗菌药物，且应坚持在停用激素后 3 ～ 4 日再减量或停用抗菌药物。

(2) 要在综合治疗休克的基础上应用即要在扩容、纠酸、强心、血管活性药物使用等治疗的同时使用激素，不能单纯依靠激素来治疗休克。

（四）常用药物

1. 氢化可的松

(1) 作用与用途：为糖皮质激素，能促进糖原异生，增加糖原、抑制糖的分解利用，使血糖升高，并能促进组织中蛋白质分解，在肝、胃肠道、泌尿生殖系统则促进蛋白质合成；加速脂肪分解，使之重新分布。超生理用量时有抗感染、抗过敏、抗毒、抗休克和免疫抑制作用。本药抗感染作用强，可用于感染中毒及过敏性休克等。

(2) 用法与用量：8 ～ 10mg/(kg·d)，每日分 2 次静脉滴注，静脉滴注液体可用葡萄糖注射液。

(3) 注意事项：长时间应用，可发生库欣综合征、高血压、低钾血症、骨质疏松、肌肉萎缩、生长缓慢、高血糖、消化性溃疡、穿孔、出血、易感染、精神兴奋等反应。

2. 地塞米松

(1) 作用与用途：其抗感染、抗过敏作用强，而水钠潴留和排钾作用较轻。

(2) 用法与用量：1 ～ 2.5mg/ 次，每日可应用 1 ～ 2 次。

(3) 注意事项：同氢化可的松。

五、休克的代谢性治疗

休克时组织灌注不足，引起广泛细胞缺氧，使细胞生存处于无氧或缺氧代谢状态，ATP 合成受障碍而迅速减少，致细胞能源缺乏和细胞功能障碍；细胞 Na^+，K^+-ATP 酶功能下降，导致钠、氯、水由细胞外进入细胞内，而细胞内的钾转运到细胞外。再加上细胞酸中毒引起线粒体和溶酶体膜破裂，造成血糖降低及磷酸激酶、ATP 的减少，使细胞进一步自溶，产生各种激肽物质与心肌抑制因子，进一步损害各器官功能，使休克进一步恶化，故在扩容、纠酸等治疗的同时，还应注意到针对细胞能源缺乏，提供能源进行代谢性治疗，使已发生障碍的细胞代谢功能得到迅速恢复。给予葡萄糖－胰岛素－钾(GIK)治疗。

(一)作用与用途

使用此液可纠正休克时的低血糖。胰岛素能促进葡萄糖转入细胞内，促进糖的酵解、氧化和糖原合成，使细胞内ATP含量增多，可加强心肌收缩力，并有利于细胞正常功能的维持和休克逆转；钾除随葡萄糖进入细胞内合成糖原外，还能补充细胞外液的钾，以维持细胞外液的离子平衡和恢复细胞膜静息电位。

因葡萄糖－胰岛素－钾液对休克时的能量代谢有显著改善，故对感染性休克有明显疗效。特别是以心功能不全为主的感染性休克，使用升压药无效时，使用葡萄糖－胰岛素－钾液后，心功能得到改善，血压即回升、休克恢复。

(二)用法与用量

10%葡萄糖注射液100mL，加普通胰岛素2U、氯化钾200mg。

(三)注意事项

在应用中随时注意是否发生高血糖、高血钾、肺淤血和静脉炎。

在抢救感染性休克中使用前面提到的极化液，即有糖也有胰岛素，在抗感染药物应用时，使用维持液(葡萄糖氯化钠钾)稀释静脉滴注，每100mL维持液中即含有氯化钾150mg，也可代替葡萄糖－胰岛素－钾液治疗。

六、抗休克的对症治疗

退热、镇静、止惊厥，也是治疗感染性休克取得成功的关键。

第五节　感染性休克的常见并发症

在发生感染性休克的同时，常并发脑水肿、中毒性心肌炎、心源性休克、中毒性肝炎、休克肺、急性肾衰竭竭等。下面介绍脑水肿、急性呼吸窘迫综合征(ARDS)和心源性休克。

一、脑水肿

脑水肿又称感染性休克脑水肿。也有学者称脑水肿为小儿急性感染性脑水肿。临床上也常见在感染性休克症状出现的同时，又具有脑水肿症状，称为感染性休克混合型。混合型的患儿常先以休克表现为主，在抗休克治疗如扩容补液后，脑水肿症状才突出表现出来。故应早期诊断、早期治疗。

(一)脑水肿的临床表现

1. 早期临床表现(或称轻型表现)

在表现出感染中毒症状外，患儿又出现高热、嗜睡、烦躁或嗜睡烦躁交替表现，同时还有面色苍白、口唇发灰，伴有惊厥、血压升高、呼吸增快、有频繁或呈喷射状呕吐。

2. 晚期临床表现(或称重型表现)

神志昏迷，可有频繁或持续的惊厥、血压明显升高(脑疝时下降瞳孔忽大忽小或大小不等，边缘不整，对光反射迟钝或消失；眼底有视盘水肿；呼吸深浅不匀，节律不整，最后呼吸减慢，甚至停止。

(二)发生脑水肿的原因

现比较公认的病因是因感染诱发了脑血管的微循环障碍，脑血管壁的通透性增加，导致血浆外渗，使脑组织细胞间隙水分增多，进而细胞内液增加。出现脑水肿、颅压过高可形成脑疝。

(三)脑水肿的诊断

有的学者就上述早晚期脑水肿的临床表现，结合脑水肿的病理所见，提出了简化诊断脑水肿的主要指标为：

(1) 呼吸不规律。

(2) 瞳孔不等大或扩大。

(3) 眼底有视盘水肿。

(4) 婴儿前囟门隆起，在安静坐位时紧张。

(5) 无其他原因的高血压(高于年龄 ×2 ＋ 100mmHg)或感染性休克经补液后血压突然升高达此水平。

其次要指标是：

(1) 昏睡或昏迷。

(2) 惊厥和(或)四肢肌张力明显增高。

(3) 呕吐。

(4) 头痛。

(5) 给甘露醇 1g/kg 静脉注射后 4h 内血压明显下降，症状体征好转。有主要指标一项，次要指标两项以上，可初步诊断为脑水肿。

确定诊断的指标：

(1) 颅内压力：＜ 1 个月，＞ 0.78kPa(80mmH_2O)；1 个月～ 3 岁，＞ 0.98kPa(100mmH_2O)；＞ 3 岁，＞ 1.96kPa(200mmH_2O)。

(2) 电子计算机 X 线断层扫描 (CT) 有脑水肿。

(3) 核磁共振有脑水肿表现。以上三项具备一项即可确诊。

(四)脑水肿的治疗

在大剂量、敏感抗感染药物应用的基础上，对脑水肿型或以脑水肿为主的感染性休克患儿主要应采用脱水疗法。

1. 脱水药物应用

主要是应用高渗溶液，使血浆渗透压升高，利用血液与脑脊液间的渗透压差，使肿胀的脑细胞及脑脊液的水分移向血液循环，从而缩小脑体积，达到降低颅压减轻脑水肿的目的。常用药物为甘露醇。

甘露醇

(1) 作用与用途：本品为高渗脱水利尿药。体内注入后主要分布于细胞外液，不被体内代谢。静脉注入了高渗溶液，使血浆渗透压增高，故有使组织脱水作用。当从肾小球滤过后，几不被肾小管再吸收，大部分以原型携带水分从尿中排出，呈现利尿作用。可用其降低颅内压及眼内压，常用于脑水肿、青光眼，亦用于早期急性肾衰竭竭及防治急性少尿症。

(2) 用法与用量：1 ～ 2g/(kg· 次)，常用浓度为20%的甘露醇。使用时若有结晶析出，可用 80℃热水温溶后使用。每次静脉滴注时间为半小时(如量多可静脉推入部分)。根据脑水肿轻重程度每日应用 1 ～ 4 次。注意均匀给药，即两次用药时间间隔为 12h、8h 或 6h。脑疝患儿，可隔 4h 用药一次(本品 3h 内可从体内排出 80%)。使用最大量 2g/(kg· 次)，待病情好转后，逐渐减少次数及剂量至停药。用药时间约 1 ～ 7 日。

(3) 注意事项：注射过快可有视力模糊，头痛眩晕、畏寒、注射部位疼痛。药物不可漏出血管外，因此药可使局部组织肿胀、坏死。大剂量、久用，可引起肾小管损害及血尿。如有颅内出血、心功能不全、少尿者慎用。

2. 利尿药物应用

对脑水肿的患儿，临床应用各种利尿药物，特别是髓袢利尿剂，可使机体利尿后脱水，从而间接地使脑组织水肿减轻，降低颅内压。利尿药物与脱水药物合用时，也能增加高渗药物的降压作用，常用有呋塞米、依他尼酸等。

依他尼酸

(1) 作用与用途：利尿作用强、迅速而持久。用后 10min 可起作用，可维持 2h。可用于脑水肿。

(2) 用法与用量：0.5 ～ 1mg/(kg· 次)，用葡萄糖注射液或 0.9%氯化钠注射液 50mL 溶解后缓慢滴注。

(2) 注意事项：同呋塞米。

临床上使用脱水、利尿药后成功的标准是：患儿双眼稍稍内陷、眼球张力降低，皮肤弹性尚好(未减低)，而血压维持在正常范围内即可，不能脱水过度。

3. 肾上腺皮质类固醇的应用

糖皮质激素对脑水肿型治疗同休克型一样安全有效。有减轻炎症渗出、稳定细胞膜、降低血管通透性、减少脑脊液形成、消除自由基等作用。常用氢化可的松或地塞米松。用药剂量同本节前述。用药时间待脑水肿减轻后立即停药，约 24 ～ 72h，最长不超过 1 周。

4. 扩张血管药物应用

脑水肿的发生，主要为脑部血管的微循环障碍。使用扩张血管药可解除脑血管痉挛及脑细胞的缺血、缺氧，达到减轻脑水肿的目的。常用药物有盐酸多巴胺、中药盐酸川芎嗪及复方丹参注射液等。

5. 严格限制补液量、浓度及速度

发生脑水肿后，应立即限制输入液量、降低输液张力、减慢输液速度，否则会加重脑水肿的发展，形成脑疝。对脑水肿的患儿，最好使用 1/3 张的含钾维持液，以减少输入的钠量。输入的液量应控制在 800 ～ 1200mL/(m^2·24h)，每日的总输入液量为上述液量加前 1 日出量 (即前 24h 尿量、便量、呕吐量等) 的一半，此部分液量给 1/2 张改良达鲁液补充为好。

6. 对症治疗

吸氧、退热、镇静、止惊厥处理是脑水肿患儿必要的基本治疗。

给氧：可应用鼻管给氧、口罩吸氧、气管插管人工呼吸器供氧等方法。重症患儿，可给高压氧治疗。

退热药物常用有：

(1) 安痛定

1) 作用与用途可解热、镇痛、止惊厥。

2) 用法与用量 0.05 ～ 0.1mL/(kg· 次)，肌内注射，1 ～ 2 次 /d。

3) 注意事项少数人用后有过敏性皮疹或粒细胞减少等反应。

(2) 安乃近

(诺瓦经、罗瓦而精、Noramidopyrine、Novalgin)

1) 作用与用途：有解热、镇痛、抗风湿作用。主要用于退热。作用快而显著。亦用于头痛、急性关节炎、肌痛等。

2) 用法与用量：口服，5 ～ 10mg/(kg· 次)。

3) 注意事项：注意粒细胞减少，现已少用。

(3) 阿司匹林赖氨酸盐

(赖氨匹林、来比林、DL-Lysineacetylsalicylate、Aspegic、Venopirin、Aspiso)

1) 作用与用途：为阿司匹林和赖氨酸结合成的复盐，有解热、镇痛、消炎、抗风湿作用。退热作用比口服阿司匹林高 4 倍，起作用快，血药浓度高，主要用于多种原因引起的发热和疼痛。

2) 用法与用量：10 ～ 25mg/(kg· 次)，每支粉针 0.9g，加 4mL 灭菌注射用水或氯化钠注射液溶解，可肌内注射、静脉注射或静脉滴注。

3) 注意事项：可有轻微的胃肠道反应及过敏反应。水溶液不稳定，溶解后应立即使用。

(4) 苯巴比妥

(鲁米那、Luminal)

1) 作用与用途：对中枢神经系统有抑制作用，小剂量镇静，大剂量止痉。

2) 用法与用量：肌内注射，6 ～ 10mg/(kg· 次)，极量 0.2g/ 次，必要时 4h 后重复应用。

3) 注意事项：注意过敏及呼吸抑制。使用前用注射用水或 0.9％氯化钠注射液溶成 10％的溶液后应用。其水溶液不稳定，宜用新配制溶液。不能与盐酸氯丙嗪、异丙嗪及乙酰丙嗪等伍用。

(5) 水合氯醛

1) 作用与用途：本品起作用快、不易引起蓄积中毒。

2) 用法与用量：口服，40 ～ 60mg/(kg· 次)，极量不超过 1g/ 次。可鼻饲或灌肠。

3) 注意事项：大剂量对呼吸循环系统有抑制作用。有心、肝、肾、胃溃疡、胃肠炎者慎用。

(6) 地西泮

(安定、苯甲二氮草、Valium)

1) 作用与用途：可抗焦虑、抗惊厥，使肌肉松弛。

2) 用法与用量：0.25 ～ 0.5mg/(kg· 次)，可肌内注射或静脉推注。

3) 注意事项：应注意共济失调、皮疹、肝损害及粒细胞减少等反应。婴儿及青光眼、重症肌无力患者禁用。

7. 亚冬眠疗法

对高热或超高热，用一般退热药不起作用，同时惊厥反复发作或惊厥持续不止者应及时采用亚冬眠疗法。即应用镇静止惊药物同时给予物理降温。体温每降低 1℃，脑代谢率可下降 6.7％，颅内压可下降 5.5％，故用以达到降温、降低基础代谢、减少耗氧量并增加脑对缺氧的耐受力及解除血管痉挛的目的。临床上使用常能达到很快降温止惊厥的效果。

亚冬眠疗法常用的药物：氯丙嗪及异丙嗪。

(1) 氯丙嗪

1) 作用与用途：对多巴胺受体有阻断作用，对 α 肾上腺素受体也有轻度阻断作用。对大脑皮层、网状上行激活系统、延脑催吐化学感应区、体温调节中枢均有抑制作用，用于降温、引起“冬眠状态”、镇静、止吐、止痉等作用，并可使周围血管扩张、血压下降。

2) 用法与用量：0.5 ～ 1mg/(kg· 次)，肌内注射、静脉推注或静脉滴注 (稀释成 5mg/mL)。

3) 注意事项：注意心悸、皮疹、药热、粒细胞减少等反应，并注意静脉炎，超剂量可致中枢神经系统抑制、急性低血压及体温过低。不能与苯巴比妥钠配伍。用药后注意平卧，防止直立性休克；注意测体温、脉搏、血压，保持呼吸道通畅，维持心血管功能和水电解质平衡。肝功能明显减退，中枢神经系统明显抑制及心血管病患者慎用。

(2) 复方氯丙嗪

1) 作用与用途：本品为盐酸氯丙嗪及盐酸异丙嗪的水溶液。作用同氯丙嗪，配合用于冬眠疗法。注射剂 2mL 内含盐酸氯丙嗪 25mg，盐酸异丙嗪 25mg；5mL 内含盐酸氯丙嗪 50mg，盐酸异丙嗪 50mg。(又将复方氯丙嗪称为冬眠Ⅱ号)。

2) 用法与用量：0.5 ～ 1mg/(kg· 次)，肌内注射或静脉滴注，或稀释成浓度静脉推注。

3) 注意事项：同氯丙嗪。该药见光变色后禁用。

(3) 异丙嗪

1) 作用与用途为组胺 H1 受体阻断剂，有抗组胺作用，治疗过敏反应。较易进入脑组织，有明显的镇静作用，可加强催眠药、镇静药、麻醉药的中枢抑制作用。也可与氯丙嗪合用于冬眠疗法。

2) 用法与用量：0.5 ～ 1mg/(kg· 次)，肌内注射或稀释成 5mg/mL 浓度静脉推注。

3) 注意事项：注意胃肠道反应，光敏性皮炎。刺激性强，不可外溢及皮下注射、不能与氨茶碱混合注射。小儿可出现兴奋现象，故在感染性休克中主要与氯丙嗪合用，应用于冬眠疗法。

亚冬眠的具体操作：首先给予复方氯丙嗪 (内含等量的氯丙嗪及异丙嗪)1mg/(kg· 次)，稀释成 5mg/mL 静脉推入。观察患儿如仍惊厥不止，可同时应用苯巴比妥或水合氯醛灌肠等方法，使患儿止惊。待患儿安静后将头部加冰袋或冰帽，同时用温湿毛巾 (比体温略低约 36℃～ 37℃) 敷于前胸部、腋窝、腹股沟等大血管走行部位。每 10 ～ 20min 更换一次湿毛巾。体温一般在半小时左右即可开始下降，以后下降维持在 36℃～ 37℃左右即可 (不要降得过低)。在第 1 次应用复方氯丙嗪后 1h，即应用第 2 次，剂量及用法同第 1 次。与此相同再过 2h、3h、4h 均重复使用复方氯丙嗪。以后每过 4 ～ 6h 重复应用一次，共维持 8 ～ 12h 以上。如患儿一直平稳、无四肢内旋发紧及惊厥发作，体温也一直维持在时，即可先去掉温湿毛巾，后逐渐停用冬眠药物。

应用亚冬眠疗法可使患儿避免因反复惊厥致脑损伤及因中枢神经系统损伤所致的各种后遗症的发生，以使患儿度过最危急阶段，能有一个良好的预后。

(五) 小结

感染性休克单纯脑水肿型可按上述诊断治疗。但很多患儿常先表现休克症状，在扩容补液后，脑水肿症状才突出表现出来，为既有休克又有脑水肿的混合型患者。此时即可停止补液给予脱水治疗。如休克及脑水肿症状同时存在，可在补液抗休克的同时应用甘露醇脱水治疗，即边补边脱的方法。如早期以脑水肿症状突出，在应用脱水药后患儿又出现了休克症状即按休克处理，即先脱后补的方法。总之，要严密观察患儿以早期发现变化，早期处理。

二、急性呼吸窘迫综合征

急性呼吸窘迫综合征 (ARDS) 过去称为休克肺，即急性呼吸衰竭。ARDS 目前已成为感染性休克治疗中的突出问题，常是造成休克患儿死亡的原因之一。ARDS 多发生于快速输液后，在休克症状得到初步恢复时，患儿突然出现进行性呼吸困难、发绀、严重低氧血症，给氧后缺氧症状也不能缓解。其原因为感染中毒引起肺微循环功能障碍，肺微血管收缩、通透性增加，肺代谢障碍而肺泡表面活性物质产生减少及功能不全和凝血机制失调，致使肺间质水肿、充血、出血、栓塞、肺泡萎陷和透明膜形成。造成肺泡－毛细血管间气体弥散和肺通气－灌流失衡，肺内动静脉分流增加，顺应性降低，肺残气量下降，故临床上出现急性进行性呼吸困难和低氧血症。早期机体用自发性通气过度代偿，呈呼吸性碱中毒；晚期由于二氧化碳不能很好排出体外，出现呼吸性酸中毒，再加上因缺氧，体内代谢不完全、乳酸堆积发生代谢性酸中毒，双重酸中毒，体内严重缺氧，很易出现呼吸心跳停止。

(一) 临床表现及分期

1. 早期或轻度

患儿表现进行性呼吸增快或轻度吸气性呼吸困难 (表现为呼吸费力，而无呼吸道梗阻)。面色正常或稍暗红。肺部体征：无异常改变或有呼吸音减低与临床表现不平衡。X 线检查：正常或透亮度减低，而与肺部体征不相符。血气分析：pH 正常或 7.45 以上 (2 岁以下 pH 为 7.40 以上)。$PO_2 < 9.33kPa$，$PCO_2 < 4.80kPa$(2 岁以下 $PCO_2 < 4.0kPa$)。

2. 晚期或重度

表现严重呼吸困难，出现呼吸衰竭 (最后呼吸、心率减慢，而无节律不齐)，明显发绀，吸氧不能缓解。面色为明显暗红色或青灰。肺部体征：为呼吸减低更明显，有捻发音或管状呼吸音。X 线检查，出现点片状阴影或者有网状阴影。血气分析，$PH < 7.35$，$PO_2 < 6.67kPa$，$PCO_2 > 6.67kPa$。

3. ARDS 与脑水肿鉴别

首先 ARDS 的面色为暗红色，而脑水肿是苍白或青灰色。ARDS 瞳孔无变化或较少，而脑水肿瞳孔有动态改变。在呼吸方面，两者均有呼吸困难，而脑水肿有节律的改变，ARDS 则无。ARDS 血压正常，脑水肿有血压增高现象。

(二) ARDS 的治疗

1. 积极控制感染应用

前述有针对性敏感的抗感染药物。同时应注意吸痰、保持呼吸道通畅。

2. 吸氧及人工呼吸疗法

可用鼻管或面罩给氧。长时间吸入时，氧浓度不宜超过 40%，维持动脉氧分压在 8kPa(60mmHg) 左右，如严重缺氧，用普通给氧方法不能解决问题时，故需正压给氧。采用呼气末端正压呼吸 (PEEP)，其特点是利用呼气末期在呼吸道保持一定压力，供氧时给予 0.49 ～ 0.98kPa 压力，以使萎缩肺泡重新复张。功能残气量增加，使吸入气体和血液接触面积增多，减低肺内短路，增加肺泡内压及肺间质内压，使肺泡淤血及肺间质水肿减轻或消失，增加肺顺应性，从而使 PO_2 增加。应用 PEEP 存在的问题是，气道内压力上升，可致胸腔内压上升，可减少回心血量，便心排血量有所下降，增加心脏负担，故开始时压力可用 0.29 ～ 0.58kPa，必要时再逐渐增加压力，一般不超过 0.78 ～ 0.98kPa，使用时应随时查血气及心功能。

3. 控制液体入量，纠正水电解质平衡紊乱

由于休克时毛细血管通透性增高，肺水肿比较明显，加之抢救休克时输液量往往偏多，ARDS 发生时，首先要使潴留的细胞外液充分排出，以减轻肺水肿，故每日应控制总输入液体量在 1200mL/m^2 左右，输液成分以 1/3 张维持液为好。如有严重低钠血症 (血钠＜ 120mmol/L) 及代谢性酸中毒患儿，首批输液可给 2∶1 液或 1.4%碳酸氢钠 150 ～ 250mL/m^2。同时注意应及时测血生化、血气及中心静脉压，以指导补液成功。

4. 改善微循环障碍，解除小血管痉挛

感染性休克并发 ARDS 时，肺及全身微循环功能障碍严重，可使用强有力的血管活性药物治疗，如酚妥拉明、酚苄明等。为改善微循环也可使用低分子右旋糖酐，每日应用 2 次。

5. 应用利尿剂及强心剂

利尿剂及强心剂应用可减轻肺水肿，有利于肺功能恢复。常用呋塞米 1mg/(kg· 次)，每日 1 ～ 3 次。用药后尿量增多，应注意低血容量的发生。为改善心功能，可应用毒毛花苷 K 等洋地黄类药物，但一般在低氧血症及呼吸困难好转后，才能使心率下降至正常。

6. 肾上腺皮质激素的应用

早期、足量应用皮质激素，可减轻肺水肿、降低血管阻力及毛细血管通透性，促进肺泡表面活性物质生成，稳定溶酶体膜及抗感染等作用。常用氢化可的松 10 ～ 20mg/(kg·d)，分 2 次静脉点滴。

三、心源性休克

心源性休克是心排血量骤减，导致组织灌注不足，组织缺氧、细胞代谢异常和功能紊乱，造成多系统器官衰竭 (MSOF) 的临床综合征。

(一) 病因

1. 心肌疾病

急性病毒性心肌炎、重症扩张性心肌病、急性克山病、心内膜弹力纤维增生症等。

2. 严重心律失常

快速型交界性和室性心动过速、突发的Ⅲ度房室传导阻滞。

3. 急性心脏压塞

心包炎和心包积血。

4. 先天性和后天性心脏病

多种先天性心脏病可因体循环供血不足引起心源性休克，后天性者如川崎病冠状动脉动脉瘤破裂。

5. 其他

心脏手术损伤、心脏破裂、代谢障碍、电解质紊乱、药物中毒等。

（二）治疗

心源性休克的治疗分为抗休克治疗和病因治疗。

1. 抗休克治疗

(1) 镇静：是首先的治疗，避免患儿烦躁加重休克，保持安静可减少耗氧量。建立静脉通路后立即用地西泮（安定）0.25 ～ 0.5mg/kg 缓慢静脉输入，烦躁者必要时用吗啡 0.1 ～ 0.2mg/kg 皮下或肌内注射。继续用药可用苯巴比妥 3 ～ 5mg/kg 肌内注射。

(2) 给氧：头罩、面罩或鼻塞给氧，维持经皮氧饱和度≥ 90%。重症患儿呼吸浅表、节律不整，应使用呼吸机辅助通气。

(3) 输液及扩充血容量：心源性休克输液时应谨慎，先用少量液体观察心脏的容量负荷，用两份生理盐水和一份 1.4% 碳酸氢钠的溶液按 10mL/kg 快速 0.5h 内输入，注意病情有无好转。若体循环淤血（中心静脉压升高）或肺淤血（肺楔压升高）时，应严格控制输液量并加用利尿药，避免过度扩容加重组织或肺水肿，仅用 5% ～ 10% 葡萄糖液为静脉用药。若心室前负荷不足（中心静脉压、肺楔压降低）可继续扩容，5mL/kg 输入，或用低分子右旋糖酐。24h 入量 1000 ～ 1200mL/m^2 用生理维持液（葡萄糖氯化钠钾注射液），见有关章节匀速输入。

(4) 血管活性药物

1) 多巴胺：为首选药，兴奋心肌的 α、β1 受体，小剂量 [0.5 ～ 4μg/(kg·min)] 可扩张肾及内脏血管，增加肾血流量和利尿。中剂量 [5 ～ 10μg/(kg·min)] 除上述作用外还可增加心肌收缩力和心排血量。大剂量 [＞ 10μg/(kg·min)] 以兴奋 α 受体为主，周围血管收缩，血压升高，左室后负荷增加，肾及内脏血流下降。常用每 100mL 葡萄糖液中加入多巴胺 10 ～ 20mg，从小剂量开始以 10 ～ 15 滴 /min 滴注，保持 2.5 ～ 10μg/(kg·min)，病情稳定后减量。生理维持液量 2 ～ 3mL/(kg·h)（婴儿 3mL、幼儿 2.5mL、儿童 2mL）滴注。

2) 多巴酚丁胺：主要兴奋心肌的 β1 受体，增加心肌收缩力的作用较多巴胺强，对心率及周围血管的作用较弱。用法同多巴胺，多用于心源性休克早期。

3) 异丙肾上腺素：兴奋心肌的队 β1、β2 受体，增加心肌收缩力，心率加快，心排血量和心肌耗氧量增加。扩张血管以骨骼肌血管明显，肾、肠系膜血管及冠脉不同程度舒张，有致心律失常作用。仅用于严重心动过缓而阿托品治疗无效及未用起搏器之前。常用剂量 0.5 ～ 1μg/(kg·min)。心脏骤停时可作心内注射 0.5 ～ 1mg。

4) 肾上腺素：小剂量 [0.05 ～ 0.3μg/(kg·min)] 以兴奋 β 受体为主，增加心肌收缩力，心率加快，周围血管扩张。大剂量 [0.3 ～ 2μg/(kg·min)] 以兴奋 α 受体为主，周围血管收缩，有致心律失常作用。对病情极重多巴胺无效时可用小剂量，末梢循环不良者应加用血管扩张药。

5) 硝普钠：在组织内产生 NO，扩张动脉及静脉血管，减轻心脏前、后负荷，是强有力的血管扩张药。在扩容后常与多巴胺合用，剂量 1 ～ 8μg/(kg·min)。滴注瓶及管道应包黑纸避光。

(5) 利尿药：有体或肺循环淤血时使用，常用呋塞米 1mg/kg 静脉滴注，必要时可重复，但应避免过度利尿可致有效循环血量不足。低血容量、心排血量严重降低时不宜用利尿药。

(6) 纠正代谢性酸中毒休克时组织缺氧引起无氧代谢可致酸中毒，当扩容后酸中毒仍未纠正，pH ＜ 7.30 ～ 7.25 时可用 5% 碳酸氢钠 1 ～ 1.5mg/kg 稀释成 1.4% 等渗溶液滴注。轻度代谢性酸中毒勿需使用碱性药物。

(7) 强心药物

1) 氨力农和米力农：是非儿茶酚胺类强心药，是磷酸二酯酶Ⅲ抑制剂，减少细胞内磷酸腺苷 (cAMP) 降解，加速钙内流使细胞内钙浓度增高，从而增强心肌收缩力，增加心排血量，对心率和血压无明显影响，不引起心律失常，有血管扩张作用可能是直接松弛血管平滑肌所致。米力农的强心作用优于氨力农，不良反应少，多用于心脏术后的低心排和急性心源性休克。氨力农负荷量 0.5 ～ 1.0mg/kg 在 15min 内缓慢静脉注入，维持量 1 ～ 2μg/(kg·min)，总量 5 ～ 10mg/(kg·d)。米力农负荷量在 15min 内缓慢静脉注入，维持量 0.25 ～ 0.5mg(kg·min)。以上药物儿科应用少，缺乏经验。

2) 洋地黄类药物：在严重心力衰竭、缺氧、酸中毒及肝肾功能不全时，患儿的耐受性甚差，易中毒致心律失常，心源性休克时不宜使用，待休克好转，原发病抗心力衰竭治疗时，可少量使用。

2. 病因治疗

(1) 重症急性心肌炎或心肌病：糖皮质激素可减轻炎症反应，维持细胞内线粒体和溶酶体膜正常，保护毛细血管壁的完整性。急性病毒性心肌炎可用氢化可的松 5 ～ 10mg/kg、地塞米松 0.3 ～ 0.5mg/kg、甲泼尼松龙龙 2.5 ～ 5mg/kg 等滴注，症状缓解后减量或停药，维生素 C100 ～ 200mg/kg 滴注。

(2) 心律失常：快速性心律失常可选用抗心律失常药 (见有关章节)，但要注意其负性肌力和致心律失常的作用，折返运动者可使用电击复律或经食管心房超速抑制恢复窦律。缓慢性心律失常可致昏厥、抽搐及休克，使用右心室临时起搏器可获良好效果。

(3) 心脏压塞：行心包穿刺引流，可迅速缓解症状，若引流液为血性，可能有心壁或血管破裂，应及时手术。

(4) 器质性心脏病：严重先天性心脏病所致心源性休克，缓解后应及时手术。后天性者罕见川崎病冠状动脉动脉瘤破裂，需及时手术。

3. 其他治疗

防治并发症如弥散性血管内凝血、急性肾衰竭等。

总之，感染性休克是一个综合征，应当采取综合治疗的方法。综合治疗方法归纳为扩充血容量、纠正酸中毒、增强心功能、血管活性药物的使用及肝素的应用等。对具体患者必须采取具体分析的方法作出正确的诊断。如有单纯休克型：轻型、重型；单纯脑水肿型：轻型、重型、混合型 (即有休克症状又有脑水肿症状)。混合型休克及脑水肿症状轻重又各不相同。感染性休克又可同时发生心、脑、肺、肾等不同的并发症，继而发生多系统器官衰竭 (MSOF)。在一个患儿身上还可存在休克的不同发展阶段变化：如微循环血管痉挛期、扩张期、DIC、纤溶亢进等不同的发展阶段。故要想抢救好一个休克患儿，且休克恢复后一切正常如初，没有任何后遗症，就必须对患儿有一个正确的诊断分析，而正确的诊断分析又来源于详细询问病史，细致准确的查体及正确实验结果的帮助，故对一个休克患儿要 10min、20min、30min 不断观察记录患儿变化和及时采取措施，建立抢救观察表。以便把患儿出现的病情变化早期消灭于萌芽阶段，实现预期的目标，以帮助抢救成功。总之，抢救休克的原则为：“综合治疗、严密观察、突出重点、防御潜情”。

参考文献

[1] 韩琦 . 新编儿科常见病治疗学 [M]. 西安：西安交通大学出版社，2015.
[2] 吴升华 . 儿科治疗指南 [M]. 南京：江苏科学技术出版社，2012.
[3] 聂国明 . 实用儿科疾病诊疗技术及临床实践 [M]. 西安：西安交通大学出版社，2015.
[4] 崔振泽，范丽君 . 儿科常用药物解析 [M]. 沈阳：辽宁科学技术出版社，2015.
[5] 高宝勤，史学 . 儿科疾病学 [M]. 北京：高等教育出版社，2014.
[6] 支立娟，陈圣洁，巩文艺 . 儿科用药指导手册 [M]. 北京：中国医药科技出版社，2017.
[7] 胡亚美 . 儿科药物治疗学 [M]. 北京：中国医药科技出版社，2011.
[8] 王川平 . 儿科疾病用药手册 [M]. 北京：人民军医出版社，2011.
[9] 姚春海 . 小儿皮肤病中西医结合治疗 [M]. 北京：金盾出版社，2015.
[10] 曹苏等 . 临床儿科理论与实践 [M]. 长春：吉林科学技术出版社，2015.
[11] 张桂玲 . 儿科急症急救与常见病治疗 [M]. 长春：吉林科学技术出版社，2014.
[12] 马翠玲 . 儿科诊疗临床指南 [M]. 西安：西安交通大学出版社，2014.